Entrena tu mente, cambia tu cerebro

Sharon Begley

Entrena tu mente, cambia tu cerebro

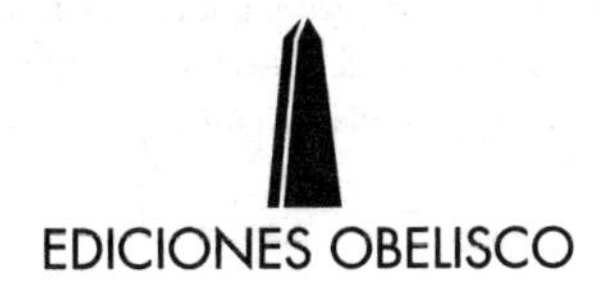

Si este libro le ha interesado y desea que le mantengamos informado de nuestras publicaciones, escríbanos indicándonos qué temas son de su interés (Astrología, Autoayuda, Ciencias Ocultas, Artes Marciales, Naturismo, Espiritualidad, Tradición...) y gustosamente le complaceremos.

Puede consultar nuestro catálogo en www.edicionesobelisco.com

Colección Autoayuda
ENTRENA TU MENTE, CAMBIA TU CEREBRO!
Sharon Begley

1.ª edición: noviembre de 2022

Título original: *Train your Mind, Change your Brain*

Traducción: *Jordi Font*
Corrección: *TsEdi, Teleservicios Editoriales, S. L.*
Diseño de cubierta: *Enrique Iborra*

Edita: Ediciones Obelisco, S. L.
Collita, 23-25. Pol. Ind. Molí de la Bastida
08191 Rubí - Barcelona - España
Tel. 93 309 85 25
E-mail: info@edicionesobelisco.com

ISBN: 978-84-9111-926-5
Depósito Legal: B-14.014-2022

Impreso en los talleres gráficos de Romanyà/Valls S. A.
Verdaguer, 1 - 08786 Capellades - Barcelona

Printed in Spain

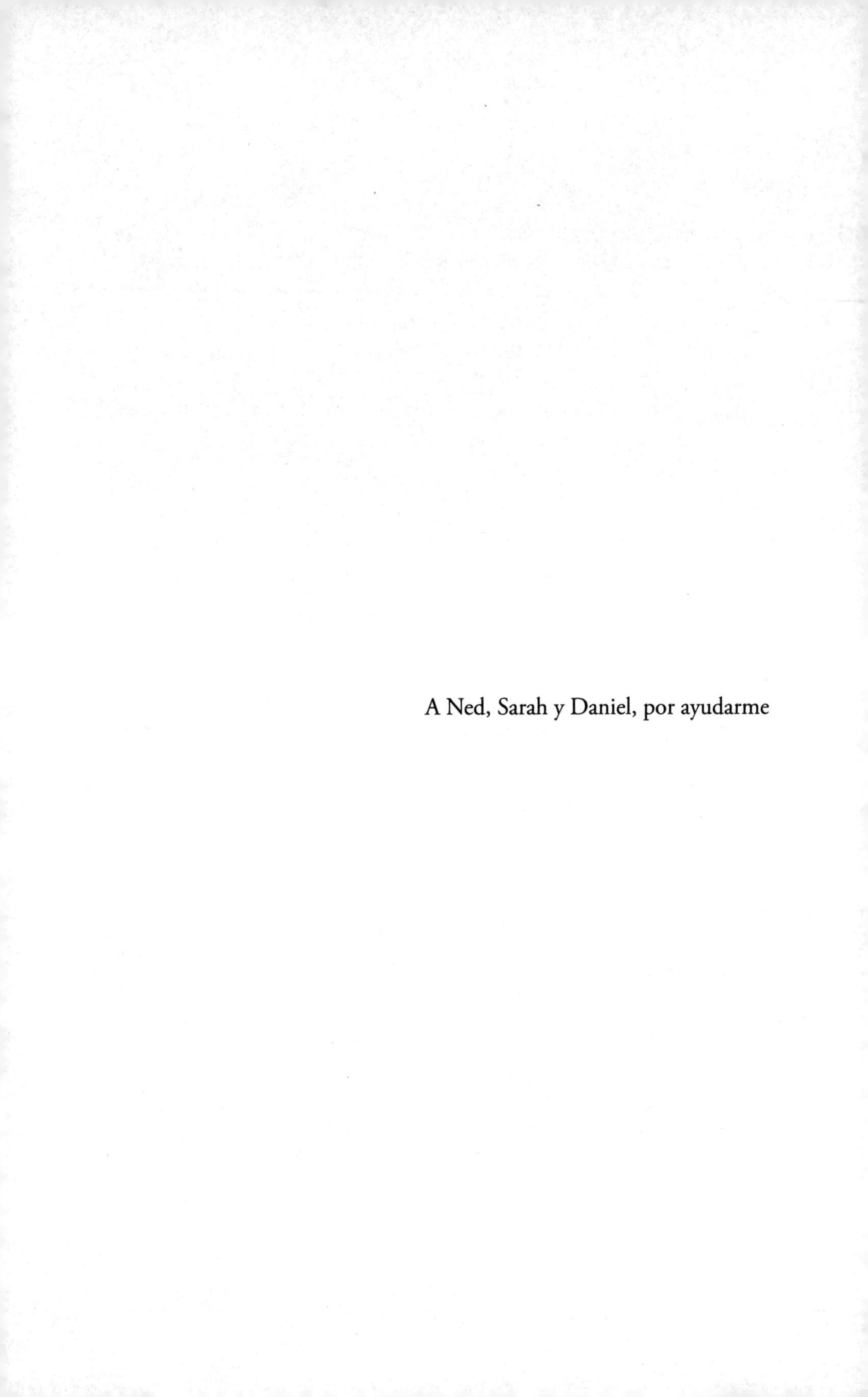

A Ned, Sarah y Daniel, por ayudarme

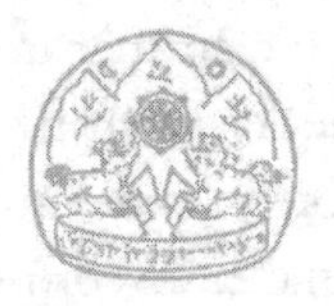

El dalái lama

PRÓLOGO

El dalái lama

Han pasado casi veinte años desde que tuvo lugar la primera conferencia Mente y Vida en Dharamsala. Algunos de los que fomentaron y alentaron esos diálogos iniciales entre el budismo y la ciencia moderna, como el fallecido Robert Livingston y Francisco Varela, ya no están entre nosotros. No obstante, estoy seguro de que compartirían el orgullo y el entusiasmo que han expresado los eminentes científicos, contemplativos y otros colaboradores que se han involucrado con posterioridad sobre lo que nuestras conversaciones han logrado hasta ahora.

Si bien la ciencia moderna y la tradición contemplativa budista surgieron de circunstancias históricas, culturales e intelectuales bastante diferentes, he descubierto que tienen mucho en común. Según algunos relatos, ambas tradiciones están motivadas por un deseo de aliviar las dificultades de la vida. Ambas sospechan de las ideas de absolutos, ya sea que impliquen la existencia de un creador extraordinario o de una entidad inmutable como el alma, y prefieren explicar el surgimiento de la vida en el mundo en términos de las leyes naturales de causa y efecto. Ambas tradiciones adoptan un enfoque empírico del conocimiento. El hecho de que la mente humana tiene un tremendo potencial de transformación es un principio budista fundamental. Por otro lado, hasta hace poco la ciencia se ha agarrado a la convención no sólo de que el cerebro es la sede y la fuente de la mente, sino también de que el cerebro y sus estructuras se forman durante la infancia y cambian poco a partir de entonces.

Los practicantes del budismo familiarizados con el funcionamiento de la mente saben desde hace mucho tiempo que se puede transformar mediante el entrenamiento. Lo apasionante y nuevo es que los científicos ahora han demostrado que tal entrenamiento mental también puede cambiar el *cerebro*. Relacionado con esto, hay evidencias de que el cerebro se adapta o se expande en respuesta a patrones repetidos de actividad, de modo que, en un sentido real, el cerebro que desarrollamos refleja la vida que llevamos. Esto tiene implicaciones de gran alcance para los efectos del comportamiento habitual en nuestras vidas, sobre todo el potencial positivo de la disciplina y la práctica espiritual. La evidencia de que secciones poderosas del cerebro, como el córtex visual, pueden adaptar su función en respuesta a las circunstancias revela una maleabilidad asombrosa no prevista por interpretaciones anteriores más mecanicistas del funcionamiento del cerebro.

Los hallazgos que muestran cómo las expresiones de amor y el contacto físico de una madre con su hijo pueden afectar el desencadenamiento de diferentes respuestas genéticas nos dicen mucho sobre la importancia que debemos dar a la crianza de nuestros hijos si deseamos crear una sociedad sana. Por otro lado, también es tremendamente alentador saber que algunas técnicas terapéuticas pueden emplearse con éxito para ayudar a aquellas personas que, debido al abandono infantil, tienen dificultades para generar sentimientos cálidos y compasivos hacia los demás. Los informes de casos en los que se ha restaurado la función normal a través de la terapia indican descubrimientos emocionantes e innovadores. Por fin ha habido una respuesta positiva a la pregunta que me he estado haciendo durante muchos años; los investigadores han demostrado que la forma en que las personas piensan realmente puede cambiar sus cerebros.

Además de mi interés por la ciencia, los lectores quizás también sepan que soy un entusiasta jardinero. Pero la jardinería es a menudo una actividad azarosa. Puedes dedicar mucho tiempo a preparar la tierra, sembrar cuidadosamente las semillas, cuidarlas y regar las plántulas. Y, sin embargo, otras condiciones que escapan a tu control –en especial en lugares como Dharamsala, donde vivo, con calor, humedad y lluvia ocasionalmente excesivos– pueden evitar que estos esfuerzos lleguen a buen puerto. Por lo tanto, como otros jardineros atestiguarán, hay una alegría especial al ver brotar y florecer las plantas que has cuidado. Siento una emoción muy similar hacia los hallazgos relacionados con la neuroplasticidad (revelados y discutidos en nuestra conferencia, y relatados en este libro): hemos llegado a un punto de inflexión, una intersección donde el budismo y la ciencia moderna se enriquecen mutuamente, con un enorme potencial práctico para el bienestar de los seres humanos.

Un gran maestro tibetano comentó una vez que una de las cualidades más maravillosas de la mente es que puede transformarse. La investigación presentada aquí confirma que tal entrenamiento mental deliberado puede producir cambios observables en el cerebro humano. Las repercusiones no se limitarán simplemente a nuestro conocimiento de la mente: tienen el potencial de ser de importancia práctica en nuestra comprensión de la educación, la salud mental y la importancia de la ética en nuestras vidas.

El Mind and Life Institute (Instituto Mente y Vida) se ha convertido en una red sustancial de científicos, académicos e individuos interesados enfocada en la creación de una ciencia de la mente experimental y experiencial contemplativa, compasiva y rigurosa. Esperamos que sea capaz de orientar e informar a la medicina, la neurociencia, la psicología, la educación y el desarrollo humano. Personalmente, considero que sus actividades son extremadamente valiosas y estoy muy agradecido, no sólo a las muchas personas ocupadas que se han tomado el tiempo y la molestia de compartir y explicar sus investigaciones, sino también a quienes organizan y coordinan nuestros encuentros y conferencias ocasionales. Además, parte de la misión del Instituto es apoyar la preparación de publicaciones accesibles de las actas de nuestras conferencias, de modo que lo que se produce como conversación semiprivada se pueda presentar a un público interesado más amplio. Por lo tanto, agradezco en esta ocasión a Sharon Begley por su ingenioso trabajo al presentar este material de manera precisa y atractiva. Soy optimista sobre el hecho de que los emocionantes descubrimientos aquí relatados tienen un gran potencial para contribuir positivamente al mejoramiento de la humanidad y a la forma en que podemos desarrollar nuestro futuro.

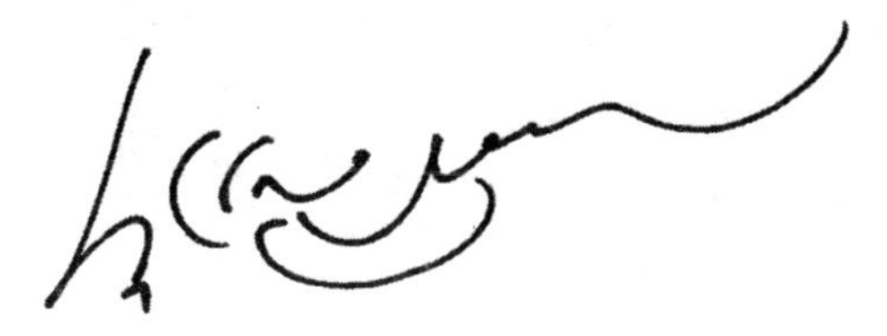

5 de septiembre de 2006

PREFACIO

Daniel Goleman

Cuando Tenzin Gyatso, el decimocuarto dalái lama, se reunió durante una semana con un puñado de neurocientíficos en su casa de Dharamsala, en la India, en octubre de 2004, el tema era la neuroplasticidad, la capacidad del cerebro para cambiar. Que esta capacidad fuera incluso un tema de discusión científica seria habría sido impensable apenas una o dos décadas antes; el dogma recibido en neurociencia durante un siglo sostenía que el cerebro adquiere su forma de por vida durante nuestros años de infancia y no cambia su estructura a partir de entonces.

Pero esa suposición se ha unido a muchas otras en el montón de basura de los «dados» científicos que la marcha de la investigación nos ha obligado a descartar. Ahora la neurociencia tiene una rama brillante que explora las muchas formas en que el cerebro continúa transformándose a lo largo de la vida. Este libro supone una excelente introducción a esta nueva ciencia esperanzadora.

Lo que es particularmente intrigante sobre el debate que se relata aquí son las personas involucradas. Muchos líderes mundiales en el estudio de la neuroplasticidad viajaron miles de kilómetros hasta la India para considerar las implicaciones de sus hallazgos con el dalái lama, un heredero de la tradición de la práctica budista que él dirige. El motivo: las prácticas meditativas de tales caminos contemplativos parecen ofrecer a los neurocientíficos un «experimento de la naturaleza», una demostración natural de las regiones superiores de neuroplasticidad. Durante milenios, los adeptos a la meditación han estado explorando los potenciales de la plasticidad cerebral, sistematizando sus hallazgos y transmitiéndolos como instrucciones a las generaciones futuras hasta nuestros días.

Una de las preguntas planteadas por el dalái lama fue particularmente provocativa: ¿puede la mente cambiar el cerebro? Había planteado esta cuestión muchas veces a los científicos a lo largo de los años, y por lo general recibía una respuesta despreciativa. Después de todo, una de las suposiciones fundamentales de la neurociencia es que nuestros procesos mentales surgen de la actividad cerebral: el cerebro crea y da forma a la mente, no al revés. Pero los datos que se aportan aquí ahora sugieren que puede haber una vía de causalidad bidireccional, con una actividad mental sistemática que da como resultado cambios en la estructura misma del cerebro.

Nadie sabe hasta dónde se puede llevar esto. Pero el hecho de que los neurocientíficos incluso estén reconociendo la posibilidad es una segunda revolución en el pensamiento para el campo: no se trata sólo de que el cerebro cambia su estructura a lo largo de la vida, sino que podemos convertirnos en participantes activos y conscientes en ese proceso. Esto plantea otro desafío al evangelio recibido en neurociencia: la suposición de que los sistemas mentales como la percepción y la atención están sujetos a limitaciones fijas. El budismo nos dice que pueden superarse mediante el entrenamiento adecuado.

Richard Davidson, el neurocientífico de la Universidad de Wisconsin, que convocó esta ronda de diálogo, demostró hasta dónde podrían llegar tales sistemas neuronales. Con la cooperación del dalái lama, una serie de lamas muy experimentados en meditación (con entre 1 500 y 55 000 horas de práctica registradas) se sometieron a pruebas en su laboratorio. Davidson compartió algunos descubrimientos clave con los científicos reunidos en este encuentro, demostrando que, durante una meditación sobre la compasión, estos practicantes activaron áreas neuronales para sentimientos positivos para actuar en un grado nunca antes visto. Las viejas suposiciones sobre las limitaciones de nuestro aparato mental deben volverse a examinar.

Este volumen representa el décimo de una serie continua de libros, cada uno de los cuales plasma para una audiencia más amplia uno de los diálogos organizados por el Mind and Life Institute (véase www.MindandLife.org para más información). Fundado por el desaparecido Francisco Varela, un neurocientífico cognitivo chileno que trabajaba en París, y por Adam Engle, un empresario, el Instituto trabaja en estrecha colaboración con el dalái lama en la planificación de sus programas. Originalmente, el centro de interés del instituto era orquestar diálogos científicos como el que se relata en este libro. Mientras éstos prosiguen, las actividades adicionales incluyen un seminario anual para estudiantes de posgrado y postdoctorado sobre la investigación que han generado los diálogos, especialmente en neurociencia cognitiva. El Instituto también administra becas de investigación a jóvenes científicos que quieran trabajar en estos campos. Llamados Mind and Life–Francisco J. Varela Research Awards, honran al visionario fundador del Instituto.

Cada libro de la colección *Mind and Life* tiene su propia forma y carácter, lo que refleja tanto la naturaleza de la conversación como los puntos fuertes del autor. Sharon Begley, una de las principales periodistas científicas del mundo, aportó a la tarea su aptitud única para sondear un campo de investigación, utilizando para ello el diálogo en sí mismo como un elegante trampolín hacia una exploración viva y profunda de la ciencia que condujo a lo que se dijo en Dharamsala. El resultado va más allá de lo que sucedió en esa sala: ha sondeado el estado del campo de la neuroplasticidad, una de las revoluciones científicas más emocionantes de nuestros días.

AGRADECIMIENTOS

Los científicos y los eruditos budistas que hicieron posible este libro probablemente nunca llegaron a imaginaron en qué se estaban metiendo cuando aceptaron contarme sobre sus trabajos. Por su paciencia con mis interminables preguntas y por el contagioso entusiasmo que espero haber transmitido al menos en parte, mi agradecimiento en particular a Richard Davidson, Fred Gage, Phillip Shaver, Helen Neville, Michael Meaney, Álvaro Pascual-Leone y Mark Hallett. Thupten Jinpa, Alan Wallace y Matthieu Ricard nunca titubearon en sus esfuerzos por ayudarme a comprender la coherencia entre la filosofía de la mente del budismo y los descubrimientos de la neurociencia moderna. Doy las gracias a Adam Engle y Daniel Goleman por creer que sería capaz de transmitir a los lectores la emoción de las colaboraciones que, a través del Mind and Life Institute, se están forjando entre los científicos del cerebro y los budistas. Sin la ayuda de Nancy Meyer para llevarme a Dharamsala y ayudarme a recuperar la salud mientras estuve allí, nunca hubiera podido cubrir el histórico encuentro de 2004 entre científicos y el dalái lama. Y este libro no existiría sin el apoyo de mi agente, Linda Loewenthal, ni de la editora, Caroline Sutton; tan pronto como supieron de qué trataría este libro, lo compraron.

Capítulo 1

¿Podemos cambiar?

Desafiando el dogma del cerebro inmutable

El distrito de Dharamsala, en el norte de la India, consta de dos ciudades, Dharamsala inferior y Dharamsala superior. Los picos velados por la niebla del Dhauladhar («cordillera blanca») abrazan las ciudades como la almohada de la cama de un gigante, mientras que el valle del Kangra, descrito por un funcionario colonial británico como «una imagen de belleza y reposo rurales», se prolonga hacia la distancia. Dharamsala superior también se conoce como McLeod Ganj. Fundada como una estación de montaña en el siglo XIX durante los días del dominio colonial británico, la bulliciosa aldea (que lleva el nombre en honor a David McLeod, el vicegobernador británico del Punjab en ese momento) está construida en una cresta, donde caminar por el empinado camino de tierra desde una casa para huéspedes a otra requiere la seguridad de una cabra y una planificación lo suficientemente astuta como para no torcerse un tobillo después de anochecer ni correr el riesgo de despeñarse por un barranco.

Las vacas deambulan por los cruces donde los vendedores ambulantes se acuclillan detrás de telas llenas de verduras y cereales, y los taxis juegan al juego de la gallina con el tráfico que viene en sentido contrario a ver quién se asustará primero y apartará su automóvil del único carril de la única vía real de la ciudad. La carretera pasa junto a mendigos y santones que visten poco más que un taparrabos y parecen no haber comido desde la semana pasada, pero cuyos muchos infortunios aparecen cuidadosamente enumerados en una copia impresa de ordenador que de forma esperanzada muestran a cualquier transeúnte que reduzca algo la velocidad.

Los niños descalzos salen de la nada al ver a un occidental, suplicándole («Por favor, señora, bebé hambriento, bebé hambriento») a la vez que señalan con imprecisión hacia los puestos al aire libre que bordean la calle.

Desde la terraza enlosada de Chonor House, una de las casas para huéspedes, todo Dharamsala se extiende ante ti. Tan pronto como sale el sol, los monjes, vestidos con una túnica granate, corren a rezar, y los santones, agachados en los callejones, cantan *om mani padme hum* («Salve a la joya del loto»). Las bufandas de oración que ondean desde las ramas llevan las palabras tibetanas «Que todos los seres conscientes sean felices y estén libres de sufrimiento». Se supone que las oraciones se las lleva el viento, y cuando las ves, piensas: «Donde sople el viento, que aquellos a quienes toquen se liberen de su dolor».

Mientras que el Dharamsala inferior está habitado principalmente por indios, los residentes en McLeod Ganj son casi todos tibetanos (con unos cuantos expatriados occidentales y turistas espirituales), refugiados que siguieron a Tenzin Gyatso, el decimocuarto dalái lama, al exilio. Muchos de los que permanecen en el Tíbet, incapaces de huir, hacen pasar de contrabando a sus hijos pequeños e incluso a sus bebés a través de la frontera hacia Dharamsala, donde son atendidos y educados en la Aldea Infantil Tibetana, a diez minutos de la ciudad. Para los padres, el precio de garantizar que sus hijos sean educados en la cultura y la historia tibetanas, evitando así que las tradiciones y la identidad de su nación sean borradas por la ocupación china, es no volver a ver nunca más a sus hijos e hijas.

McLeod Ganj ha sido el hogar del dalái lama en el exilio y la sede del Gobierno tibetano en el exilio desde 1959, cuando escapó de las tropas comunistas chinas, que habían invadido el Tíbet ocho años antes. Su complejo, situado justo al lado de la intersección principal donde los autobuses giran y los taxis esperan los pasajeros, está protegido las veinticuatro horas del día por tropas indias con ametralladoras. La entrada es una choza diminuta cuya presencia física es tan modesta como humildes son los guardias. Desde el vestíbulo, lo suficientemente grande para un único sofá pequeño, publicaciones con las esquinas dobladas en una estantería de madera y una mesita de café, se pasa a través de una puerta a la sala de seguridad, donde se deja todo lo que se desea llevar encima (bolsos, cuadernos, cámaras, grabadoras) en la cinta de rayos X antes de entrar en una cabina del tamaño de un armario, con cortinas en ambos extremos, para ser registrado por los guardias tibetanos.

Una vez registrado, se sube por un camino de asfalto inclinado que serpentea junto a más guardias de seguridad indios armados con metralletas y descansando a la sombra. Los extensos terrenos están cubiertos de pinos y rododendros, y macetas de cerámica con buganvillas violetas y caléndulas azafrán rodean los edificios separados. La primera estructura a la derecha es un edificio de un piso que alberga la sala de audiencias del dalái lama, también custodiada por un soldado indio con un arma automática. Un poco más allá están los archivos y la biblioteca tibetana, y más arriba en la colina, el complejo privado de dos pisos del dalái lama, donde duerme, medita y toma la mayor parte de sus comidas. La gran estructura de la izquierda es el antiguo palacio donde vivía el dalái lama antes de que se construyera su residencia actual. Utilizado sobre todo para ordenaciones, durante los próximos cinco días su gran sala principal será el escenario de un encuentro extraordinario. Reunidos por el Mind and Life Institute en octubre de 2004, destacados académicos de las tradiciones científicas budista y occidental abordarán una pregunta que ha consumido a filósofos y científicos durante siglos: ¿tiene el cerebro la capacidad de cambiar y cuál es el poder de la mente para cambiarlo?

Dogma del cerebro programado

Sólo unos años antes, los neurocientíficos ni siquiera habrían formado parte de esta conversación, ya que los libros de texto, los cursos de ciencias y los artículos de investigación punteros se alineaban en el mismo sentido, como lo habían hecho durante casi todo el tiempo que había existido una ciencia del cerebro.

Nada menos que William James, el padre de la psicología experimental en Estados Unidos, introdujo por primera vez la palabra *plasticidad* en la ciencia del cerebro, postulando en 1890 que «la materia orgánica, especialmente el tejido nervioso, parece dotada de un grado muy extraordinario de plasticidad».[1] Con eso se refería a «una estructura lo suficientemente débil como para ceder a una influencia». Pero James era «sólo» un psicólogo, no un neurólogo (hace un siglo no existía un neurocientífico) y

1. James, W.: *The Principles of Psychology.* Harvard University Press: Cambridge, Massachusetts, 1983, p. 110.

sus especulaciones no llegaron a ninguna parte. Mucho más influyente fue la opinión expresada sucintamente en 1913 por Santiago Ramón y Cajal, el gran neuroanatomista español que había ganado el Premio Nobel de Fisiología o Medicina siete años antes. Cerca de la conclusión de su tratado sobre el sistema nervioso, afirmó: «En los centros adultos los conductos nerviosos son inalterables, determinados e inmutables».[2] Su pesimista evaluación de que los circuitos del cerebro vivo no cambian, y que sus estructuras y su organización son casi tan estáticas y estacionarias como un cerebro de cadáver blanco como la muerte flotando en un tanque de formaldehído, siguió siendo el dogma predominante en la neurociencia durante casi un siglo. La sabiduría de los libros de texto sostenía que el cerebro adulto está programado, fijo en forma y función, de modo que cuando llegamos a la edad adulta, somos incapaces de cambiar prácticamente nada.

La sabiduría convencional en neurociencia sostenía que el cerebro de los mamíferos adultos es fijo en dos consideraciones: no nacen nuevas neuronas en él y las funciones de las estructuras que lo componen son inmutables, de modo que si los genes y el desarrollo dictan que *este* grupo de neuronas procesan las señales que provienen del ojo, y que *este* grupo moverá los dedos de la mano derecha, entonces, por Dios, harán eso y sólo eso, llueva, truene o relampaguee. Había un buen motivo para que todos esos libros sobre el cerebro ilustrados de forma extravagante mostraran la función, el tamaño y la ubicación de las estructuras cerebrales con tinta permanente. Tan recientemente como 1999, los neurólogos que escribían en la prestigiosa revista *Science* admitían que «todavía se nos enseña que el cerebro completamente maduro carece de los mecanismos intrínsecos necesarios para reponer las neuronas y restablecer las redes neuronales después de una lesión aguda o en respuesta a la insidiosa pérdida de neuronas que se observa en las enfermedades neurodegenerativas».[3]

Eso no quiere decir que los científicos no hayan reconocido que el cerebro debe sufrir algunos cambios a lo largo de la vida. Después de todo, dado que el cerebro es el órgano de la conducta y el depósito del aprendizaje y la memoria, cuando adquirimos nuevos conocimientos o domina-

---

2. Citado en Teter, B., y Ashford, J. W.: «Neuroplasticity in Alzheimer's Disease», *Journal of Neuroscience Research*, vol. 70, p. 402 (1 de noviembre de 2002).
3. Lowenstein, D. H., y Parent, J. M.: «Brain, Heal Thyself», *Science*, vol. 70, pp. 1126-1127 (1999).

mos una nueva habilidad o archivamos el recuerdo de cosas pasadas, el cerebro cambia de alguna manera real y física para hacer que esto ocurra. De hecho, los investigadores saben desde hace décadas que el aprendizaje y la memoria encuentran su expresión fisiológica en la formación de nuevas sinapsis (puntos de conexión entre neuronas) y el fortalecimiento de las existentes; en 2000, los sabios de Estocolmo incluso otorgaron un Premio Nobel de Fisiología o Medicina por el descubrimiento de los fundamentos moleculares de la memoria.

Pero los cambios que subyacen al aprendizaje y la memoria son de tipo al por menor: fortalecer algunas sinapsis aquí y allá, o hacer brotar algunas dendritas adicionales para que las neuronas puedan comunicarse con más vecinos, como una familia que pide una línea telefónica adicional. Los cambios al por mayor, como expandir una región que está a cargo de una función mental particular o alterar el cableado que conecta una región con otra, se consideraron imposibles.

También era imposible que el diseño básico del cerebro se desviara un ápice de los diagramas acreditados en los libros de texto de anatomía: el córtex visual en la parte posterior estaba programado para manejar el sentido de la vista, el córtex somatosensorial que se curvaba a lo largo de la parte superior del cerebro estaba programado para procesar las sensaciones táctiles, el córtex motor estaba programado para dedicar una cantidad precisa de espacio neuronal a cada músculo, y el córtex auditivo estaba programado para las transmisiones de campo desde los oídos. Consagrado desde la práctica clínica hasta las monografías académicas, este principio sostenía que, en contraste con la capacidad del cerebro en desarrollo para cambiar de manera significativa, el cerebro adulto es fijo e inmutable. Ha perdido la capacidad llamada neuroplasticidad, la capacidad de cambiar sus estructuras y funciones de manera fundamental.

Hasta cierto punto, el dogma era comprensible. Por un lado, el cerebro humano está formado por tantas neuronas y tantas conexiones –se estima que cien mil millones de neuronas hacen un total de unos cien billones de conexiones– que cambiarlo, aunque sea un poco, parecía una empresa arriesgada, comparable a abrir el disco duro de un superordenador y jugar con uno o dos circuitos de la placa base. Seguramente éste no era el tipo de cosas que la naturaleza permitiría y, de hecho, algo para lo que debería tomar medidas y evitar. Pero hubo un problema más sutil. El cerebro contiene la encarnación física de la personalidad y el conocimiento, el carácter y las emociones, los recuerdos y las creencias. Incluso teniendo en cuenta la adquisición de conocimientos y recuerdos a lo largo de la vida, y la maduración de la personalidad y el carácter, no parecía razonable que el cerebro pudiera cambiar o cambiara de manera significativa. El neurocientífico Fred Gage, uno de los investigadores invitados por el dalái lama para discutir las implicaciones de la neuroplasticidad con él y otros eruditos budistas en el encuentro de 2004, planteó las objeciones a la idea de un cerebro cambiante de esta manera: «Si el cerebro fuera cambiante, entonces cambiaríamos. Y si el cerebro hiciera cambios incorrectos, entonces cambiaríamos incorrectamente. Era más fácil creer que no hay cambios. Así el individuo permanecería bastante fijo».

La doctrina del cerebro humano inmutable ha tenido profundas ramificaciones, ninguna de las cuales muy optimista. Llevó a los neurólogos a asumir que la rehabilitación de adultos que habían sufrido daño cerebral por un accidente cerebrovascular era, casi con total certeza, una pérdida de tiempo. Sugirió que era una tontería tratar de alterar las conexiones cerebrales patológicas que subyacen a las enfermedades psiquiátricas, como el trastorno obsesivo compulsivo y la depresión. E implicaba que otras fijezas basadas en el cerebro, como el «punto fijo» de felicidad al que una persona retorna después de la tragedia más profunda o la alegría más grande, son tan inalterables como la órbita de la Tierra.

Pero el dogma está equivocado. En los últimos años del siglo xx, unos pocos neurocientíficos iconoclastas desafiaron el paradigma de que el cerebro adulto no puede cambiar y vieron, descubrimiento tras descubrimiento, que, por el contrario, conserva asombrosos poderes de neuroplasticidad. De hecho, el cerebro se puede volver a cablear. Puede expandir el área que está conectada para mover los dedos, forjando nuevas conexiones que apuntalan la destreza de un violinista consumado. Puede activar conexiones inactivas durante mucho tiempo y tirar nuevas conexiones como un electricista que adapta una casa vieja a la normativa, de modo que las regiones que una vez vieron, puedan sentir u oír. Puede silenciar los circuitos que alguna vez crepitaron con la actividad aberrante que caracteriza a la depresión y cortar las conexiones patológicas que mantienen al cerebro en el estado de oh-dios-algo-está-mal que marca el trastorno obsesivo compulsivo. En resumen, el cerebro adulto retiene gran parte de la plasticidad del cerebro en desarrollo, incluido el poder de reparar regiones dañadas, de hacer crecer nuevas neuronas o de reprogramar regiones que han realizado una tarea y hacer que asuman una nueva tarea para cambiar la circuitería que teje neuronas en las redes que nos permiten recordar, sentir, sufrir, pensar, imaginar y soñar. Sí, el cerebro de un niño es notablemente maleable. Pero al contrario de Ramón y Cajal y de la mayoría de los neurocientíficos desde entonces, el cerebro puede cambiar su estructura física y sus conexiones hasta la edad adulta.

La revolución en nuestra comprensión de la capacidad del cerebro para cambiar hasta bien entrada la edad adulta no termina con el hecho de que el cerebro puede cambiar y lo haga. Igual de revolucionario es el descubrimiento de cómo cambia el cerebro. Las acciones que realizamos pueden, literalmente, expandir o contraer diferentes regiones del cerebro, poner más marcha en los circuitos silentes y reducir la actividad en los alborotados. El cerebro dedica más espacio cortical a funciones que su dueño utiliza con más frecuencia y reduce el espacio dedicado a actividades que rara vez se llevan a cabo. Es por eso por lo que el cerebro de los violinistas dedica más espacio a la región que controla los dedos de la mano izquierda. En respuesta a las acciones y experiencias de su propietario, un cerebro forja conexiones más fuertes en los circuitos que subyacen a un comportamiento o a un pensamiento y debilita las conexiones en otros. La mayor parte de esto se debe a lo que hacemos y experimentamos del mundo exterior. En este sentido, la estructura misma de nuestro cerebro –el tamaño relativo de las diferentes regiones, la fuerza de las conexiones entre un área y otra– refleja la vida que hemos llevado. Como la arena en una playa, el cerebro muestra las huellas de las decisiones que hemos tomado, las habilidades que hemos aprendido y las acciones que hemos realizado. Pero también hay indicios de que se puede esculpir la mente sin la participación del mundo exterior; es decir, el cerebro puede cambiar como consecuencia de los pensamientos que hemos tenido.

Algunos descubrimientos sugieren que los cambios cerebrales pueden ser generados por la actividad mental pura: el simple hecho de pensar en tocar el piano conduce a un cambio físico medible en el córtex motor del cerebro y pensar los pensamientos de ciertas maneras puede restaurar la salud mental. Al tratar intencionalmente las necesidades y las compulsiones invasivas como neuroquímica errante –en lugar de como mensajes veraces de que algo anda mal–, los pacientes con trastorno obsesivo compulsivo han alterado la actividad de la región del cerebro que genera los pensamientos del trastorno obsesivo compulsivo. Al pensar de manera diferente sobre los pensamientos que amenazan con volverlos a enviar al abismo de la desesperación, los pacientes con depresión han intensificado la actividad en una región del cerebro y la han calmado en otra, reduciendo así su riesgo de recaída. Algo aparentemente tan insustancial como un pensamiento tiene la capacidad de actuar sobre la materia misma del cerebro, alterando las conexiones neuronales de tal manera que puede conducir a la recuperación de una enfermedad mental y quizás a una mayor capacidad de empatía y compasión.

Es este aspecto de la neuroplasticidad –las investigaciones demuestran que la respuesta a la pregunta de si podemos cambiar es un rotundo sí– lo que llevó a cinco científicos a Dharamsala esa semana de otoño. Desde 1987, el dalái lama había abierto su casa una vez al año para «diálogos» de una semana con un grupo de científicos cuidadosamente seleccionados, para discutir sobre sueños o emociones, conciencia o genética o física cuántica. El formato es simple. Cada mañana, uno de los cinco científicos invitados se sienta en un sillón junto al dalái lama en la parte delantera de la sala utilizada para las ordenaciones y explica su trabajo a él y a los invitados allí reunidos: en 2004, un par de docenas de monjes y estudiantes del monasterio, así como científicos que habían participado en diálogos anteriores.

No se parece en nada a los artículos formales que los científicos están acostumbrados a presentar en conferencias de investigación, donde exponen sus descubrimientos a una audiencia absorta (están cautivados). En cambio, el dalái lama interrumpe cada vez que necesita una aclaración, ya sea por una duda de traducción (los científicos hablan en inglés, que el dalái lama entiende bien, pero un término científico casualmente dejado de lado como *hipocampo* o *bromodesoxiuridina* provocará un cara a cara apresurado con uno de sus intérpretes) o porque uno de los hallazgos científicos le recuerda un punto de la filosofía budista. La mañana se ve interrumpida por una pausa para el té, durante la cual el dalái lama se queda en la sala para conversar informalmente con los científicos o toma un respiro, y todos los demás se dirigen a una enorme sala adyacente para tomar té y galletas. Por la tarde, el dalái lama y los eruditos budistas a los que ha invitado responden a lo que el científico ha presentado esa mañana, explicando lo que enseña el budismo sobre el tema o sugiriendo experimentos adicionales a los que los contemplativos budistas podrían prestar sus mentes y cerebros.

Esta vez, los científicos eran aquellos que trabajaban en las fronteras de la neuroplasticidad. Fred Gage, del Salk Institute en La Jolla, California, trabaja con animales de laboratorio; hizo descubrimientos fundamentales sobre cómo el medio ambiente puede cambiar sus cerebros, de manera aplicable a las personas. También dirigió un estudio con sujetos humanos, derribando el dogma de que el cerebro adulto no genera nuevas neuronas. Michael Meaney, de la Universidad McGill de Montreal, acabó con la idea del determinismo genético. Trabajando también con animales de laboratorio, demostró que la forma en que una rata madre trata a sus crías determina qué genes se activan en el cerebro de la cría y cuáles se desactivan, con la consecuencia de que los genes con los que nace se convierten simplemente en una táctica de apertura por parte de la naturaleza: los rasgos del animal –temeroso o tímido, neurótico o bien adaptado– están determinados por el comportamiento materno, algo que también tiene relevancia para las personas. Helen Neville, de la Universidad de Oregón, ha hecho tanto como cualquier científico para demostrar que los diagramas cerebrales que representan qué región hace qué se deberían imprimir con tinta borrable. Trabajando con personas ciegas o sordas, descubrió que incluso algo tan aparentemente fundamental, tan programado, como las funciones del córtex visual y del córtex auditivo pueden ser completamente anuladas por la vida que lleva una persona. Phillip Shaver, de la Universidad de California-Davis, es uno de los líderes en el campo de la psicología llamado teoría del apego. Descubrió que el sentido de seguridad emocional de las personas, basado en sus experiencias infantiles, tiene un efecto poderoso no sólo en sus relaciones adultas, sino también en comportamientos y actitudes aparentemente no relacionados, como sus sentimientos hacia personas que provienen de grupos étnicos diferentes y su voluntad de ayudar a un extraño. Para estos cuatro científicos, fue su primer viaje a Dharamsala y su primer encuentro con el dalái lama.

Richard Davidson era el veterano de estos diálogos. Más que eso, sin embargo, su investigación sobre la ciencia de las emociones había crecido hasta incluir estudios de contemplativos budistas, hombres que dedican sus días a la meditación. El dalái lama había ayudado a organizar que los monjes budistas y los yoguis se desplazaran hasta el laboratorio de Davidson en la Universidad de Wisconsin-Madison para poder estudiar sus cerebros. Su trabajo comenzaba a mostrar el poder de la mente para cambiar el cerebro. Él orquestaría el encuentro, introduciendo a cada uno de los científicos para su presentación matinal y dirigiendo la discusión cada tarde.

«De todos los conceptos de la neurociencia moderna, la neuroplasticidad es el que tiene el mayor potencial de interacción significativa con el budismo», dijo Davidson.

Budismo y ciencia

Aunque la ciencia y la religión a menudo se retratan como oponentes crónicos e incluso enemigos, no se puede aplicar en el caso de la ciencia y el budismo. No hay antagonismo histórico entre los dos, como lo ha habido entre la ciencia y la Iglesia católica (que puso la obra de Nicolás Copérnico en el Índice de libros prohibidos) o, últimamente, entre la ciencia y el cristianismo fundamentalista (que en Estados Unidos ha utilizado la polémica cuestión del creacionismo para argumentar que la ciencia es «sólo» otra forma de conocimiento). En cambio, el budismo y la ciencia comparten el objetivo de buscar la verdad, con *v* minúscula. Para la ciencia, la verdad es siempre tentativa, siempre sujeta a refutación por el próximo experimento; para el budismo –al menos como lo ve el dalái lama–, incluso las enseñanzas fundamentales pueden y deben ser anuladas si la ciencia demuestra que están equivocadas. Quizás lo más importante es que la formación budista enfatiza el valor de investigar la realidad y encontrar la verdad del mundo exterior, así como los contenidos de la mente. «Cuatro temas son comunes al budismo en su máxima expresión: la racionalidad, el empirismo, el escepticismo y el pragmatismo», dice Alan Wallace, quien pasó años como monje budista en Dharamsala y en otros lugares antes de ponerse su túnica para convertirse en un erudito budista, y que es un participante desde hace mucho tiempo en los diálogos entre científicos y el dalái lama. «Su Santidad los encarna todos. A menudo dice con placer que, si hay evidencias empíricas que contradicen algo en el budismo, "¡A la basura!". Es bastante inflexible en que el budismo tiene que ceder ante la argumentación racional y el empirismo».

Las consonancias entre el budismo y la ciencia fueron reconocidas ya en 1889, cuando Henry Steele Olcott argumentó en el *Catecismo budista* que el budismo está «en reconciliación con la ciencia», que hay «un acuerdo entre el budismo y la ciencia en cuanto a la idea fundamental». Olcott se basó en el hecho de que el budismo, como la ciencia, enseña «que todos los seres están sujetos por igual a la ley universal». Según este razonamiento, José Ignacio Cabezón, ex monje budista y ahora estudioso de religión y ciencia en la Universidad de California-Santa Bárbara, dice que «el budismo y la ciencia están de acuerdo porque suscriben la opinión de que hay leyes naturales que gobiernan el desarrollo de las personas y del mundo».[4] En 1893, en el Parlamento Mundial de Religiones en Chicago, parte de la Exposición Mundial Colombina,[5] el líder budista Anagarika Dharmapala de Sri Lanka habló apasionadamente de cómo el budismo, no el cristianismo, podía salvar el abismo que durante siglos había dividido la ciencia y la religión. Basó su esperanza en el estatus del budismo como una tradición no teísta, sin un dios creador y «sin necesidad de explicaciones que fueran más allá de la ciencia, sin necesidad de milagros ni de fe», explica Cabezón. Como dice Alan Wallace, «el budismo no es una religión; es una filosofía. No es una versión oriental del cristianismo o del judaísmo. El budismo no culmina en la fe, como lo hacen las tradiciones abrahámicas. Culmina en el conocimiento».

Algunos eruditos han llegado a proclamar al budismo como la «religión de la ciencia». Como argumentó el erudito de Sri Lanka K. N. Jayatilleke en su ensayo «Buddhism and the Scientific Revolution» («El budismo y la revolución científica») a finales de la década de 1950, el budismo «concuerda con los descubrimientos de la ciencia» y «enfatiza la importancia de una perspectiva científica» en el sentido de que «se dice que sus dogmas específicos son susceptibles de ser verificados». Al igual que la ciencia, el budismo está «comprometido con el establecimiento crítico (y no dogmático) de la existencia de leyes universales», dice José Cabezón.

Esto no significa que los esfuerzos para encontrar consonancias entre la ciencia y el budismo sean una tontería. A lo largo de las décadas, se ha afirmado que el budismo es ciencia, que Buda fue el fundador de la psicología, que el budismo descubrió el tamaño de las partículas elementales y

4. Cabezón, J. I.: «Buddhism and Science: On the Nature of the Dialogue», en *Buddhism and Science: Breaking New Ground.* Columbia University Press, Nueva York, 2003, p. 11.

5. Llamada oficialmente Feria Mundial: Exposición Colombina, la Exposición Mundial Colombina fue una muestra universal que tuvo lugar en Chicago entre el 1 de mayo y el 30 de octubre de 1893 para celebrar el cuarto centenario de la llegada de Cristóbal Colón al Nuevo Mundo. *(N. del T.)*

del universo, que la física moderna simplemente confirma lo que los sabios budistas sabían desde hace siglos. Pero aunque tales afirmaciones son exageradas, un número creciente de neurocientíficos están por lo menos abiertos a la noción de que el budismo tiene algo sustantivo que decir sobre la mente. Si es así, tanto el budismo como la ciencia se beneficiarán de su interacción. «La ciencia tiene mucho que ganar si es obligada a considerar la mente o la conciencia de una manera que no sea mecánica, o si tiene que confrontar estados mentales internos extraordinarios que normalmente no estén dentro del ámbito de sus investigaciones», dice José Cabezón. «Los budistas pueden beneficiarse al tener acceso a nuevos hechos relacionados con el mundo material (cuerpo y cosmos), hechos que han quedado fuera de la especulación budista tradicional debido a limitaciones tecnológicas».

Los descubrimientos de la neuroplasticidad, en particular, se asemejan a las enseñanzas budistas y tienen el potencial de beneficiarse de las interacciones con el budismo. La razón llega al núcleo mismo de la creencia budista. «El budismo define a una persona como un arroyo dinámico y en constante cambio», indica Matthieu Ricard, un monje budista nacido en Francia. Veterano de los diálogos científicos con el dalái lama, está anclado en el «lado budista» del encuentro de 2004.

Incluso los académicos que no participaron en el encuentro –pero que han seguido los diálogos de cerca– señalan las consonancias entre las enseñanzas budistas y la idea y el potencial de la neuroplasticidad. «Hay muchos paralelismos evidentes entre los hallazgos neurocientíficos y la narrativa budista», afirma Francisca Cho, una experta budista de la Universidad George Washington. «El budismo es una historia de cómo sentimos dolor y sufrimos, y cómo tenemos el poder de cambiar eso. Los hallazgos científicos sobre la neuroplasticidad suponen un paralelo con la narrativa budista de la iluminación porque muestran que, aunque tenemos formas de pensar profundamente arraigadas y que el cerebro está parcialmente predeterminado, también tenemos la posibilidad de cambiar. La idea de que estamos cambiando constantemente significa que no hay una naturaleza intrínseca del yo ni de la mente, que es precisamente lo que enseña el budismo. Al contrario, tanto el yo como la mente son extremadamente plásticos. Nuestras actividades informan quiénes somos, y como actuamos, así seremos. Somos productos del pasado, pero debido a nuestra naturaleza inherentemente vacía, siempre tenemos la oportunidad de reestructurarnos».

Las narrativas budistas tienen otra consonancia con los descubrimientos de la neuroplasticidad. Enseñan que al desapegarnos de nuestros pensamientos, al observar nuestro pensamiento desapasionadamente y con claridad, tenemos la capacidad de tener pensamientos que nos permiten superar aflicciones como el enojo crónico. «Puedes someterte a una reeducación emocional», explica Cho. «Mediante el esfuerzo meditativo y otros ejercicios mentales, puedes cambiar activamente tus sentimientos, tus actitudes, tu mentalidad».

De hecho, el budismo cree que la mente tiene un formidable poder de autotransformación. Cuando los pensamientos vienen a una mente no entrenada, pueden desbordarse y desencadenar emociones destructivas como el ansia o el odio. Pero el entrenamiento mental, fundamento de la práctica budista, nos permite «identificar y controlar las emociones y los eventos mentales a medida que se presenten», explica Matthieu Ricard. Con la meditación, la forma más desarrollada de entrenamiento mental, «se pretende llegar a una nueva percepción de la realidad y de la naturaleza de la mente, alimentar nuevas cualidades hasta que se conviertan en parte integral de nuestro ser. Si depositamos todas nuestras esperanzas y temores en el mundo exterior, nos enfrentaremos a un gran desafío, porque nuestro control del mundo exterior es débil, temporal e incluso ilusorio. Cae más dentro del alcance de nuestras facultades cambiar la forma en que traducimos el mundo exterior en experiencia interior. Tenemos una gran dosis de libertad en la manera en que transformamos esa experiencia, y ésa es la base para el entrenamiento mental y la transformación».

¿Y por qué el dalái lama espera contribuir a la comprensión científica, ya sea participando en estos diálogos con investigadores o alentando a los monjes budistas a que presten sus cerebros al servicio de la ciencia? «Su Santidad cree que la cosmovisión dominante en la actualidad es la científica, y quiere que el budismo siga creciendo y desarrollándose comprometiéndose con la ciencia», explica Thupten Jinpa, un erudito budista tibetano que obtuvo un doctorado en estudios religiosos de la Universidad de Cambridge en 1989. Principal traductor al inglés del dalái lama y colaborador en varios de sus libros, Jinpa dirige el Instituto de Clásicos Tibetanos, en Montreal, donde edita y traduce textos tibetanos. «Su Santidad espera inspirar a las generaciones más jóvenes de budistas eruditos a comprometerse con la ciencia. Pero además él tiene una personalidad curiosa», sentencia.

De relojes y telescopios

Esa curiosidad data de su juventud. El niño que se convertiría en el decimocuarto dalái lama nació el 6 de julio de 1935, el quinto de nueve hijos de una familia de agricultores de subsistencia que utilizaba el ganado para labrar sus campos de cebada en la meseta tibetana de la provincia nororiental de Amdo y para machacar granos de cáscaras duras. A los dos años, después de una búsqueda por todo el país, Tenzin Gyatso fue reconocido como la reencarnación del decimotercer dalái lama, Thubten Gyatso, quien había muerto en 1933. Fue investido formalmente como jefe de Estado del Tíbet el 22 de febrero de 1940. La ciencia era desconocida en su mundo, y cuando pensó en su juventud setenta años después, la única tecnología que podía recordar eran los rifles que llevaban los nómadas locales.[6]

Entre clases de lectura, escritura, aprendizaje y memorización de rituales y escritura y filosofía budista, el joven dalái lama se divertía embarcándose en esporádicas búsquedas de posibles tesoros en las mil habitaciones del palacio de Potala en Lhasa, la capital.[7] El palacio albergaba lo que él denominaba «rarezas varias», pertenecientes a sus predecesores, especialmente al decimotercer dalái lama. En un conmovedor presagio de la desesperada huida del Tíbet del actual dalái lama tras la invasión china, el decimotercer dalái lama había huido del Tíbet en 1900, cuando llegó la noticia de que los ejércitos del último emperador chino estaban a punto de invadirlo. Pasó un corto periodo de tiempo en la India, el tiempo suficiente para darse cuenta de cómo el mundo más allá del Tíbet avanzaba hacia el nuevo siglo. A su regreso al Tíbet, estableció varias reformas políticas y sociales, entre ellas el servicio de correo y la educación secular, así como tecnológicas: un sistema de telégrafo y las primeras luces eléctricas del Tíbet, alimentadas por una pequeña planta generadora. También trajo de vuelta al palacio una fascinación por los objetos mecánicos, incluidos

---

6. Su santidad el dalái lama: *The Universe in a Single Atom.* Morgan Road Books, Nueva York, 2005, p. 27. (Trad. español: *El universo en un solo átomo.* Grijalbo, Barcelona, 2006.)
7. Ibíd., p. 28. El resto de la descripción del dalái lama de su descubrimiento de la ciencia en la infancia se basa en su relato en el capítulo 2 de *El universo en un solo átomo.*

los que le regaló un cargo político británico destinado en la cercana Sikkim, sir Charles Bell.

Entonces, cuando el decimocuarto dalái lama exploró las cámaras del palacio, se encontró con un viejo telescopio de bronce, un reloj mecánico, dos proyectores de películas, un sencillo reloj de bolsillo y tres automóviles, todos los cuales habían sido llevados a través de las montañas a piezas desde la India a lomos de burros, mulas y porteadores, ya que no había carreteras aptas para automóviles a través del Himalaya ni, de hecho, en ningún otro lugar del Tíbet más allá de Lhasa. El reloj lo intrigó especialmente. Constaba de una esfera que hacía una rotación completa cada veinticuatro horas y estaba decorada con unos misteriosos dibujos. Un día, hojeando sus libros de geografía, el dalái lama se dio cuenta de que los dibujos de la esfera eran un mapa del mundo y que la rotación del globo mostraba el aparente movimiento del Sol de este a oeste a través del cielo. Otras muestras de tecnología llegaron al dalái lama como obsequios. En 1942, un grupo de estadounidenses le regaló un reloj de oro de bolsillo. Los visitantes británicos le obsequiaron con un tren y un coche de pedales.

«Hubo un tiempo, lo recuerdo con toda claridad, cuando prefería jugar con aquellos objetos antes que estudiar filosofía o memorizar un texto», escribió el dalái lama en su libro de 2005 *El universo en un solo átomo*. «Apuntaban a todo un universo de conocimientos y experiencias al que yo no tenía acceso y cuya existencia resultaba infinitamente tentadora».[8]

De hecho, su mayor disfrute de estos presentes no venía de usarlos de la manera habitual, sino de desarmarlos. Desmontó su reloj de pulsera y se las arregló para volver a unir todas las piezas de forma que funcionara. Desmontó sus coches y barcos de juguete, buscando los mecanismos que los hacían funcionar. Cuando era adolescente, escudriñaba un viejo proyector de películas que funcionaba con una manivela y se preguntaba cómo una bobina de alambre giratoria podía generar electricidad. No había nadie en el palacio a quien pudiera preguntar, así que también lo desarmó y observó las piezas durante horas, hasta que finalmente descubrió que una bobina de alambre que gira alrededor de un imán genera una corriente eléctrica. Así comenzó un amor de por vida por desmontar y volver a ensamblar aparatos, algo en lo que se volvió lo suficientemente experto como para convertirse en el hombre al que acudían los amigos de

8. Ibíd., p. 30.

Lhasa que tenían relojes. (Sin embargo, nunca logró reparar su reloj de cuco después de que su gato atacara al pobre pajarito). Envalentonado por lo que consideró una evidencia de una habilidad mecánica, el joven dalái lama se propuso desentrañar el funcionamiento de los automóviles de su predecesor, aunque se limitó a aprender a conducir en lugar de convertir los vehículos en un montón de piezas. Aunque no le faltaba ingenio. Cuando tuvo un pequeño accidente y se rompió el faro izquierdo, estaba aterrorizado por lo que diría el encargado de palacio a cargo de la flota y rápidamente logró conseguir un reemplazo. Pero el original era de vidrio esmerilado, y el reemplazo, transparente. Entonces lo cubrió con azúcar derretido.

Su estatus elevado tenía algunas desventajas, en particular la costumbre tibetana de que el dalái lama debía permanecer recluido en el palacio de Potala. Anhelando echar un vistazo al mundo exterior, se apoderó del telescopio del decimotercer dalái lama. Durante el día, lo enfocaba hacia el ajetreo y el bullicio de la ciudad que se extendía debajo del palacio. Por la noche, en cambio, lo dirigía a las estrellas y preguntaba a sus asistentes los nombres de las constelaciones. Una noche con luna llena miró la superficie lunar, donde el folklore tibetano afirma que reside un conejo (similar al «hombre en la luna» de los estadounidenses y europeos). Al ver sombras, llamó con entusiasmo a sus dos tutores para que lo vieran con sus propios ojos. «Mirad. Las sombras de la Luna contradicen la cosmología budista del siglo IV que sostiene que la Luna es un cuerpo celeste como el Sol y otras estrellas, que irradia luz de una fuente interna. Es evidente que la Luna es una roca árida salpicada de cráteres, y las sombras que caen sobre su superficie irregular demuestran que la Luna, al igual que la Tierra, es iluminada por la luz reflejada del Sol», les dijo. Su propia observación empírica había refutado una antigua enseñanza budista. Ese descubrimiento le dejó una impresión duradera. Se dio cuenta de que la observación puede desafiar las enseñanzas budistas tradicionales.

«Haciendo examen de mis setenta años de vida, veo que mi encuentro personal con la ciencia se produjo en un mundo casi totalmente precientífico donde lo tecnológico parecía milagroso. Supongo que mi fascinación por la ciencia sigue basándose en el inocente asombro que me producen sus maravillosos logros», escribió.[9]

---

9. Ibíd., 239.

Para el dalái lama, cuyas lecciones no incluían ni una pizca de matemáticas, física, química o biología –y que no tenía ni la menor idea cuando era niño de que estas disciplinas existían–, los artilugios y las tecnologías rudimentarias que lo fascinaban eran la ciencia. Pero poco a poco, una vez que fue entronizado formalmente como líder temporal del Tíbet el 17 de noviembre de 1950, y comenzó a visitar China y la India, llegó a comprender que la ciencia no es simplemente la base para los aparatos, sino una forma coherente de cuestionar y de comprender el mundo. Fue esta faceta de la ciencia, dice hoy en día, la que lo intrigó y en la que vio profundas similitudes con el budismo.

Así como la ciencia examina detalladamente los seres y los objetos que hay en el mundo, desarrollando teorías y haciendo predicciones, refinando o rechazando una teoría cuando los experimentos la contradicen, así también el budismo que aprendió durante sus prácticas contemplativas y lecciones filosóficas está imbuido del mismo espíritu de investigación con mentalidad abierta. «Estrictamente hablando, en el budismo, la autoridad escritural no puede imponerse al conocimiento basado en la experiencia y la razón», escribió el dalái lama.[10]

Esa tradición comenzó con el propio Buda, quien aconsejó a sus acólitos hace dos mil quinientos años que no aceptaran la autoridad de sus propias palabras, como si estuviera inscrita en las escrituras, ni la exactitud de sus enseñanzas simplemente por un respeto a él. «Poned a prueba la verdad de lo que digo mediante la aplicación de vuestra razón y la observación de las personas y del mundo que os rodea», les dijo. «Por tanto, cuando se trata de validar la veracidad de cualquier afirmación, el budismo otorga mayor autoridad a la experiencia, seguida por la razón y, en último lugar, la escritura», escribió el dalái lama.[11] Si la ciencia descubre que una creencia del budismo está equivocada, que viola una verdad indiscutible de la ciencia, como ha dicho repetidamente, entonces el budismo debe abandonar esa creencia o esa enseñanza de las escrituras, aunque haya prevalecido durante milenios. «Así también el budismo debe aceptar los hechos», afirma. Por ejemplo, la física budista, que sostiene que la forma, el sabor, el olfato y el tacto son componentes básicos de la materia, debe modificarse.

10. Ibíd., 45.
11. Ibíd., 35.

El 17 de marzo de 1959, el dalái lama huyó del Tíbet después de que fracasara un levantamiento popular contra las tropas invasoras chinas. Unos ochenta mil tibetanos lo siguieron al exilio, muchos de los cuales se establecieron en o cerca de Dharamsala, donde se instaló y estableció el Gobierno tibetano en el exilio. Durante sus primeras tres décadas en el exilio, casi todo lo que sabía el dalái lama sobre ciencia provenía de las noticias que llegaban a Dharamsala a través de la BBC, del *Newsweek* y de algún que otro libro de texto de astronomía. Pero a fines de la década de 1980, su curiosidad se había convertido en algo más apremiante. «El descubrimiento de la enorme importancia de la ciencia y el reconocimiento de su inevitable dominio en el mundo moderno cambió fundamentalmente mi actitud de la simple curiosidad a una especie de implicación urgente. La necesidad de relacionarme con esa fuerza poderosa de nuestro mundo se ha convertido también en una especie de mandato espiritual. La pregunta crucial –crucial para la supervivencia y el bienestar de nuestro mundo– es cómo convertir los maravillosos descubrimientos de la ciencia en algo que ofrezca servicios altruistas y compasivos a las necesidades de la humanidad y de los demás seres sensibles con quienes compartimos este planeta», escribió.[12]

En 1983, el dalái lama viajó a Austria para una conferencia sobre la conciencia. Allí conoció a Francisco Varela, un neurocientífico chileno de treinta y siete años que había comenzado a practicar el budismo en 1974. El dalái lama nunca había conocido a un neurocientífico eminente que al mismo tiempo conociera tan bien el budismo, y el joven investigador y el budista tibetano conectaron de inmediato. A pesar de su apretada agenda, el dalái lama le dijo a Varela que le gustaría poder conversar más a menudo.

The Mind and Life Institute

Un año después de que Varela conociera al dalái lama, se enteró de un proyecto en el que estaba trabajando Adam Engle, un emprendedor de California. En 1983, Engle formaba parte de la junta de la Organización para la Educación Universal, fundada por el lama Thubten Yeshe. En una reunión de la junta, alguien mencionó que supuestamente Su Santidad

12. Ibíd., 19-20.

estaba muy interesado en la ciencia. «Qué pareja más extraña: ¿el líder espiritual del budismo tibetano y del Gobierno tibetano en el exilio, y la ciencia? Me pregunto si será verdad», pensó Engle. Cuando terminó la reunión, decidió que, si era así, quería dedicar sus energías para hacer que el interés que sentía el dalái lama por la ciencia fuera algo más que un capricho pasajero.

Engle, que era un budista practicante desde hacía ocho años, comenzó a preguntar a sus conocidos de la comunidad budista de California sobre el supuesto interés del dalái lama por la ciencia. Todos le aseguraron que Su Santidad amaba la ciencia y una idea comenzó a gestarse en su mente. Un año después, asistió a un seminario público impartido por el dalái lama en Los Ángeles junto con su amigo y colega Michael Sautman. Mientras esperaba a que abrieran las puertas, Sautman le presentó al hermano menor del dalái lama, Tendzin Choegyal (Ngari Rinpoche), que formaba parte del séquito de Su Santidad. Poco más de veinte años después, Engle recordó que mientras le estrechaba la mano, «una parte de mí decía "No lo molestes con esto ahora", mientras que otra parte decía "Es ahora o nunca"». Ganó la segunda voz. Mientras apretaba férreamente la mano de Rinpoche, Engle reunió el coraje para decirle que había escuchado que Su Santidad estaba interesado en la ciencia y que le gustaría «organizar algo». Rinpoche le ofreció reunirse con él en el salón del hotel Century Plaza una vez concluido el seminario.

A las seis de la tarde, Rinpoche entró rápidamente en el salón y Engle le comentó su idea. Se había enterado a través de un pajarito que Su Santidad estaba interesado en la ciencia. Si era así, le encantaría organizar algo, tal vez un encuentro en la que el dalái lama pudiera escuchar y conversar con los científicos. Pero se aseguró de explicarle que no sería un evento más al que el dalái lama prestara su nombre y quizás unos minutos de su tiempo para un discurso de apertura. «Lo haré sólo si Su Santidad quiere ser un participante de plena dedicación», explicó Engle. Rinpoche aceptó hablar con su hermano.

Dos días después, en otra de las enseñanzas del dalái lama, Rinpoche le dijo a Engle que el dalái lama estaba realmente interesado en participar en algo serio sobre la ciencia. Engle comenzó a pensar en qué podría organizar. Supuso que el tema sería algo relacionado con la física; *El Tao de la física*, libro de Fritjof Capra, acababa de divulgar a millones de lectores la consonancia entre la sabiduría oriental y los descubrimientos de la física cuántica. A principios de 1985, Engle y Sautman visitaron a Capra en Berkeley, pero el escritor se mostró poco participativo ante la idea de organizar un encuentro entre el dalái lama y algunas físicos para explorar algunas de las ideas expuestas en su libro. Parecía haber un flujo interminable de encuentros New Age, se quejó Capra, y se estaba cansando de ellos: la gente se levantaba y pronunciaba discursos, y luego no pasaba nada. Engle se fue sin estar más cerca de saber qué se suponía que iba a organizar.

Poco después, Francisco Varela, el neurocientífico que había conocido al dalái lama en Austria, llamó a Engle desde París. Se había enterado de que Engle estaba intentando organizar un encuentro entre el dalái Lama y un grupo de científicos, y le explicó a Engle su encuentro casual con el dalái lama, quien había invitado a Varela a que continuara con los diálogos. Pero Varela no estaba seguro de cómo hacerlo. Al enterarse de los incipientes planes de Engle, supo una cosa. «Adam, no organices un diálogo sobre física; tiene mucho más sentido hacerlo sobre ciencia cognitiva», le aconsejó.

Varela era consciente de que se presentarían obstáculos. Poco después de comenzar a practicar budismo, adoptó la meditación como una herramienta de investigación cognitiva. Creía que la ciencia cognitiva, una fusión de la psicología y la neurociencia que intenta analizar el funcionamiento de la mente y el cerebro, podría beneficiarse de las explicaciones introspectivas de la actividad mental, pero no de las explicaciones azarosas de observadores inexpertos. Del mismo modo que es poco probable que las observaciones casuales de, pongamos como ejemplo, cómo se mueve la pierna, aporten conclusiones fiables sobre el metabolismo muscular, las observaciones casuales de lo que hace la mente de un individuo también resultarían sospechosas. Pero Varela pensó que la historia sería muy diferente con un observador capacitado: una persona así podría convertir la meditación en una herramienta de investigación cognitiva. Pensó que al dar a los practicantes un mayor acceso a los contenidos y procesos de sus mentes, la meditación podría aumentar el estudio tradicional de la mente y el cerebro, ofreciendo un relato fiable en primera persona de la actividad mental.

Su propuesta no fue exactamente aceptada por el mundo de la neurociencia, muchos de cuyos científicos consideraban que la introspección no era mejor que las entrañas cuando se trataba de comprender el funcionamiento de la mente. Por lo tanto, cuando Varela se reunió con Engle, le advirtió sobre la importancia de invitar a científicos que tuvieran la mentalidad abierta sobre lo que los relatos en primera persona de los contemplativos, y siglos de erudición budista sobre la mente, podrían aportar a la comprensión científica. No se conseguiría nada si los científicos iban contra el budismo.

En marzo de 1986, tras más de un año de mantener correspondencia con la oficina del dalái lama, Engle voló a Nueva Delhi y, después de un viaje nocturno en tren y un desplazamiento de tres horas en automóvil durante el cual adelantó más vacas que vehículos, llegó a Dharamsala. Caminó hasta la puerta del complejo del dalái lama, subiendo la colina desde el cruce central de la ciudad, y pidió ver al secretario del dalái lama, Tenzin Geyche Tethong. El guardia llamó a la oficina y pronto un joven asistente bajó a paso ligero por la curvada pasarela de asfalto. Engle le mostró todas las cartas que se había intercambiado con la oficina del dalái lama referentes a la organización de algún tipo de encuentro con científicos, con la esperanza de que eso lo distinguiera de todos los demás acólitos que se asomaban buscando algún tipo de contacto con Su Santidad. El pobre muchacho estaba tan confundido acerca de quién era exactamente Engle y qué quería, que se dio por vencido y lo condujo hasta Tenzin Geyche.

Engle se presentó a Tenzin Geyche en el edificio estucado donde el dalái lama tiene su oficina privada y describió sus meses de correspondencia con la oficina. Era la primera vez que Tenzin Geyche, quien acababa de asumir el cargo de secretario, oía de un encuentro entre el dalái lama y algunos científicos. Engle pidió una audiencia con el dalái lama.

—Me pondré en contacto contigo. ¿Dónde te hospedas? –preguntó Tenzin Geyche.

—Todavía no he encontrado sitio –respondió Engle–, pero permaneceré en Kashmir Cottage.

Engle Volvió a pie por el sendero. Pasó la caseta de seguridad al pie de la colina y vagó por las sinuosas calles de Dharamsala hasta que llegó a Kashmir Cottage, que pertenecía a Tendzin Choegyal, su director, y que había sido el hogar de la madre del dalái lama hasta su muerte.

Tendzin Choegyal recordó a Engle del salón del Century Plaza en Los Ángeles dieciocho meses antes. «¿Podría hablar con Tenzin Geyche sobre el interés del dalái Lama en reunirse con científicos?», le había preguntado Engle.

Dos días después, Engle tuvo su audiencia con el dalái lama. Le explicó lo que él y Francisco Varela tenían en mente y, después de escuchar atentamente, el dalái Lama le respondió que era algo que tenía muchas ganas de hacer. Pero Engle tenía una pregunta: «¿Qué gana con esto?». «Estaba muy interesado en la ciencia y quería seguir aprendiendo más cosas», respondió el dalái lama. También quería introducir la ciencia en los estudios monásticos. Era profundamente consciente de que, en el mundo moderno, y especialmente en Occidente, la ciencia es la manera dominante de descubrir la realidad; los estudiantes del monasterio debían saberlo, porque comprender la ciencia era crucial para la vitalidad del budismo.

Las cosas pasaron rápidamente. Ese mismo junio Varela se reunió con el dalái lama en París, quien confirmó su interés en el encuentro propuesto, y Engle consiguió una aprobación formal por parte del secretario del dalái lama. Regresó a Dharamsala para cuadrar las fechas.

—¿Cuánto tiempo quieres? –preguntó Tenzin Geyche.

—Una semana de octubre –respondió Engle.

Tenzin Geyche se rio.

—Eso es imposible –exclamó–. El próximo octubre sólo estaremos aquí dos semanas, y lo único que Su Santidad ha hecho durante una semana completa es enseñar budismo.

Abatido, Engle regresó a Kashmir Cottage. Pero dos días después llegó una carta de la oficina privada. Consiguió las fechas exactas que había propuesto y una semana entera del tiempo del dalái lama.

En octubre de 1987, el dalái lama acogió el primer encuentro de lo que Engle y Varela habían llamado el Mind and Life Institute, en Dharamsala. En él participaron cinco científicos y un filósofo que se enfrentaron durante siete días en un toma y daca informal sobre ciencia cognitiva y budismo. El formato se convirtió en el modelo para todos los diálogos posteriores entre el dalái lama y los científicos: cada científico presentaba su trabajo al dalái lama, y a continuación tenía lugar un intercambio entre los científicos y el dalái lama y los demás eruditos budistas invitados.

El dalái lama recordó la conversación que, pocos años antes de que comenzaran los encuentros del Mind and Life Institute, había mantenido con una mujer estadounidense casada con un tibetano. Ella le advirtió que la ciencia tiene una larga historia de «acabar» con la religión y que por lo tanto podría amenazar la supervivencia del budismo.[13] Advirtió al dalái lama que no entablara amistad con estas personas. Sin embargo, él pensaba de

13. Ibíd., 13.

otra manera. Al recordar años después ese primer encuentro del Mind and Life Institute, exclama que «me gustó esta idea». Vio los diálogos con los principales científicos como una oportunidad para aprender sobre los últimos pensamientos científicos, obviamente, pero también como parte de su misión de abrir la sociedad y la cultura tibetanas al mundo moderno. Por lo tanto, ordenó que la ciencia fuera parte del plan de estudios en las escuelas y en las universidades monásticas, cuya materia principal es el pensamiento budista clásico y cuyos estudiantes son todos monjes en formación. «Si, como practicantes espirituales, damos la espalda a los descubrimientos científicos, nuestra práctica también se verá empobrecida», escribió más tarde.[14]

El dalái lama es mucho más que el líder del pueblo tibetano: es el líder espiritual del budismo tibetano y el jefe del Gobierno tibetano en el exilio. También es un icono internacional, un símbolo del perdón, de la iluminación, de la paz y la sabiduría, capaz de atraer multitudes a las «enseñanzas» que ofrece en lugares desde el Central Park de Nueva York hasta los lugares más sagrados del budismo en la India. Para un pequeño pero creciente grupo de científicos, también representa un puente entre el ámbito de la espiritualidad y el de la ciencia, alguien cuya experiencia en el entrenamiento mental podría ofrecer a la ciencia occidental una perspectiva que ha estado ausente en sus investigaciones sobre la mente y el cerebro.

Por todo ello, en 2005 el dalái lama recibió una invitación para dirigir el encuentro anual de la Society for Neuroscience, y más controversia de la que esperaba: unos quinientos asistentes firmaron una petición protestando por su aparición, argumentando que la religión no tiene cabida en una conferencia científica. (Muchos de los líderes de la protesta eran científicos nacidos en China, lo que alimentó los rumores de que la protesta era más política que científica). Incluso el dalái lama reconoció la aparente incongruencia de su asociación con la neurociencia. «¿Qué hace entonces un monje budista con un interés tan profundo en la neurociencia?», preguntó retóricamente. Ofreció una respuesta en su libro más reciente. En palabras del dalái lama, «la ciencia y la fe, cuyo antagonismo se encuentra en el origen del conflicto humano, son distintos enfoques de la investigación, que se complementan con un objetivo compartido, que es

14. Ibíd., 24.

la búsqueda de la verdad». Concretamente, les dijo a los neurocientíficos que, aunque las prácticas contemplativas orientales y la ciencia occidental habían surgido por diferentes razones y tenían objetivos diferentes, compartían un propósito primordial. Tanto los budistas como los científicos investigan la realidad: «Al obtener una visión más profunda de la psique humana, podemos encontrar formas de transformar nuestros pensamientos y emociones, y sus propiedades inherentes, para encontrar un camino más sano y satisfactorio».

No es de extrañar que la neuroplasticidad, el tema del encuentro organizado en 2004 por el Mind and Life Institute, encontrara una receptividad total en el dalái lama, a quien le intriga que la comprensión que tiene el budismo sobre de la posibilidad de la transformación mental tenga paralelismos en la plasticidad del cerebro. «Los términos que usa el budismo para acuñar este concepto son radicalmente distintos a los que emplea la ciencia cognitiva, aunque lo importante aquí es que ambos perciben la conciencia como entidad muy susceptible a los cambios. El concepto de neuroplasticidad sugiere que el cerebro es muy maleable y está sujeto a cambios continuos como resultado de la experiencia, cambios que pueden generar nuevas conexiones entre neuronas o, incluso, la formación de nuevas neuronas», escribió.[15] Y como explicó en su superventas de 1998 *El arte de la felicidad*, «el cableado de nuestro cerebro no es estático, ni está fijado de manera irrevocable. Nuestros cerebros también son adaptables».[16]

No es estático. No es fijo. Está sujeto a cambios continuos. Es adaptable. Sí, el cerebro puede cambiar y eso significa que podemos cambiar. Sin embargo, no es fácil. Como veremos, la neuroplasticidad es imposible sin atención y esfuerzo mental. A riesgo de invocar una vieja broma, para cambiar hay que querer cambiar (seas o no una bombilla).[17] Pero si hay voluntad, el potencial puede ser inmenso. La depresión y otras enfermedades mentales se pueden tratar ayudando a que la mente cambie el cere-

15. Ibíd., 179.

16. Su santidad el dalái lama y Cutler, H. C.: *The Art of Happiness: A Handbook for Living*. Riverhead, Nueva York, 1998, p. 49. (Trad. español: *El arte de la felicidad*. Penguin Random House, Barcelona, 2001.)

17. El autor se refiere al conocido chiste de la bombilla:
—¿Cuántos psicólogos se necesitan para cambiar una bombilla?
—Uno, pero la bombilla debe querer cambiar. *(N. del T.)*

bro, en lugar de llenarlo con fármacos nocivos. Un cerebro afectado por dislexia puede transformarse en uno que lee con fluidez, simplemente cambiando repetidamente la información sensorial que recibe. Un cerebro sin capacidades especiales para el deporte, la música o la danza puede sufrir una relocalización radical habilitando un mayor espacio cortical a los circuitos encargados de estas habilidades.

El dalái lama ha destinado sus recursos personales y oficiales para apoyar la investigación sobre la neuroplasticidad, porque armoniza con el deseo del budismo de que todos los seres sensibles estén libres de sufrimiento. No es un objetivo tan descabellado: los circuitos cerebrales que conduzcan a la desconfianza y la xenofobia podrían reconfigurarse, a través de un esfuerzo disciplinado y un compromiso con la superación personal, para responder con altruismo y compasión. Dado que la ciencia es tan nueva, los límites de la neuroplasticidad no están delimitados con claridad. Pero no hay duda de que la ciencia emergente de la neuroplasticidad tiene todo el potencial para provocar cambios radicales, tanto en los individuos como en el mundo, aumentando la posibilidad de que podamos entrenarnos para ser más amables, más compasivos, menos defensivos, menos egoístas, menos agresivos y menos belicosos. Este mundo de posibilidades ofrecidas por los descubrimientos de la neuroplasticidad es la razón por la cual se reunieron científicos y eruditos budistas ese otoño en Dharamsala.

Sólo unas palabras sobre la organización de este libro. Los cinco investigadores que se reunieron con el dalái lama han hecho contribuciones fundamentales a la revolucionaria ciencia de la neuroplasticidad. Sus historias se cuentan en los capítulos 3, 4, 7, 8 y 9. Sin embargo, es imposible comprender el alcance que tiene el poder del cerebro sugerido por la neuroplasticidad sin tener un conocimiento de otros descubrimientos, los cuales se describen en los capítulos 2, 5 y 6.

Comencé citando la opinión de Ramón y Cajal de que «los conductos nerviosos son inalterables, determinados e inmutables». La mayoría de los científicos que citan a Ramón y Cajal se detienen ahí. Sin embargo, Ramón y Cajal también dijo: «De ser posible, la ciencia del futuro debe cambiar este decreto severo».[18] Y como veremos a continuación, es lo que sucedió.

---

18. Citado en Teter, B., y Ashford, J. W.: «Neuroplasticity in Alzheimer's Disease», *Journal of Neuroscience Research*, vol. 70, p. 402 (1 de noviembre de 2002).

Capítulo 2

El telar encantado

El descubrimiento de la neuroplasticidad

En lo que respecta a la neuroplasticidad y la cuestión de si el cerebro adulto puede sufrir un cambio drástico, los científicos lo hicieron bien antes de equivocarse. La segunda mitad del siglo XIX había presenciado un torbellino de actividad en el mapeo cerebral que, por pura soberbia cartográfica, rivalizaba con las expediciones del siglo XV para cartografiar la Tierra. Los científicos estaban decididos a demostrar que regiones específicas del enrevesado córtex realizaban distintas funciones.[1]

Los cartógrafos

El primer gran paso en esta dirección tuvo lugar en 1861, cuando el anatomista francés Pierre-Paul Broca anunció el descubrimiento de la región cerebral responsable del habla. Durante la autopsia de un paciente que sólo era capaz de pronunciar una única sílaba, *tan* (y que, por lo tanto, era conocido en el hospital donde lo trataban como Monsieur Tan), Broca descubrió una lesión en la parte posterior de los lóbulos frontales. Infirió acertadamente que la región dañada es responsable del habla articulada y desde entonces se la conoce como el área de Broca.

1. Se puede encontrar una historia extensa del descubrimiento de la neuroplasticidad en el cerebro adulto en SCHWARTZ, J. M., y BEGLEY, S.: *The Mind and the Brain: Neuroplasticity and the Power of Mental Force.* Regan Books: Nueva York, 2002, capítulos 5-7.

El anuncio tuvo el efecto de un pistoletazo de salida en una carrera. Los anatomistas se apresuraron a fijar funciones particulares en regiones neuronales específicas. En 1876, Carl Wernicke, nacido en lo que ahora es Polonia y educado en Alemania, descubrió que una región situada detrás y debajo del área de Broca también desempeña un papel importante en el lenguaje, no tanto en la formación de palabras habladas como lo hace el área de Broca, sino en la comprensión del habla y en la unión de palabras con sentido; las personas con daños en esta región pueden hablar bien, pero lo que sale de su boca es una especie de galimatías incomprensible. El neurólogo alemán Korbinian Brodmann analizó los cerebros de cadáveres y determinó que el córtex tiene cincuenta y dos regiones distintas, según su aspecto. Las regiones todavía se designan como BA1 (área de Brodmann 1), BA2, BA3… hasta BA52. BA1, BA2 y BA3, por ejemplo, constituyen el córtex somatosensorial, donde el cerebro recibe señales de varios puntos de la superficie corporal y las interpreta como el sentido del tacto.

Estos mapas cerebrales plantearon una pregunta obvia para los científicos de la época. ¿Están establecidos los límites y las funciones de las regiones especializadas en el equivalente neuronal de una piedra? Si es así, entonces una región que ha recibido la señal «Tu dedo gordo del pie derecho acaba de tocar algo» siempre recibirá señales del dedo gordo del pie derecho y únicamente del dedo gordo del pie derecho, y dicha región en el cerebro de un individuo tendrá una región exactamente correspondiente en todos los demás individuos. ¿O, por el contrario, las regiones se mueven de un individuo a otro o incluso en el mismo individuo, de modo que la región de mi dedo gordo del pie derecho es diferente a la tuya y la que es la región del dedo gordo del pie derecho un mes podrá ser la del dedo medio del pie derecho otro mes?

A principios del siglo XX, estas preguntas habían llegado a un punto crítico. Los neuroanatomistas comenzaron a investigar lo que se denominó «mapas de movimientos» del cerebro. Este tipo de mapa cerebral es esencialmente un dibujo del córtex motor, que se extiende en una especie de franja que va de un oído a otro por la parte superior del cerebro, en la que cada punto controla una parte del cuerpo. En lugar de recibir señales de que se ha tocado el dedo gordo del pie derecho, como lo hace el córtex somatosensorial, el córtex motor transmite señales que le indican que se mueva. Para hacer un mapa de movimientos, los científicos tocan diminutos electrodos en un punto tras otro en el córtex motor de un animal de laboratorio (algo que no causa dolor al animal, ya que el cerebro, paradójicamente, no puede sentir). Entonces ven qué parte del cuerpo se mueve. Si el punto que tocan hace que el meñique izquierdo se mueva, entonces saben que ese punto controla el meñique izquierdo, y lo mismo sucede con todas las partes del cuerpo.

De todos modos, había algo peculiar en estos mapas de movimientos, ya que variaban de un animal a otro. La estimulación eléctrica de un punto particular en el córtex motor de un mono hacía que el animal moviera el dedo índice, pero la estimulación del mismo punto en otro mono hacía que moviera toda la mano. No existía *el* mapa de movimientos y cada mono era prácticamente único.

¿Por qué? Una posibilidad evidente era que los neuroanatomistas fueran descuidados. Después de todo, la distancia entre el punto del córtex motor que mueve el pie derecho y el punto que mueve el tobillo derecho es minúscula. En 1912, dos neurocientíficos británicos, T. Graham Brown y Charles Sherrington, decidieron observar si los mapas de movimientos variaban de un mono a otro porque los anatomistas se habían equivocado o porque los mapas de movimientos realmente reflejaban algo único en el individuo.[2] En experimentos históricos pero caídos durante mucho tiempo en el olvido, cogieron diminutos electrodos y los conectaron al córtex motor de los animales de laboratorio. Con cada descarga, los científicos observaron detalladamente qué músculos se contraían. A continuación, emitieron descargas sobre otra región, una y otra vez hasta construir un mapa de movimientos de todo el córtex motor del animal. Y entonces pasaban al siguiente animal.

Era cierto: los mapas de movimientos eran tan individuales como las huellas dactilares. Estimular el córtex motor de un animal *en un punto determinado* producía una contracción del músculo de la mejilla; estimular ese mismo punto en otro animal hacía que su labio se moviera. Al especular sobre cómo surge esta variabilidad, Sherrington sugirió que un mapa de movimientos refleja la historia de los movimientos del animal, como si se tratara de huellas.

No es que cada movimiento a lo largo de la vida de un animal deje un rastro físico en el córtex motor, algo que sí hacen los movimientos habi-

---

2. Brown, T. G., y Sherrington, C.: «On the Instability of a Cortical Point», *Proceedings of the Royal Science Society of London,* vol. 85, pp. 250-277 (1912).

tuales y repetidos. Imaginemos que un mono adquiere el hábito de agarrar frutas con el pulgar y el meñique. En ese caso, esos dos dedos se flexionan frecuente, repetida y simultáneamente para que el mono pueda agarrarlas. Sherrington sugirió que los grupos de neuronas en el córtex motor que mueven esos dos dedos deberían estar muy juntos, y que si otro mono del mismo grupo tiene hábitos diferentes a la hora de comer y sostiene las frutas con el pulgar y el índice, tendría un mapa de movimientos diferente, con las neuronas que mueven el pulgar situadas cerca de las que mueven el índice. Los mapas de movimientos reflejan no sólo qué dedos o qué otras partes del cuerpo tienden a moverse al unísono, sino también la frecuencia con la que un animal utiliza esa parte del cuerpo. No es para preocuparnos (no significa que necesariamente sean más inteligentes que nosotros), pero se esperaría que los músicos que utilizan con frecuencia determinados dedos tuvieran grupos de neuronas más grandes en el córtex motor dedicados a mover esos dedos que los individuos que no son músicos; los bailarines que practican repetidamente determinados estiramientos con los pies deberían tener grupos de neuronas más grandes responsables de mover esos músculos que aquellas personas que se limitan a poner un pie delante del otro. Los experimentos de Sherrington y Brown proporcionaron la primera evidencia empírica de un principio que había estado rondando la psicología hace un siglo: los hábitos producen y son el reflejo de cambios en el cerebro.

Los estudios también ofrecieron el primer éxito en la investigación sobre neuroplasticidad. En 1915, el neurólogo S. Ivory Franz comparó los mapas de movimientos en los córtex motores de macacos. También descubrió que el mapa de un mono difería del de otro y especuló que es probable que las diferencias reflejen los hábitos y las habilidades motoras únicas de los monos.[3] En 1917, el propio Sherrington describió el cerebro como «un telar encantado, donde millones de lanzaderas parpadeantes tejen una pauta que se disuelve, siempre un patrón importante, aunque nunca duradero».[4]

3. Franz, S. I.: «Variations in Distribution of the Motor Centers», *Psychological Review, Monograph Supplement*, vol. 19, pp. 80-162 (1915).

4. Leyton A. F. S., y Sherrington C. S.: «Observations on the Excitable Cortex of the Chimpanzee, Orangutan and Gorilla», *Quarterly Journal of Experimental Physiology*, vol. 1, pp. 135-222 (1917).

Sin embargo, había un defecto lógico en todo esto. Ninguno de los estudios que descubrieron los mapas de movimientos idiosincrásicos de animales experimentales había descartado otra explicación convincente: que las diferencias entre el mapa de movimientos de un animal y el de otro sean innatas y no un reflejo de las diferentes experiencias vitales de los animales.

En 1923, Karl Lashley, un antiguo colega de Franz, inició una serie de experimentos destinados a descartar esa posibilidad de una vez por todas.[5] Se dio cuenta de que, como habían hecho Sherrington y Franz, no era muy esclarecedor comparar un animal con otro, ya que cualquier diferencia en los mapas de movimientos de dos animales podía atribuirse con la misma probabilidad tanto a diferencias cerebrales innatas como a diferentes experiencias vividas. En cambio, determinó laboriosamente los mapas de movimientos del mismo mono rhesus adulto cuatro veces en el transcurso de un mes. Si las diferencias en los mapas de movimientos están presentes al nacer, entonces el mapa del córtex motor de un mono debería ser el mismo hoy que la semana pasada o que la semana anterior. Pero si las diferencias reflejan los hábitos de movimientos de un animal, entonces, en el caso de que un mono adquiera un nuevo hábito durante el transcurso de un mes, el mapa del córtex motor del mono debería cambiar.

Lo hizo. Cada vez que Lashley elaboraba un mapa de movimientos, observaba que era ligeramente diferente al anterior y presentaba más diferencias con respecto a los mapas de hacía más tiempo. A partir de este dato, infirió lo que denominó «plasticidad de la función neuronal», que permite que el mapa de movimientos del córtex motor se remodele continuamente para reflejar los patrones de movimientos recientes. Presagiando los descubrimientos fundamentales de un siglo más tarde sobre la neuroplasticidad, Lashley concluyó que los músculos que se mueven más tienen grupos más grandes de neuronas en el córtex motor que los músculos que se mueven menos. Tiene sentido, e irá surgiendo una y otra vez en la investigación sobre neuroplasticidad: cuanto más repitas un movimiento específico, una parte más grande del territorio cerebral es seleccionada para hacer ese movimiento.

5. Lashley, K. S.: «Temporal Variation in the Function of the Gyrus Precentralis in Primates», *American Journal of Physiology*, vol. 65, pp. 585-602 (1923).

Así pues, a mediados del siglo XX los neurocientíficos habían acumulado un conjunto convincente de pruebas de que el cerebro es dinámico y continuamente se está remodelando como respuesta a la experiencia. En 1949, el psicólogo canadiense Donald Hebb hizo una propuesta que finalmente explicaría cómo.[6] Hebb no estaba tratando de explicar el tipo de neuroplasticidad que permite que las regiones del cerebro cambien en respuesta a las experiencias de un animal, sino que quería explicar el aprendizaje y la memoria. Ambos, propuso, se basan en el fortalecimiento de las sinapsis. De alguna manera, la neurona que se activa primero en la cadena (la neurona presináptica) o la neurona que se activa a continuación (la neurona postsináptica), o ambas, cambian de tal manera que es más probable que la activación de la primera provoque la activación de la segunda.

Se necesitaron años para que el concepto de plasticidad sináptica se popularizara. En parte porque Hebb era «sólo» un psicólogo y no un neurocientífico, los investigadores del cerebro tardaron en tomarlo en serio. Sin embargo, finalmente probaron su hipótesis y los datos fueron irrefutables: cuando las neuronas se activan simultáneamente, sus conexiones sinápticas se vuelven más fuertes, lo que aumenta la posibilidad de que la activación de una provoque la activación de la otra. Esta propiedad de las neuronas se resume en la máxima «Las células que se activan juntas se conectan entre sí». Del mismo modo en que caminar una y otra vez por una pista de tierra deja marcas que hacen que sea más fácil seguir el camino en desplazamientos posteriores, estimular la misma cadena de neuronas una y otra vez –como cuando un niño memoriza una canción– incrementa las posibilidades de que el circuito se active hasta el final del proceso y el niño sea capaz de cantar toda la canción.

Los científicos han estudiado en detalle la neuroquímica que subyace a la plasticidad hebbiana, pero basta con saber que es un proceso complicado que comienza con la liberación de un neurotransmisor de una neurona presináptica y termina con un aumento en la fuerza sináptica. Las dos neuronas que se encuentran en la sinapsis quedan atrapadas en una especie de abrazo fisiológico. Ésta es la base física de la formación de circuitos funcionales durante el desarrollo del cerebro, del aprendizaje y la memoria, y –como empiezan a comprender los neurocientíficos– de los cambios

6. HEBB D. O.: *The Organization of Behavior: A Neuropsychological Theory.* Wiley: Nueva York, 1949.

provocados por el tipo de entrenamiento mental en los sitios donde los budistas realizan sus prácticas contemplativas. Incluso en la década de 1950 ya era claro que este tipo de plasticidad debía ser una respuesta a la experiencia.

Y entonces Sherrington y Franz, Lashley y Hebb, grandes protagonistas de la historia de la neurociencia, lo debatieron; bueno, hicieron algo más: aportaron evidencias sólidas de que el cerebro es hijo de la experiencia y sufre cambios físicos en respuesta a la vida que lleva su dueño. Pero eso no importó. Durante la mayor parte del siglo XX, el dogma de la neurociencia sostenía que, con la excepción del fortalecimiento sináptico, el cerebro adulto es fijo, predeterminado e incapaz de cambiar. De todos los científicos que defendieron esta posición, ninguno tuvo más influencia que el gran neuroanatomista español Ramón y Cajal, mencionado en el capítulo anterior, quien en 1913 argumentó que las vías del cerebro adulto son «fijas, determinadas e inmutables». Es evidente que el cerebro adulto puede aprender nuevas informaciones y habilidades, cualquiera puede verlo, pero sólo hasta cierto punto. Según el dogma que había arraigado en la década de 1950, el cerebro establece prácticamente todas sus conexiones en sistemas fundamentales tales como el córtex visual, el córtex auditivo y el córtex somatosensorial durante los primeros años de vida. Una región responsable de una función no puede asumir otra diferente; no te molestes entonces en tratar de entrenar neuronas para que ocupen el lugar de las destruidas por un derrame cerebral. Si el cerebro sufre una lesión por un accidente cerebrovascular o un traumatismo en una región responsable de mover el brazo izquierdo, entonces ninguna otra región puede sustituirla. La función de la región lesionada se pierde para siempre.

Los neurocientíficos estaban tan convencidos de que el cerebro adulto es esencialmente fijo que ignoraron en gran medida el puñado de estudios (ciertamente desconocidos) que sugerían que el cerebro es en realidad maleable y moldeable por la experiencia. La «verdad» se difunde en colores brillantes en cualquier libro sobre cerebros profusamente ilustrado. En ellos, los diagramas separan sin ninguna duda las diferentes estructuras del cerebro: ésta es la región que controla el lenguaje; ésta, la que mueve el pulgar izquierdo; aquella, la que procesa las sensaciones en la lengua… A cada parte del territorio neuronal se le asigna una función fija. Una zona para, pongamos, procesar las sensaciones de la palma de la mano derecha no puede procesar las sensaciones de la mejilla izquierda, del mismo modo que la

B de tu teclado no puede comenzar a producir *W*. El descubrimiento de las relaciones entre estructura y función dio lugar a la opinión de que diferentes partes del cerebro están programadas para ciertas funciones. Diferentes regiones del cerebro, sostenía el dogma, descubren pronto lo que van a ser y son fieles a ello de por vida. El trabajo de Sherrington, Franz y Lashley fue esencialmente olvidado.

Programado *no*

Pero no para todo el mundo. Entre los que dudaban se encontraba Michael Merzenich. Un experimento rudimentario que había realizado como becario postdoctoral en la Universidad de Wisconsin-Madison le hizo pensar que el cerebro de un mono podría reorganizarse como resultado de la experiencia. Y en 1971, por aquel entonces en la Universidad de California-San Francisco, decidió ver cuán importante podría ser esa reorganización. Se volvió a poner en contacto con Jon Kaas, que también había sido un postdoctorado en Madison. Ahora en la Universidad de Vanderbilt, en Nashville, Kaas estaba haciendo experimentos con mucuares, pequeños primates nocturnos del Nuevo Mundo pertenecientes al género *Aotus*. Cuando Merzenich le contó su idea para ver si los cerebros de los monos se pueden reorganizar como resultado de la experiencia, Kaas le respondió que sus monos eran perfectos: tienen un córtex somatosensorial plano, fácil de mapear, sin fisuras ni protuberancias que dificultan la localización. Del mismo modo que se puede construir un mapa de movimientos del córtex motor, también se puede construir un mapa de sensaciones del córtex somatosensorial. En el primer caso, se estimula un punto del córtex motor y se observa qué parte del cuerpo se mueve. En el segundo, se toca suavemente un punto de la piel y se determina qué punto del córtex somatosensorial lo registra. En los mucuares, la mano ocupa un gran espacio en el córtex somatosensorial. Por lo tanto, sería relativamente fácil ver cómo podría cambiar como resultado de modificar lo que sentían los monos.

Kaas y Merzenich adoptaron un enfoque bastante tosco y cortaron el nervio medial de la mano de un mono.[7] Eso hacía que el mono no sintie-

---

7. Merzenich, M. M., *et al.*: «Progression of Change Following Median Nerve Sec-

ra nada en el lado de la palma del pulgar y en la parte inferior de los dedos vecinos. En términos anatómicos, ninguna señal de esa parte de la mano del mono llegaba al córtex somatosensorial. Varios meses después de la cirugía, tiempo suficiente para que el cerebro del mono se diera cuenta de que no había recibido ningún mensaje procedente de la mano durante bastante tiempo, observaron el córtex somatosensorial del primate. ¿Cómo había afectado al cerebro la ausencia de una señal procedente de la mano del mono? «La opinión estándar era que cuando se priva al cerebro de esta información sensorial, debería haber como un agujero negro en la parte del córtex que solía recibir esa información», explica Mriganka Sur, en ese momento estudiante de posgrado de Kaas.

Para descubrir cómo la falta de información sensorial había afectado el cerebro del mono, los científicos registraron la actividad eléctrica en cientos de localizaciones en el córtex somatosensorial. Este mapeo requiere horas y horas, por lo que comenzarían por la mañana y no terminarían hasta dos días después, momento en el que habrían completado el mapa o estarían demasiado atontados para seguir trabajando. Nadie quería perderse un solo registro. «Tenías la sensación de que no sabías lo que pasaría a continuación, y si no estabas allí, no te lo creerías», dijo Kaas.

Su incredulidad era comprensible. La región del córtex somatosensorial que originalmente había recibido señales del nervio cortado de la mano, y que ahora debería haber estado tan silenciosa como ese mismo nervio, respondió a la estimulación de otras partes de la mano. En lugar de recibir señales del lado de la palma del pulgar y de los dedos (que no llegaban porque el nervio había sido cortado), esta región procesaba señales del lado de la palma del meñique y del dorso de los dedos. «Estos resultados son completamente contrarios a la visión de que los sistemas sensoriales consisten en una serie de máquinas programadas», escribieron los científicos en 1983.[8]

Los dogmáticos rara vez aceptan los descubrimientos que desafían el dogma imperante, y ésta no fue la excepción. «Trabajábamos en un entorno en el que se consideraba que el cerebro tenía plasticidad a temprana edad, como se había demostrado con los gatitos jóvenes. Pero en los gatos

---

tion in the Cortical Representation of the Hand in Areas 3b and 1 in Adult Owl and Squirrel Monkeys», *Neuroscience*, vol. 10, pp. 639-665 (1983).

8. Ibíd., 662.

mayores, el cerebro no podía cambiar, lo que parecía cerrar la posibilidad de plasticidad en el cerebro adulto. Fue un momento muy difícil», explica Sur. El juicio convencional de que el cerebro adulto es fijo e inmutable era tan fuerte que el estudio fue descartado como una rareza o un error experimental. El artículo casi no se publicó, tan hostiles fueron los revisores a quienes los editores de revistas pidieron que lo evaluaran. Tal como estaban las cosas, los primeros tres artículos de Kaas y Merzenich que anunciaban cambios en el cerebro de un mono adulto como resultado de un cambio en la información sensorial acabaron publicándose en revistas relativamente desconocidas. «La gente era muy antagonista», recordó Merzenich años más tarde. Los estudios que permitieron que los científicos que los llevaron a cabo, Torsten Wiesel y David Hubel, ganaran un Premio Nobel «habían demostrado todo lo contrario: que después de un periodo crítico temprano en la vida, el cerebro no cambia como resultado de cambios en el input sensorial».

Lejos de desanimarse, Merzenich y Kaas siguieron adelante en su búsqueda de evidencias de plasticidad en el cerebro adulto. El experimento en el que observaron que un punto del cerebro que una vez procesó el sentido del tacto de una parte de la mano puede modificarse para procesar el sentido del tacto de otra parte de la mano fue ciertamente bastante tosco: el fenómeno había ocurrido en respuesta a un evento bastante radical, el corte de un nervio importante. ¿Qué pasa en el día a día? ¿Puede provocar cambios en el cerebro? Merzenich tenía el fuerte presentimiento de que sí. «Proponemos que las diferencias en los detalles de la estructura del mapa cortical son consecuencia de las diferencias individuales en el uso de las manos durante toda la vida», escribieron él y sus colegas.[9] Al mirar atrás quince años después, Merzenich recordó haber pensado que «el córtex no es estático, sino dinámico. ¿Qué, nos preguntamos, impulsaba este dinamismo? Sólo pudo haber sido un comportamiento».

Pero la reorganización del cerebro que él y Kaas habían descubierto no era tan impresionante para la mayoría de neurocientíficos. Se debía a que había surgido como respuesta a cambios bastante extremos, como cortar los nervios de un mono. Los escépticos podrían argumentar, y lo hicieron, que, si bien los acontecimientos raros y extremos podrían provocar la re-

---

9. Merzenich, M. M., *et al.*: «Variability in Hand Surface Representations in Areas 3b and 1 in Adult Owl and Squirrel Monkeys», *Journal of Comparative Neurology*, vol. 258, pp. 281-296 (1987).

organización del cerebro, eso no demostraba que el cerebro adulto cambia en respuesta a las experiencias cotidianas normales. Merzenich se tomó en serio esta crítica. Se dio cuenta de que lo que tenía que hacer a continuación era investigar si el cerebro se puede remodelar a sí mismo como respuesta a algo parecido al comportamiento normal.

William Jenkins, trabajando con Merzenich, probó si enseñar nuevos trucos a monos viejos modificaba su córtex somatosensorial. Necesitaba enseñar una tarea que los monos pudieran aprender sin demasiados problemas, una que les diera una experiencia sensorial diferente a cualquier otra que hubieran tenido antes, y que por lo tanto podría cambiar su cerebro como lo había hecho cortar un nervio. Dado que los dedos de los monos son tan sensibles como los de los seres humanos, Jenkins decidió observar si cambiar lo que los monos sentían con sus dedos, día tras día, cambiaría la parte del cerebro que procesa la información de los dedos.

Jenkins colocó un disco de diez centímetros con ranuras en forma de cuña fuera de una jaula donde un mono nocturno esperaba expectante.[10] Entrenó al mono para que pasara la mano a través de los barrotes y tocara suavemente el disco, dejando que un par de dedos rozaran ligeramente la parte superior y los mantuviera en contacto con el disco mientras giraba. El truco era más difícil de lo que parecía. Si un mono aplicaba muy poca presión, sus dedos salían despedidos por la fuerza centrífuga; si presionaba con demasiada fuerza, sus dedos giraban con el disco. Pero si el animal mantenía los dedos sobre la superficie sin dejarlos girar y sin separarlos, Jenkins lo recompensaba con una pastilla con sabor a plátano. (El experimento tampoco fue fácil para el científico; Jenkins tuvo que entrenar monos hambrientos horas y horas hasta que entendieron lo que se esperaba de ellos). Todos los días, durante varias semanas, los monos se sometieron a cientos de pruebas, poniendo sus dedos sobre el disco giratorio una y otra vez. Entonces llegó el momento de ver qué había pasado en sus cerebros.

Primero, los científicos expusieron cuidadosamente el cerebro de un mono. Luego rozaron una de sus yemas de los dedos y determinaron (con electrodos) qué punto del córtex somatosensorial había recibido la señal. A continuación, rozaron otro dedo, observando dónde se registraba esa

10. Jenkins, W. M., *et al.*: «Functional Reorganization of Primary Somatosensory Cortex in Adult Owl Monkeys after Behaviorally Controlled Tactile Stimulation», *Journal of Neurophysiology*, vol. 63, pp. 82-104 (1990).

señal en el cerebro, y continuaron así hasta que determinaron qué punto del córtex somatosensorial recibía señales de cada dedo. Habían hecho el mismo tipo de cartografía antes de entrenar a los monos en el disco giratorio para obtener un mapa de referencia. Los científicos descubrieron que después de que los monos desarrollaran su agudo sentido del tacto, el mapa cambió: el área del córtex somatosensorial que respondía a las señales de estos dedos se cuadruplicó.

Esto no fue en respuesta a algo tan radical como un nervio cortado. Lo único que había cambiado en la vida de los monos era su comportamiento. Simplemente habían dominado un truco que requería que sus dedos fueran extremadamente sensibles. El experimento demostró que las neuronas que conectaban los dedos al cerebro no están programadas.

Jenkins pensó que los monos eran capaces de una destreza aún mayor. Él y Greg Recanzone, un estudiante de postgrado que había llegado al laboratorio de Merzenich en 1984, enseñaron a siete monos del género *Aotus* a saber cuándo una vibración suave en un único punto de un dedo se volvía más rápida o más lenta. Al principio, los monos eran capaces de notar un cambio de frecuencia sólo cuando la diferencia era de al menos veinte vibraciones por segundo, pero después de practicar siete días a la semana durante más de doscientos días, seis de los siete monos pudieron distinguir diferencias de vibraciones de tan sólo dos o tres por segundo, una hazaña bastante sorprendente.

¿Y qué había pasado en los cerebros de los monos cuyo dedo se había vuelto tan sensible que podía pasar por el equivalente digital de la princesa que notaba el guisante debajo de una docena de colchones?[11] Al mapear minuciosamente el córtex somatosensorial de cada mono, los científicos descubrieron que el punto que controlaba los mensajes que llegaban de la parte de piel que se había vuelto sensible a las vibraciones era hasta tres veces más grande que el punto que controlaba los mensajes de la parte de piel comparable correspondiente a la otra mano, que no había sido entrenada para detectar los pequeños cambios.[12]

---

11. Se refiere al cuento «La princesa y el guisante», de Hans Christian Andersen. En el argumento, la madre de un príncipe heredero soltero somete a las candidatas a una prueba para comprobar que tienen sangre real: deben dormir en una cama con varios colchones, debajo de los cuales había colocado un guisante, y sólo aquella que note el guisante será apta para casarse. *(N. del T.)*

12. Recanzone, G. H., *et al.*: «Progressive Improvement in Discriminative Abilities in

Ambos descubrimientos, el del disco giratorio y el del dispositivo vibrador, mostraron que la disposición física del cerebro –cuánto espacio asigna a qué tareas, cuán fuerte está conectada una activación neuronal a otra– viene determinada por las experiencias y por la vida que vivimos. En palabras de Merzenich, «esta máquina que llamamos cerebro se modifica a lo largo de la vida. El potencial para utilizar esto para bien había estado ahí durante años. Pero requería una mentalidad diferente, una que no considerara al cerebro como una máquina con partes fijas y capacidades definidas, sino como un órgano con la capacidad de cambiar a lo largo de la vida. Intenté con todas mis fuerzas explicar cómo se relacionaría esto tanto con el comportamiento normal como con el anormal. Pero hubo muy pocos interesados. Pocas personas comprendieron las implicaciones».

Había un lugar más evidente para buscar neuroplasticidad en respuesta a la experiencia: el córtex motor. Esta extensión de neuronas envía señales a músculos específicos con la orden «¡Muévete!». Sólo había un problema: se suponía que el córtex motor estaba programado. Se asumía que las neuronas que nacieron para mover, pongamos como ejemplo, el dedo índice derecho siempre movían el dedo índice derecho y únicamente el dedo índice derecho. A principios de la década de 1980, el equipo de la Universidad de California-San Francisco (UCSF) tenía una serie de estudios que mostraban que cuando los dedos de un mono notan algo repetidamente, como es el caso de una vibración o de un disco giratorio, la parte del dedo del córtex somatosensorial se expande. Cuando Randolph Nudo se unió al laboratorio de Merzenich en 1985, decidió ver qué pasaba cuando un mono movía un músculo repetidamente. Primero, necesitaba imágenes de antes y después; es decir, necesitaba trazar un mapa del córtex motor de un mono antes de que aprendiera una nueva habilidad y después de haberla dominado. Sólo eso demostraría si la experiencia y el uso intensivo, repetido y regular provocan que el córtex motor se reorganice.

En un experimento con cuatro monos ardilla (género *Saimiri*), Nudo hizo precisamente eso.[13] Primero, determinó los mapas de movimientos del córtex motor de cada mono mediante el método habitual de estimular

---

Adult Owl Monkeys Performing a Tactile Frequency Discrimination Task», *Journal of Neurophysiology*, vol. 67, pp. 1015-1030 (1992).

13. Nudo, R. J., *et al.*: «Use-Dependent Alterations of Movement Representations in Primary Motor Cortex of Adult Squirrel Monkeys», *Journal of Neuroscience*, vol. 16, pp. 785-807 (1996).

cada punto con un diminuto electrodo y observar qué parte del cuerpo se movía. Se centró en las neuronas que movían el antebrazo, la muñeca y los dedos, ya que eran las partes que los monos emplearían para la habilidad que Nudo les iba a enseñar. Una vez que tuvo los mapas de movimientos, un trabajo laborioso que requirió de diez a quince horas, llegó el momento de entrenar a los monos.

Nudo colocó cuatro boles poco profundos fuera de la jaula de cada mono. El más grande era como un plato de comida para perros, de veinticinco centímetros de ancho, mientras que el más pequeño tenía unos diez centímetros de ancho. Puso una pequeña bolita con sabor a plátano en cada bol. Para comer la bolita de los tres boles más grandes, todo lo que tenían que hacer los monos era alargar el brazo, meter un par de dedos, agarrar la golosina y llevársela a la boca. Pero el bol más pequeño presentaba un reto mayor: era demasiado pequeño para que el mono metiera dos dedos. Al principio, los monos buscaban a tientas, pero rara vez eran capaces de agarrar el premio. Sin embargo, después de unos cientos de intentos durante días o semanas, palpaban las diminutas bolitas como verdaderos profesionales. Metiendo un único dedo en el bol y golpeando la bolita hasta fijarla, el mono podía sujetarla el tiempo suficiente para sacarla del bol, meter otro dedo para ayudarse y llevarse la golosina a la boca. Cada mono dominaba la habilidad lo suficientemente bien como para conseguir su ración diaria de aproximadamente seiscientas diminutas bolitas como si hubiera comido así toda su vida.

Eso los monos se lo podrían agradecer a su nuevo cerebro. Cuando Nudo repitió el arduo proceso de mapeo del córtex motor, descubrió que los mapas habían sufrido algo parecido a una expansión urbana, según informaron él y sus colegas de la UCSF en 1996. El área que movía los dedos, la muñeca y el antebrazo –que estaban haciendo bastante trabajo– había duplicado su tamaño y ocupaba un espacio en el córtex motor que anteriormente controlaba otras partes del cuerpo (aunque evidentemente sin perjudicar a estas otras partes). El córtex motor, concluyeron, «se puede alterar con el uso a lo largo de la vida de un animal».[14]

Los científicos de la UCSF habían revertido el dogma de que el cerebro adulto no puede cambiar. Todo lo contrario. El córtex somatosensorial, que percibe el contacto de la piel, y el córtex motor, que mueve los mús-

---

14. Ibíd., 785.

culos, cambian como resultado de la experiencia. El cerebro es esculpido por la vida y conserva las huellas de las experiencias que ha tenido un animal y los comportamientos que ha tenido. «Estas características idiosincrásicas de la representación cortical han sido ignoradas en gran medida por los electrofisiólogos corticales», dijo Merzenich.[15]

Era un aspirante a la subestimación del año. Es difícil que mueran los dogmas. El descubrimiento de que el comportamiento normal, como palpar las bolitas de comida, puede cambiar el cerebro no tuvo una recepción mucho más cálida que el trabajo anterior que mostraba que cambios drásticos, como cortar un nervio, pueden cambiar el cerebro. Un problema era que los cambios corticales que Merzenich y sus colegas explicaron equivalían a sólo unos pocos milímetros de cerebro. Para los escépticos, esta cantidad de reprogramado parecía insignificante, quizás incluso un error de medición. Pero entonces dos científicos obtuvieron permiso para experimentar con los que probablemente fueron los cuatro animales experimentales más famosos junto los chimponautas Ham y Enos.[16] Se llamaban Billy, Domitian, Augustus y Big Boy, y fueron los últimos macacos de Silver Spring que entregarían sus vidas y sus cerebros a la ciencia.

Los macacos de Silver Spring[17]

Los macacos de Silver Spring son conocidos así por el pueblo donde estaban alojados, donde experimentaron con ellos, donde algunos de ellos murieron y donde tuvo lugar la redada que lanzó el movimiento por los derechos de los animales en Estados Unidos.

En verano de 1981, Alex Pacheco merodeaba silenciosamente por las habitaciones oscuras del Instituto de Investigación del Comportamiento

15. Merzenich, M. M., *et al.*: «Adaptive Mechanisms in Cortical Networks Underlying Cortical Contributions to Learning and Non-declarative Memory», *Cold Spring Harbor Symposia on Quantitative Biology*, vol. 55, pp. 873-887 (1990).
16. El 31 de enero de 1961, Ham fue el primer homínido en volar al espacio exterior en una misión de pruebas del proyecto Mercury. Enos, por su parte, fue el primero en lograr completar la órbita terrestre el 29 de noviembre de 1961. *(N. del T.)*
17. Esta explicación se ha resumido a partir de Schwartz, J. M., y Begley, S.: *The Mind and the Brain: Neuroplasticity and the Power of Mental Force.* Regan Books: Nueva York, 2002, capítulo 4. Otra excelente narración de este caso es Fraser, C.: «The Raid at Silver Spring», *New Yorker*, p. 66 (19 de abril de 1993).

(IBR, por Institute for Behavioral Research) en Silver Spring, Maryland. Mientras su cómplice, amiga cercana y compañera de piso Ingrid Newkirk permanecía fuera vigilando, Pacheco tomó fotografías de monos enjaulados. Envalentonado después de varias incursiones de este tipo, a finales de agosto comenzó a llevar consigo en estos recorridos a escondidas a varios veterinarios y primatólogos que defendían los derechos de los animales. «Mira», señaló, asegurándose de que vieran las jaulas oxidadas con incrustaciones de heces de mono. «Allí», señaló con un gesto las jaulas cuyos alambres rotos y doblados asomaban del suelo como instrumentos de tortura medieval. Y «allí», dieciséis macacos cangrejeros macho (su nombre, no su menú de cena) y una hembra adulta de macaco rhesus. Entre los diecisiete monos, se habían roído treinta y nueve de sus propios dedos, y sus brazos estaban cubiertos de lesiones supurantes, descubiertas y no tratadas. ¿Era una práctica estándar de laboratorio, preguntó Pacheco a los expertos, o algo iba muy mal?

Ese mayo, Pacheco, un estudiante de ciencias políticas de veintidós años de la Universidad George Washington, en el Distrito de Columbia, había comenzado a trabajar como voluntario en el laboratorio de propiedad privada. Aunque Pacheco le dijo al psicólogo conductual Edward Taub, científico jefe del Institute for Behavioral Research (IBR), que estaba meditando si sería investigador, en realidad el joven tenía una misión. Desde sus días de estudiante en la Universidad Estatal de Ohio, Pacheco había sido un ardiente activista por los derechos de los animales, organizando protestas contra la práctica de los granjeros locales de castrar a sus cerdos y reses sin anestesia (algo que estudiantes de ciencias agrícolas enojados amenazaban con hacerle a Pacheco). Cuando se mudó al este para acudir a la Universidad George Washington, conoció a Ingrid Newkirk, una activista con experiencia en los derechos de los animales. Juntos formaron un grupo al que llamaron People for the Ethical Treatment of Animals (en español Personas por el Trato Ético de los Animales, más conocido por sus siglas, PETA). Newkirk, que había mostrado las espantosas condiciones a que estaban sometidos los animales en un refugio de Maryland, presionó a Pacheco para que se infiltrara en un laboratorio biomédico donde se experimentaba con animales vivos. Eligió el IBR; estaba cerca de su piso en Takoma Park.

Edward Taub era un *outsider* entre la élite de la neurociencia, un psicólogo cuyo único conocimiento de la neurociencia era autodidacta. Al igual que muchos *outsiders* –y chicos pendencieros de la ciudad de Nueva York, de donde también era él–, no estaba demasiado enamorado del juicio convencional en neurociencia. En concreto, tenía sus dudas sobre un «hecho» que se remontaba a 1895 y que fue establecido por uno de los padres fundadores de la neurociencia experimental, Charles Sherrington, a quien hemos conocido al comienzo de este capítulo.

Ese año, Sherrington y un colega, F. W. Mott, comunicaron los resultados de un experimento ahora clásico. Los científicos habían «desaferentado» la parte superior del brazo o la parte inferior de la pierna de los macacos rhesus. En la desaferentación se corta un nervio sensorial, dejando al animal incapaz de sentir. Misteriosamente, aunque los nervios motores de los animales estaban intactos, los monos dejaron de mover la extremidad insensible, incluso para alcanzar un bocado de comida cuando tenían hambre.

Esto parecía extraño. No había ningún motivo evidente por el que un animal no agarrara, soportara su peso o caminara con la extremidad desaferentada, ya que todos esos movimientos, pensarías, requieren únicamente nervios motores y la capacidad de moverse, no nervios sensoriales y la capacidad de sentir. Después de todo, si tu dedo se adormece por el frío intenso, aún puedes moverlo, aunque no sientas que alguien te lo toca. Sherrington, sin embargo, dedujo de sus monos desaferentados que necesitas sentir para moverte voluntariamente. (El calificativo «volitivo» es importante: Sherrington descubrió que cuando aplicaba estimulación eléctrica al córtex motor del cerebro del mono, la extremidad desaferentada que el animal no movía voluntariamente, se movía de forma refleja).

Taub no quedó impresionado. Aunque a mediados de la década de 1950 los investigadores seguían diciendo que la desaferentación de los nervios sensoriales dejaba a los animales incapaces de mover el brazo o la pierna afectados –el modelo emergente, llamado reflexología, sostenía que todo movimiento voluntario requiere *feedback* sensorial–, tenía sus dudas. «La reflexología era la visión dominante en neurociencia, incluso más dominante que la idea de que no hay plasticidad en el cerebro adulto. En este punto, es difícil comprender cuán incomprensiblemente influyentes fueron las opiniones de Sherrington en psicología y ciertamente en neurociencia. Como éramos psicólogos, Dios nos ayude, decidimos que podríamos [...] reevaluar el canon sherringtoniano», me explicó Taub cuando visité su laboratorio.

Acechando en el fondo de su mente, había un experimento caído en el olvido durante mucho tiempo que se había encontrado en un viejo libro de 1909. En él, un científico alemán llamado H. Munk reportó resultados completamente diferentes a los de Sherrington. Sus monos desaferentados utilizaban su brazo insensible para llevarse la comida a la boca, siempre y cuando el brazo intacto estuviera inmovilizado y si los primeros intentos torpes de utilizar el brazo desaferentado fueran recompensados de inmediato. Entonces, ¿quién estaba en lo cierto?, se preguntaba Taub: ¿los animales necesitan sentir para moverse o no?

Y debido a esto, cuando Pacheco comenzó a trabajar en el IBR, Taub estaba desaferentando las extremidades de los monos. Cortó los nervios sensoriales de ambos brazos de Billy, uno de los macacos; a ocho macacos les cortó el nervio sensorial de un único brazo, y otros siete macacos y Sarah, el macaco rhesus solitario y única hembra, sirvieron como controles, sin ser sometidos a ninguna cirugía. Como era de esperar, los animales perdieron toda la sensibilidad en la parte del cuerpo donde se cortó el nervio sensorial. El animal ya no sentía su brazo ni su pierna. Por eso se mordían los dedos y masticaban sus insensibles extremidades en carne viva, y por eso parecían imperturbables ante sus espantosas llagas abiertas: no podían sentir nada. Billy se había roído ocho de sus diez dedos. Paul se había arrancado los cinco dedos de una mano. «Los monos desaferentados tienen una tendencia a sufrir daños graves en sus extremidades afectadas, a menudo como resultado de la automutilación», escribió Taub en un artículo científico en 1977.[18] Los veterinarios y primatólogos de Pacheco que se habían colado en el laboratorio –Taub, encantado, le había dado las llaves para que el joven entusiasta pudiera trabajar por las noches y los fines de semana– hicieron una declaración jurada de las espantosas heridas que habían recibido los animales. Newkirk y Pacheco llevaron las declaraciones juradas y las fotografías a la policía de Montgomery County.

Los policías hicieron una redada en el laboratorio de Taub el viernes 11 de septiembre de 1981 y se apoderaron de Adidas, Allen, Augustus, Big Boy, Billy, Brooks, Charlie, Chester, Domitian, Hard Times, Hayden, Montaigne, Nero, Paul, Sarah, Sisyphus y Titus. Después de que un asistente lo telefoneara para contarle la redada, Taub corrió al laboratorio,

---

18. Taub, E.: «Movement in Nonhuman Primates Deprived of Somatosensory Feedback», *Exercise and Sports Sciences Reviews*, vol. 4, pp. 335-374 (1977).

incrédulo. Esto no les pasaba a los científicos financiados con fondos federales, y por supuesto no a aquellos cuyas instalaciones para animales acababan de pasar la inspección federal, como lo había hecho su laboratorio. Como le dijo a un reportero, «estoy sorprendido, angustiado e impactado por esto. No hay dolor en estos experimentos. Abolimos quirúrgicamente el dolor».

El 28 de septiembre, el fiscal acusó a Taub de diecisiete cargos de crueldad animal. Taub tenía la distinción de ser el único científico acusado de cargos criminales por cómo trataba a sus animales de laboratorio. En noviembre, un juez del Tribunal de Distrito lo declaró culpable de seis cargos de crueldad animal. Fue multado con tres mil dólares. Perdió su beca de los National Institutes of Health (NIH)[19] y su trabajo en el IBR; su investigación se interrumpió en seco. Sin embargo, en la apelación, Taub fue absuelto de todos los cargos de crueldad animal menos uno. Su multa se redujo a quinientos dólares. Y el 10 de agosto de 1983, la Corte de Apelaciones de Maryland incluso anuló por unanimidad esa condena. Un investigador financiado con fondos federales, dictaminó, no estaba sujeto a las leyes estatales sobre crueldad animal.

Aunque la epopeya legal personal de Taub había terminado, el caso de los macacos de Silver Spring se arrastraría por los tribunales durante diez años y haría más que cualquier otro incidente para promocionar el movimiento por los derechos de los animales en Estados Unidos. Pero para nuestros propósitos, el verdadero hito tuvo lugar una década después de la redada.

Inmediatamente después de la redada, los diecisiete monos fueron alojados en el sótano de la casa de un miembro de PETA en Rockville y finalmente enviados a una instalación para primates administrada por los NIH, la principal agencia de investigación biomédica del país, situada en la cercana Poolesville. PETA presentó una demanda en el Tribunal de Distrito de Estados Unidos para que los monos fueran transferidos a un santuario de primates llamado Primarily Primates, en San Antonio, Texas. Aunque el tribunal dictaminó que PETA carecía de capacidad legal, el caso se había convertido en una causa famosa porque los NIH, al intuir el desastre político, prometieron que los monos nunca más se someterían a

19. Fundados en 1887, los Institutos Nacionales de Salud son la agencia del Gobierno de Estados Unidos responsable de la biomedicina y la salud pública. *(N. del T.)*

procedimientos invasivos con fines de investigación, y en 1986 trasladaron a los quince animales supervivientes al Delta Regional Primate Center, situado en el lago Ponchartrain, en la orilla opuesta al campus principal de la Universidad de Tulane, en Nueva Orleans. Brooks murió unos meses después de su llegada. Cinco de los monos control –Chester, Sisyphus, Adidas, Hayden y Montaigne– fueron enviados al zoológico de San Diego en el verano de 1987. Se quedó Sarah junto con los ocho machos que habían sido sometidos a desaferentación: Augustus, Domitian, Billy, Big Boy, Titus, Nero, Allen y Paul.

Pero la ciencia no se acabó con los macacos de Silver Spring. En un artículo de 1988 publicado en *Proceedings of the National Academy of Sciences*, los neurocientíficos Mortimer Mishkin y Tim Pons, del National Institute of Mental Health, y Preston Garraghty, de la Universidad de Vanderbilt, comunicaron los resultados de un experimento inusual.[20] Habían dañado quirúrgicamente el córtex somatosensorial de siete macacos. Específicamente, habían borrado la región que registra el input de la mano. Aunque los nervios de las manos de los macacos estaban intactos, los animales no tenían ninguna sensación cuando se tocaba su mano o cuando ésta tocaba algo. Era como tener líneas telefónicas perfectamente funcionales pero un teléfono estropeado; no se registra señal.

Sin embargo, el daño que provocaron los científicos no fue el único cambio en el cerebro de los monos. Una región llamada córtex somatosensorial secundario recibe señales del córtex somatosensorial primario para su procesamiento posterior. Pero tales señales no llegaban de la parte del córtex somatosensorial primario de la mano, ya que los científicos lo habían destruido. Aunque físicamente no sufrió daños, el córtex somatosensorial secundario se reorganizó. Entre seis y ocho semanas después de la cirugía cerebral de los monos, la región del córtex somatosensorial secundario que originariamente registraba las sensaciones de la mano empezó a responder a la estimulación de las extremidades inferiores de los animales. La región encargada de la sensación de los pies, que originalmente ocupaba sólo entre el 5 y el 12 % del córtex somatosensorial secundario, se había expandido hasta ocupar entre el 55 y el 75 %, que coincidía con la representación combinada de manos y pies en el cerebro intacto. El área del

---

20. Pons, T., *et al.*: «Lesion-Induced Plasticity in the Second Somatosensory Cortex of Adult Macaques», *Proceedings of the National Academy of Sciences*, vol. 85, pp. 5279-5281 (julio de 1988).

cerebro que ya no estaba siendo utilizada por la mano había sido reemplazada por el pie, en un proceso conocido como reasignación cortical. Un área que originalmente realizaba una función había cambiado a otra.

Basándose en estos descubrimientos, Mishkin y Pons propusieron que los macacos de Silver Spring realizaran un último servicio para la ciencia. Cuando uno de los animales estaba tan enfermo que tuvo que ser sacrificado, propusieron que los científicos examinaran primero su cerebro en busca de evidencias de que el córtex se había reorganizado después de doce años de estar privado de la información sensorial de un brazo (esa privación era el resultado de tener los nervios cortados por los experimentos de Taub). Los científicos argumentaron que los macacos de Silver Spring, que habían sido desaferentados cuando tenían tres o cuatro años, eran un recurso insustituible, ya que un área muy grande del cerebro –la región somatosensorial que registra la sensibilidad de todo un brazo– no había recibido información sensorial durante más de una década. Los NIH estuvieron de acuerdo.

Billy, el único mono con los dos brazos desaferentados, estuvo a punto de morir a finales de 1989. El 14 de enero de 1990 se convirtió en el primero de los macacos de Silver Spring en someterse a una neurocirugía antes de ser sacrificado. Después de anestesiarlo, los neurocientíficos, dirigidos por Pons y Mishkin, acariciaron suavemente diferentes partes del cuerpo de Billy con un cepillo de pelo de camello o un hisopo de algodón. Diminutos microelectrodos de tungsteno registraron la actividad eléctrica resultante en su córtex somatosensorial. El objetivo era determinar qué punto del córtex somatosensorial procesaba cada caricia. En concreto, ¿qué estaba haciendo el punto que originalmente había registrado las sensaciones de los brazos de Billy? Dado que esta «zona de desaferentación» no había recibido información sensorial durante doce años porque los nervios que la conducían habían sido cortados, parecía razonable esperar que estuviera tan silenciosa como la muerte.

Pero no. Cuando los científicos rozaron la cara de Billy, la zona de desaferentación cosquilleó con actividad eléctrica. Incluso acariciar con suavidad su vello facial produjo respuestas neuronales intensas en la zona supuestamente silenciosa. En apariencia, esta región del córtex se había cansado de esperar después de tanto tiempo sin que llegaran señales del brazo y de la mano. Sin embargo, comenzó a captar señales de la cara. De hecho, los científicos descubrieron que la «zona facial» del córtex somatosensorial se había apoderado de la «zona de las manos y los brazos». Los 124 sitios de registro en la zona de desaferentación estaban recibiendo señales de la cara. El 6 de julio de 1990, Augustus, Domitian y Big Boy también fueron anestesiados, se experimentó con ellos de la misma manera que con Billy y finalmente fueron sacrificados.

Los investigadores publicaron sus descubrimientos en la revista *Science* en junio del año siguiente.[21] Esperaban que toda la región desaferentada, que una vez había registrado las sensaciones de los dedos, de la palma y del brazo de un macaco, y que todos los libros sobre el cerebro afirmaban que estaba programada para hacer eso, y sólo eso, se hubiera convertido en una zona de silencio. Después de todo, no llegaba ninguna señal de los brazos. Uno pensaría que, sin señales entrantes para procesar, el receptor estaría en silencio, como una radio sintonizada en la frecuencia de una estación que ha dejado de emitir. Pero esto no fue lo que encontraron los neurocientíficos. Al contrario, toda la región del córtex somatosensorial correspondiente a la mano chisporroteó con actividad eléctrica cuando los investigadores rozaron la cara del animal. La cantidad total de espacio neuronal que el cerebro dividió en zonas para registrar las sensaciones del mentón y de la mandíbula inferior ahora incluía no sólo el área del córtex somatosensorial cuyo trabajo siempre había sido hacer eso, sino también el área que en un principio registraba las sensaciones del brazo. Dado que toda la región original de la mano había sido invadida por neuronas del área de la cara, la cantidad de territorio que el cerebro había dedicado para recibir sensaciones de la cara había crecido entre diez y catorce milímetros. Los científicos escribieron que fue una «reorganización cortical masiva, de un orden de magnitud mayor que los descritos anteriormente».

Pons explicó qué hizo posible el descubrimiento. «Fue en parte [...] el largo litigio provocado por activistas por los derechos de los animales lo que hizo que las circunstancias fueran extremadamente ventajosas para estudiar a los macacos de Silver Spring», dijo en el *The Washington Post.*[22] Es decir, se había dejado en paz a los famosos macacos mientras el caso se abría paso en los tribunales. Sus cerebros se habían reorganizado para reflejar qué información recibían, o no recibían, de su cuerpo.

---

21. Pons, T. P., *et al.*: «Massive Cortical Reorganization after Sensory Deafferentation in Adult Macaques», *Science*, vol. 252, pp. 1857-1860 (1991).
22. Suplee C.: «Brain's Ability to Re-wire after Injury Is Extensive; "Silver Spring Monkeys" Used in Research», *The Washington Post,* A3 (28 de junio de 1991).

Oír el relámpago y ver el trueno

Los científicos escépticos sobre el poder de la neuroplasticidad, así como sobre el poder de la vida que uno lleva y las experiencias que uno tiene para cambiar la estructura y la función del cerebro, tuvieron un último reducto. Incluso el extenso reordenamiento del córtex somatosensorial en los macacos de Silver Spring, e incluso la duplicación del entorno del córtex motor que controla un dedo en aquellos macacos que dominaban un complicado movimiento digital podría verse como un mero retoque en los bordes.

El córtex somatosensorial seguía siendo el córtex somatosensorial, que registraba fielmente las señales de uno u otro punto de la piel para producir la sensación de sentir. El córtex motor seguía siendo córtex motor y movía de manera fiable un músculo en particular. A mediados de la década de 1990, los límites de la neuroplasticidad seguían sin estar claros. A Edward Taub le gustaba decir: «Todo es simplemente córtex», lo que implica un cerebro lleno de partes intercambiables como ladrillos. Pero el mapa de zonificación que todo neurocientífico lleva en la cabeza (córtex motor aquí, córtex somatosensorial allá, córtex visual allá atrás, córtex auditivo aquí...) no sería derrocado tan fácilmente.

Mriganka Sur no había hecho un curso de biología en su vida cuando se licenció en ingeniería eléctrica en el Indian Institute of Technology and Science, pero siempre le habían interesado las ciencias de la vida y, en particular, el cerebro. Eso no fue suficiente para que los programas de posgrado estadounidenses en neurociencia lo admitieran. Su facilidad con la electrónica, sin embargo, sirvió al menos para Vanderbilt: la universidad aceptó a Sur para un trabajo de posgrado en ingeniería eléctrica, donde hizo todos sus cursos, y no se quejó cuando hizo su investigación en neurociencia. Conocía los circuitos, lo que lo convertía en un candidato idóneo para los neurocientíficos que utilizaban electroencefalogramas, o EEG, para medir la actividad cerebral.

La ciencia tiene genealogías al igual que las familias y a menudo se puede rastrear el desarrollo de una nueva idea de un investigador a sus estudiantes graduados, y de éstos a sus estudiantes, y así hasta la enésima generación académica. Sur era uno de los estudiantes de Jon Kaas en 1976 cuando, como se ha descrito anteriormente, él y Mike Merzenich sentaron las bases para lo que serían descubrimientos revolucionarios en neuroplasticidad. Como tema de tesis de doctorado, Sur eligió el sentido del tacto, y cómo y dónde lo produce el cerebro.

«Lo que quería estudiar era el cambio», recuerda Sur, ahora en el Massachusetts Institute of Technology (MIT). «Hay representaciones del cuerpo en el córtex somatosensorial», el «mapa de sensaciones». Formó parte del equipo que llevó a cabo el experimento en el que se cortó el nervio medial de la mano de un mono, lo que meses más tarde provocó que el córtex somatosensorial del animal se reorganizara de tal modo que la información sensorial de las áreas circundantes de la mano colonizara la región que ya no recibía sus señales habituales. «Decidí estudiar los límites de la plasticidad del desarrollo. Quería descubrir cuán "nativo" es en realidad el córtex. ¿Se asignan funciones a diferentes estructuras y regiones de manera irrevocable, o bien pueden cambiar como resultado de la información que recibe el cerebro?».

Según la forma de pensar de Sur, los estudios más espectaculares serían los denominados experimentos de ganancia de función. En éstos, una estructura recibe un input diferente de lo que normalmente hace y el científico investiga si eso provoca una función diferente de la estructura. «Queríamos ver si podíamos generar nuevas funciones. Eso proporcionaría el ejemplo más claro de cómo las fuerzas externas pueden dirigir el cerebro en desarrollo», explica.

Para los experimentos, Sur y sus colegas obviaron los animales de laboratorio habituales y se decidieron por uno que se encuentra más a menudo en las tiendas de mascotas exóticas: los hurones.[23] Durante el desarrollo del cerebro en los hurones, los nervios ópticos crecen desde el ojo y los nervios auditivos crecen desde el oído, tal como lo hacen en los seres humanos. Tanto los nervios ópticos como los auditivos se abren paso a través del tronco encefálico y el tálamo antes de llegar a sus destinos finales en el córtex visual primario en la parte posterior del cerebro o en el córtex auditivo primario justo detrás de cada oído, respectivamente. El nervio óptico del ojo izquierdo cruza el cerebro y establece conexiones con el córtex visual en el córtex cerebral derecho, mientras que el nervio óptico del ojo derecho se conecta al córtex cerebral izquierdo. Los nervios auditivos, en cambio, toman la vía directa y el oído izquierdo se conecta al córtex audi-

---

23. Von Melchner, L., *et al.*: «Visual Behaviour Mediated by Retinal Projections Directed to the Auditory Pathway», *Nature*, vol. 404, pp. 871-875 (2000).

tivo izquierdo, y el oído derecho, al córtex auditivo derecho. En esto, las conexiones del hurón y las conexiones del ser humanos son idénticas. Sin embargo, difieren en el *timing*: mientras en los seres humanos este esquema de conexión básica está presente desde el nacimiento, en los hurones las neuronas auditivas no alcanzan su objetivo hasta mucho después del nacimiento.

Ese retraso preparó el escenario para los ingeniosos experimentos de Sur. Poco después de que nacieran las crías de hurón, los científicos llevaron a cabo una cirugía cerebral exquisitamente delicada. Con cuidado, impidieron que el nervio auditivo del oído derecho llegara al tálamo. No le hicieron nada al nervio óptico, pero la naturaleza hizo algo por ellos. Cuando la punta del nervio óptico en crecimiento del ojo izquierdo llegó al tálamo unos días después, encontró el camino despejado: no había ningún nervio auditivo que también pasara por allí. Entonces, una rama del nervio óptico creció hacia el córtex visual primario, como lo hace normalmente, pero parte de ella se ramificó y creció hacia el córtex auditivo. Ahora tanto el córtex visual como el auditivo recibían señales del ojo izquierdo y sólo del ojo izquierdo. Los científicos dejaron intacto el nervio auditivo del oído izquierdo, lo que le permitió seguir el curso normal de desarrollo y llegar al córtex auditivo. Como resultado, el nervio óptico del ojo derecho creció sólo en el córtex visual, y no también en el córtex auditivo.

¿Cómo percibirían los hurones el mundo? Cuando los hurones llegaron a la edad adulta, los científicos del MIT entrenaron a cuatro de ellos para que respondieran a las luces y los sonidos. Los hurones aprendieron a girar la cabeza hacia la izquierda si oían un sonido y hacia la derecha si veían un destello de luz. A cada respuesta correcta eran premiados con un sorbo de agua o de zumo. Una vez que los hurones dominaron esta habilidad, los científicos estaban preparados para la prueba reveladora. Provocaron un destello de luz delante del ojo izquierdo de los hurones. Recordemos que los nervios de este ojo habían crecido hasta el córtex auditivo. ¿Actuarían los hurones como si hubieran oído algo, en neurohabla, porque su córtex auditivo había sido estimulado? ¿O actuarían como si vieran algo, porque el estímulo entró en el ojo de los animales, no en su oído? ¿Actuarían como si «oyeran» la luz o como si la vieran?

Para el otoño de 1999, los científicos ya tenían su respuesta. Cuando los hurones experimentaban un destello de luz en el ojo izquierdo (es decir, cuando los fotones llegaban a su retina y provocaban que las señales eléctricas viajaran a lo largo del nervio óptico), su córtex auditivo lo procesaba. Los animales *oían* la luz. Se comportaban como lo harían cuando literalmente oían algo con el oído intacto. Si los científicos hubieran dejado a los hurones como la naturaleza los había creado, entonces el área de córtex que sirve como córtex auditivo primario habría procesado los sonidos. Pero dado que esta área ahora recibía información de la retina, estaba procesando imágenes: ahora era el córtex visual *de facto* de los animales. Así lo explica Sur: «Un córtex auditivo que crece con información visual ve más que oye. Si la función está localizada en el cerebro es una de las cuestiones más profundas de la neurociencia. Ahora estamos viendo que la localización no es tan fundamental como alguna vez creímos. El mundo exterior tiene el potencial de cambiar el cerebro, y lo hace. El cerebro es dinámico; la estasis es ilusoria».

Al enterarse de los descubrimientos de su antiguo colega, Mike Merzenich recordó un comentario que hizo una vez William James, el psicólogo de finales del siglo XIX.24 James se preguntaba si los científicos serían capaces de alterar los caminos de las neuronas de tal modo que excitando el oído se activara el córtex visual y excitando el ojo se activara el córtex auditivo, y así fuéramos capaces de «oír el relámpago y ver el trueno».

El destacado dinamismo que Sur había descubierto en los hurones, en los que el córtex auditivo puede aprender a ver, no es una peculiaridad de esta especie. En una serie de experimentos, él y sus colegas modificaron ratones adultos como si fueran hurones, de tal modo que las neuronas del ojo se conectaran al tálamo auditivo en lugar de al córtex visual.[25] Los ratones son excelentes aprendices si se entrenan con sonidos. Si se hace que oigan un pitido justo antes de darles una leve descarga eléctrica en sus pies, tras suficientes repeticiones, al siguiente pitido se quedarán quietos instantáneamente, ya que han aprendido que se acerca una descarga. A esto se le llama respuesta de miedo condicionada. (El motivo por el cual los sonidos son tan efectivos para inducir este tipo de aprendizaje puede ser que la vía auditiva serpentea a través de una estructura llamada amígdala, que es donde se procesa y se recuerda el miedo). En cambio, si se

24. Merzenich, M.: «Seeing in the Sound Zone», *Nature*, vol. 404, pp. 820-821 (2000).

25. Newton, J. R., *et al.*: «Acceleration of Visually Cued Conditioned Fear through the Auditory Pathway», *Nature Neuroscience*, vol. 7, pp. 968-973 (2004).

emite un destello de luz antes de la descarga, los ratones necesitan muchas más lecciones antes de captar la idea, probablemente porque las señales visuales no viajan a través de la amígdala. Al parecer, algo en el sentido del oído y su vía en el cerebro conduce a un aprendizaje rápido, mientras que algo en el sentido de la vista y su vía no lo hace. Lo que Sur quería saber es si los ratones adultos que él mismo había modificado de tal modo que las señales visuales se conectaban a la parte auditiva del cerebro aprendían la lección más rápido con la vista o con el oído.

Los ratones reprogramados eran unos lumbreras cuando se trataba de aprender qué significaba un destello de luz. Después de una única lección –destello, descarga–, lo entendieron: al siguiente destello, se quedaban congelados como estatuas. Eso sugiere que la vía normalmente auditiva, que conduce al aprendizaje, es activada por la visión. Las vías existentes, entonces, pueden transmitir información novedosa. Al igual que en los hurones modificados los inputs visuales que llegan al córtex auditivo transmiten información que los cerebros de los hurones interpretan como sonido, en los ratones modificados los inputs que viajan desde el ojo hasta las partes auditivas del cerebro provocan miedo y congelación en respuesta a una señal visual muy parecida a la provocada por los sonidos en ratones normales. Eran ratones adultos, por lo que la plasticidad se mantenía mucho más allá de la infancia.

Estos descubrimientos de lo que ahora se conoce como reorganización cortical dependiente del uso fueron el pistoletazo de salida de una revolución en nuestra comprensión del cerebro y su capacidad esencial de cambio: su neuroplasticidad. El aumento de la actividad en parte del córtex motor –como sucede, por ejemplo, al dominar la habilidad de sacar una bolita con sabor a plátano de un bol pequeño– hace que se expanda. Privar a una parte del córtex somatosensorial de información –como sucedió con los macacos de Silver Spring– hace que otras partes lo ocupen, de modo que una región que una vez «sintió» un brazo ahora sienta la mejilla. Lo contrario también es cierto: aumentar los inputs en una región del córtex somatosensorial hace que se expanda y se vuelva más sensible, como fue el caso de los monos que sintieron el disco giratorio. Claramente, el hardware del cerebro no está fijado al nacer. Y no son sólo los pequeños detalles los que están abiertos a la mano escultórica de la experiencia. También se trata de asignaciones funcionales importantes, de modo que el territorio neuronal que se supone que procesa la visión se puede recalificar, a través de la experiencia, para procesar un sentido diferente: oír el relámpago y ver el trueno.

Al menos en animales.

Tal vez los cerebros humanos sean diferentes. Tal vez cuando un cerebro humano –considerado como la entidad más compleja del universo– llegó al mundo, la naturaleza supo dejarlo lo suficientemente aislado como para no permitir que cambiara como resultado de algo tan aparentemente insignificante como lo que hacía su propietario.

Capítulo 3

Neuronas nuevas para cerebros viejos

La neurogénesis

Las sillas de plástico raspan el suelo de madera mientras los 119 invitados se acomodan, expectantes. Entre ellos se encuentran algunos de los mejores eruditos budistas del mundo: hombres que han permanecido al lado del dalái lama desde poco después de su huida al exilio, y monjes y antiguos monjes que se sienten igualmente a gusto con la ciencia occidental y el budismo tibetano. Tomando asiento en sillones acolchados y en sofás que flanquean una mesa baja de madera cubierta con un tejido verde, se enfrentan a cinco de los principales neurocientíficos y científicos cognitivos del mundo, invitados a pasar cinco mañanas y cinco tardes describiendo al dalái lama algunos de sus influyentes descubrimientos en neuroplasticidad. Completan la audiencia unas dos docenas de estudiantes de un monasterio budista tibetano, invitados por el dalái lama como parte de su cruzada por infundir la educación monástica con cursos sustanciales de ciencia; biólogos y físicos que han formado parte del trabajo del Mind and Life Institute; filántropos que ayudaron a hacer posible el encuentro; unos cuantos periodistas; amigos de toda la vida del dalái lama, e incluso el actor Richard Gere, que se ha acercado al dalái lama gracias a su defensa de un Tíbet libre.

La luz del sol se filtra a través de las puertas francesas y las ventanas dobles, iluminando las decenas de *thangkas* de brillantes colores, las pinturas tradicionales de pergamino que representan deidades y que cuelgan del techo de doce pies. Un tapiz de Buda de diez pies de alto cuelga de la pared trasera de un escenario bajo de madera. El dalái lama, con su túnica burdeos y sus lentes de color ámbar, sube al escenario desde una pequeña antesala situada a la derecha, y todos se levantan, algunos con la cabeza inclinada y las palmas juntas, otros tiesos como el palo de una escoba y mirando con curiosidad. El dalái lama camina un poco encorvado, al igual que muchos monjes tibetanos, arrastrando los pies hacia delante con los hombros redondeados en una postura reflexiva de humildad que, a lo largo de los años, se ha convertido en su forma de andar por defecto. Después de que un ayudante despliega una alfombra de oración en el suelo ante el Buda, el dalái lama se arrodilla durante varios segundos, inclina la cabeza, se levanta, se gira, se dirige al sillón acolchado en la parte delantera de la habitación y sonríe de oreja a oreja.

«Éste es mi ahora segundo hogar, más de cuarenta y cinco años. En estas pocas décadas, noticias de nuestra propia casa, salvo contadas ocasiones, siempre tristes. Mientras tanto, esta serie de encuentros formales e informales con científicos, que dura más de cuatro décadas, me brinda nuevas oportunidades, no sólo para mí, sino también para varios tibetanos. Al principio, fue por mi propia curiosidad individual, ansias de aprender de las explicaciones científicas. Pero ahora, cada vez más estudiantes budistas de nuestras instituciones monásticas llevan a cabo algún estudio sistemático sobre ciencia... Así que ahora podemos hablar, podemos pensar», dice dirigiéndose a los asistentes en su inglés único.

Con los pies recogidos debajo de él, el dalái lama se gira expectante hacia el primer orador científico del encuentro, Fred Gage, uno de los neurocientíficos más destacados del mundo.

Un legado familiar

Cuando su primer año en la Universidad de Florida estaba a punto de terminar, Fred «Rusty» Gage se puso a buscar un trabajo de verano. Un amigo le mencionó que lo había contratado uno de los laboratorios de electrofisiología de la Universidad, pero había surgido un problema y no pudo aceptar el trabajo. ¿Rusty estaba interesado? Hasta ese momento de su vida, a Gage nunca se le había pasado por la cabeza ser científico, a pesar de que su hermana mayor le enviaba regularmente libros de ciencia. Pero un trabajo de verano es un trabajo de verano, así que dijo que sí, y nunca miró hacia atrás.

En caso de que hubiera necesitado más inspiración para una carrera en neurociencia, Gage la obtuvo de una fuente inesperada. Su abuelo paterno era un genealogista aficionado y durante los años de Gage en Florida, el anciano avanzó bastante con el árbol genealógico, rastreando Gages desde la batalla de Hastings.[1] Pero era una rama en particular la que su abuelo pensó que podría interesarle a Rusty: un antepasado parecía ser Phineas Gage, que es casi tan prominente en los anales de la neurociencia como pronto llegaría a ser el propio Rusty Gage.

Phineas trabajaba como capataz de ferrocarriles. En 1848, su equipo de construcción estaba construyendo una línea de ferrocarril en Cavendish, Vermont, cuando una explosión accidental atravesó el aire. Hizo volar una barra de hierro de unos seis kilogramos y unos ciento diez centímetros... directamente al cerebro de Phineas. Aparentemente, Phineas sobrevivió a la catástrofe sin pérdida de memoria ni deterioro cognitivo. Parecía un milagro. Pero a los pocos días, sus amigos y familiares notaron un cambio drástico. Antes modesto, responsable y trabajador, «ahora es irregular, irreverente, entregándose en ocasiones a la blasfemia más grosera [...], manifestando muy poco respeto por sus compañeros, incapaz de contenerse cuando entra en conflicto con sus deseos, en ocasiones pertinazmente obstinado, pero caprichoso y vacilante, ideando muchos planes de futuro, que son abandonados antes de ser ejecutados por otros que parecen más factibles», como expresó un relato de la época. Finalmente, los científicos dedujeron que la región del cerebro en la que penetró la barra era la responsable del control emocional, la razón y la planificación. Fue una de las primeras pistas de que determinadas estructuras cerebrales controlan funciones mentales específicas. Este legado familiar no atrajo a Gage a la neurociencia, pero «perpetuó mi interés inicial», explica.

Hoy es un empresario de la neurociencia. Su laboratorio en el Salk Institute en La Jolla, California, es el hogar de decenas de científicos: estudiantes graduados y becarios postdoctorales y jóvenes profesores y catedráticos de otras instituciones que pasan un año sabático allí. Estuvo en Dharamsala para explicarle al dalái lama uno de sus descubrimientos científicos más importantes, uno que sugería que cuando se trata de cambios,

---

1. Batalla que tuvo lugar el 14 de octubre de 1066 en el condado de Sussex Oriental, en el sudeste de Inglaterra. Se enfrentaron el ejército franco-normando del duque Guillermo II de Normandía y el anglosajón del rey Haroldo II. Se decantó del lado invasor, en el que fue el inicio de la conquista normanda de Inglaterra. *(N. del T.)*

el cerebro no se limita a las neuronas con las que llega a la edad adulta, sino que incluso el cerebro adulto puede generar nuevas neuronas.

Cerebros de aves

Un corolario fundamental de la convicción de que el cerebro está fijado es que las personas nacen con casi todas las células cerebrales que tendrán, comenzó explicando Gage. Después de todo, las neuronas no son como las otras células. El hígado, para alivio de los alcohólicos, se regenera. La piel, afortunadamente para cualquiera que se haya cortado con papel, vuelve a crecer. El hueso se está remodelando constantemente, a medida que nacen nuevas células y se reabsorben las viejas, al menos hasta llegar a la madurez. Pero las neuronas no se dividen; una no se convierte en dos. Dado que las neuronas no se dividen, explicó Gage, «era inconcebible que una neurona pudiera dar lugar a otra». En lo que mirando atrás parece una grave carencia de imaginación, los científicos concluyeron que la incapacidad de las neuronas para reproducirse cerraba todas las vías para el nacimiento de neuronas en el cerebro adulto. Como escribió en 1913 el neuroanatomista ganador del Premio Nobel Santiago Ramón y Cajal (sí, el de la visión «fija e inmutable» del cerebro que hemos encontrado en el Capítulo 1) sobre el sistema nervioso adulto: «Todo puede morir, nada puede regenerarse».[2]

Había otro motivo por el que la *neurogénesis*, el término científico para el nacimiento de nuevas neuronas, se consideraba imposible en un cerebro de cualquier sofisticación. «La idea de un cerebro como un ordenador sofisticado y programado dificultaba aceptar la idea de que nuevas células pudieran entrar en un circuito complicado y convertirse en parte de él de una manera que no sólo no fuera disruptiva, sino que pudiera ser beneficiosa», le explicó Gage al dalái lama. «Añadir una neurona completamente nueva con diez mil conexiones nuevas y miles de outputs nuevos... era difícil para los científicos creer que esto pudiera pasar realmente. Provocaría demasiadas alteraciones». Esperar que lleguen nuevas neuronas de Dios sabe dónde para hacer una contribución constructiva a la circuitería pre-

---

2. Citado en Teter, B., y Ashford, J. W.: «Neuroplasticity in Alzheimer's Disease», *Journal of Neuroscience Research*, vol. 70, p. 402 (1 de noviembre de 2002).

cisa de un cerebro maduro tenía tanto sentido como esperar una caja de cables para mejorar un superordenador que ya funcionaba.

Ni siquiera la evidencia empírica podría hacer mella en el dogma. A principios de la década de 1960, los biólogos comenzaron a utilizar uno de esos juguetes nuevos y geniales que hacen que experimentos nunca soñados sean de repente factibles. Antes de que las células se dividan, hacen una copia de su ADN. No hace falta decir que las células no pueden hacer aparecer la doble hélice de la nada. Por el contrario, los bioquímicos extraen los ingredientes necesarios del interior de la célula y los ensamblan. Resulta que un ingrediente del ADN, llamado timidina, está feliz de dejar que una molécula de hidrógeno radiactivo se una a ella. Cuando la timidina se incorpora al ADN nuevo, el ADN tiene una mancha de radiactividad, que puede detectarse experimentalmente. El ADN antiguo no tiene este brillo.

En 1962, cuando la técnica de etiquetar células con timidina marcada radiactivamente era completamente nueva, un científico del MIT llamado Joseph Altman decidió probar la nueva técnica en los cerebros. Al escanear las neuronas en busca de brillos reveladores, pensó, podría detectar el ADN recién nacido y, por lo tanto, células recién nacidas. Esto, por supuesto, pasaba en un momento en el que el dogma de que la neurogénesis no ocurre después del nacimiento era incuestionable. Pero Altman lo intentó de todos modos. Para su sorpresa, descubrió que las neuronas del cerebro de ratas adultas, gatos y cobayas brillaban con la timidina, lo que indicaba que habían nacido después de que Altman les inyectara el marcador.[3] Los artículos de Altman fueron aceptados y publicados por las principales revistas científicas.

En 1965, informó en el *Journal of Comparative Neurology* sobre «evidencia de neurogénesis hipocampal posnatal en ratas».[4] En 1967, publicó en la prestigiosa revista *Nature* sobre «neurogénesis posnatal en conejillos

---

3. Altman, J.: «Are New Neurons Formed in the Brains of Adult Mammals?», *Science*, vol. 135, pp. 1127-1128 (1962). Una excelente explicación del descubrimiento de la neurogénesis es Specter, M.: «Rethinking the Brain: How the Songs of Canaries Upset a Fundamental Principle of Science», *New Yorker* (23 de julio de 2001).
4. Altman, J., y Das, G. D.: «Autoradiographic and Histological Evidence of Postnatal Hippocampal Neurogenesis in Rats», *Journal of Comparative Neurology*, vol. 124, pp. 319-335 (junio de 1965).

de indias».[5] Y en 1970, describió en *Brain Research* «la neurogénesis posnatal en el núcleo caudado y el núcleo accumbens septi en ratas»[6].

Sería caritativo decir que el mundo de la neurociencia no recibió a Altman con hosannas. Sus afirmaciones fueron ignoradas al principio y finalmente descartadas como el engaño ingenuo de un científico ni siquiera mediocre. El ridículo no ayudó exactamente a su carrera. Cuando se le negó el ejercicio en el MIT, se unió a la Facultad de la Universidad de Purdue y pasó a la investigación con menos probabilidades de torpedear una carrera, convirtiéndose en uno de los principales expertos científicos en el desarrollo del cerebro de rata.

A Michael Kaplan, un profesor en prácticas de anatomía en la Universidad de Boston, no le fue mucho mejor. Aplicó una técnica llamada tinción de inmunofluorescencia, que fija una etiqueta luminosa a la timidina que puede detectarse con un microscopio especial, y utilizó un microscopio electrónico para observar el nacimiento de neuronas en el cerebro de ratas adultas. Su trabajo también se publicó en las principales revistas de investigación, incluida *Science* en 1977, pero se descartó tan alegremente como los artículos de Altman.[7]

Sin embargo, un científico no se desanimó. Fernando Nottebohm estaba íntimamente familiarizado con cerebros que parecían rehacerse. Estudia pájaros. Más específicamente, estudia el canto de los pájaros y el cerebro de los pájaros que los produce, algo que lo ha fascinado y obsesionado durante más de tres décadas. Muchas especies tienen el equivalente biológico de un disco rayado: cantan la misma canción toda su vida, gorjeando una única melodía para atraer a la pareja y advertir a los rivales y reclamar territorios hasta que mueren. Los pájaros cantores que atrajeron a Nottebohm tienen hábitos bastante diferentes. Los canarios *(Serinus canaria)*, los carboneros de capucha negra *(Poecile atricapillus)* y los diamantes mandarines *(Taeniopygia guttata)* adoptan y emiten nuevas melodías con la inestabilidad de un adolescente que revisa el inventario de su teléfono móvil, borrando el repertorio del verano anterior y, literalmente,

5. Altman, J., y Das, G. D.: «Postnatal Neurogenesis in the Guinea pig», *Nature*, vol. 214, pp. 1098-1101 (10 de junio de 1967).
6. Altman, J., y Das, G. D.: «Postnatal Neurogenesis in the Caudate Nucleus and Nucleus Accumbens Septi in the Rat», *Brain Research*, vol. 21, pp. 122-127 (1970).
7. Kaplan, M. S., y Hinds, J. W.: «Neurogenesis in the Adult Rat: Electron Microscopic Analysis of Light Radioautographs», *Science*, vol. 197, pp. 1092-1094 (1977).

cantando una melodía completamente nueva con la llegada de cada nueva primavera. ¿Cómo lo consiguen?

Poco después de su llegada a la Universidad Rockefeller en la ciudad de Nueva York en 1967, Nottebohm comenzó a descubrir las maravillas del cerebro de los pájaros que hacen posible este cambio melódico. Identificó el grupo de neuronas que crean, almacenan y generan canciones en los cerebros de los canarios y en 1981 tuvo uno de esos momentos eureka que, aparte de Arquímedes, ocurren tan ocasionalmente en la ciencia: se le ocurrió que, en los pájaros cantores, las células cerebrales que codificaron el *hit* de la temporada anterior podrían morir y ser reemplazadas por las que codificarán el de esta temporada. En un artículo de ese año, titulado «A Brain for All Seasons» («Un cerebro para todas las estaciones»), señaló dos hechos que seguramente no eran una coincidencia.[8] En primer lugar, los canarios machos pueden aprender nuevas canciones primavera tras primavera. En segundo lugar, en esa época del año, las regiones de su cerebro que generan melodías son hasta un 99 % más grandes que en otoño.

Por supuesto, la sola idea de que las neuronas cerebrales pudieran ir y venir, nacer y morir como tantas plantas anuales de flor, era un anatema para los mandamases de la neurociencia, que chocaba frontalmente con el dogma de que el cerebro adulto no puede producir nuevas neuronas.

Al igual que el desafortunado Joseph Altman y Michael Kaplan antes que él, Nottebohm decidió utilizar timidina radiactiva para marcar las células cerebrales recién nacidas. Día tras día, él y un estudiante inyectaron timidina radiactiva a los canarios. Un mes después, mataron a los pájaros y examinaron sus cerebros. Era como mirar la versión neuronal de Las Vegas Strip: había miles y miles de células marcadas radiactivamente.[9] Los canarios estaban creando nuevas neuronas. En 1983, informó del des-

8. Nottebohm, F.: «A Brain for All Seasons: Cyclical Anatomical Changes in Song Control Nuclei of the Canary Brain», *Science*, vol. 214, pp. 1368-1370 (18 de diciembre de 1981).

9. Se refiere a la franja de unos 6,5 km de la calle que atraviesa las localidades de Paradise y Winchester, en el estado de Nevada, al sur de los límites de la ciudad de Las Vegas. Es una de las avenidas más famosas de Estados Unidos, en la que miles de anuncios publicitan hoteles, casinos y shows, y que por la noche contrasta con la oscuridad del desierto que rodea la ciudad, algo similar a lo que debió observar Nottebohm al ver las zonas marcadas radiactivamente en medio de tejido no marcado. *(N. del T.)*

cubrimiento de la neurogénesis en canarios adultos:[10] la técnica de timidina marcada radiactivamente mostró que los precursores neuronales nacen en la zona ventricular del cerebro, una especie de reservorio, y luego se dividen y migran a las regiones que controlan el canto, diferenciándose y madurando en neuronas completamente desarrolladas a medida que avanzan. Como dijo Nottebohm, la neurogénesis que había «observado en el cerebro adulto es a la vez provocadora y tranquilizadora de la plasticidad que puede residir en el sistema nervioso adulto». Al año siguiente, descubrió que las nuevas neuronas no son el equivalente neuronal de las malas hierbas inútiles que aparecen y no cumplen ninguna función; muy al contrario, se conectan a circuitos funcionales.[11] Utilizando de nuevo timidina marcada radiactivamente, demostró que las nuevas neuronas responden a estímulos auditivos y «se incorporan en circuitos neuronales funcionales». La neurogénesis se produjo en el cerebro adulto y cambió la forma en que se comportaba el cerebro.

A Nottebohm sólo le fue un poco mejor que a Altman y Kaplan ante el tribunal de la opinión científica. Aunque tuviera razón sobre el nacimiento de nuevas neuronas en los cerebros de los pájaros cantores (y el escepticismo al respecto abundaba; tal vez esas nuevas células que estaba viendo era glías viejas y tontorronas, que son las células de soporte del cerebro, no las neuronas), ¿qué relevancia tenía eso para la gente? Tal vez sólo fuera una peculiaridad de los cerebros canarios. Bonito, pero poco importante. Y por si acaso alguien todavía albergaba esperanzas de que lo que era cierto para los canarios pudiera ser cierto para los primates –y para los seres humanos–, sólo cuatro años después del descubrimiento de Nottebohm de la neurogénesis en cerebros de canarios, uno de los neurocientíficos más importantes del país, Pasko Rakic, de la Universidad de Yale, dio a conocer un estudio que parecía acabar de una vez por todas con las ideas de neurogénesis en primates.

Rakic utilizó el mismo truco de timidina marcada radiactivamente en macacos rhesus, que pueden ser un poco peludos pero aún son más rele-

10. Goldman, S. A., y Nottebohm, F.: «Neuronal Production, Migration, and Differentiation in a Vocal Control Nucleus of the Adult Female Canary Brain», *Proceedings of the National Academy of Sciences*, vol. 80, pp. 2390-2394 (abril de 1983).

11. Paton, J. A., y Nottebohm, F.: «Neurons Generated in the Adult Brain Are Recruited into Functional Circuits», *Science*, vol. 225, pp. 1046-1048 (7 de septiembre de 1984).

vantes para los cerebros humanos que los canarios. En ninguno de los doce monos nació una sola neurona durante todo el tiempo que la timidina estuvo presente, que osciló entre tres días y seis años. En 1985, Rakic publicó sus descubrimientos en un artículo titulado «Limits of Neurogenesis in Primates» («Límites de la neurogénesis en primates»).[12] «No se observó una sola célula [marcada con timidina] con las características morfológicas de una neurona en el cerebro de ningún animal adulto», escribió. El cerebro de los simios y de los humanos, sugirió, «puede estar principalmente especializado en carecer de la capacidad de producción neuronal una vez que alcanza la etapa adulta».

El campo de la neurogénesis recibió su segundo impulso en la década de 1990, cuando Elizabeth Gould, de la Universidad Rockefeller, observó indicios de que nacían neuronas en el hipocampo de las ratas adultas, así como en el de los primates del Nuevo Mundo.[13] El hipocampo es la región del cerebro con forma de caballito de mar, que está involucrado en la memoria. Con «involucrado», los científicos se refieren a que en realidad el hipocampo almacena recuerdos. En tal caso, que germinaran nuevas neuronas allí parecía una buena manera de estropear el sistema de almacenamiento. Pero resulta que en realidad el hipocampo adquiere recuerdos en lugar de almacenarlos, procesando la información procedente de los sentidos y distribuyéndola a otras regiones del córtex para su almacenamiento a largo plazo. Con esta nueva comprensión del papel del hipocampo, la neurogénesis no parecía tan descabellada.

En la década de 1990, quedó claro que la objeción a la neurogénesis programada basada en el modelo del cerebro no tenía fundamento por tres motivos. En primer lugar, Nottebohm había demostrado que ocurre en aves, y Gould, que ocurre en ratas y primates. En segundo lugar, el hecho de que las neuronas no se dividan como otras células resultó no ser un obstáculo después de todo: los cerebros tienen una reserva de lo que ahora se conoce como células madre neurales, células precursoras con la capacidad de crecer y diferenciarse en neuronas y otras células del sistema nervioso. Entonces, aunque las células existentes no pueden producir por

12. Rakic, P.: «Limits of Neurogenesis in Primates», *Science*, vol. 227, pp. 1054-1056 (1 de marzo de 1985).

13. Gould, E., *et al.*: «Neurogenesis in the Dentate Gyrus of the Adult Tree Shrew Is Regulated by Psychosocial Stress and NMDA Receptor Activation», *Journal of Neuroscience*, pp. 2492-2498 (1 de abril de 1997).

la división de una, el cerebro tiene las semillas a partir de las cuales se desarrollan neuronas completamente nuevas. Y finalmente, en tercer lugar, se demostró que la objeción que insinuaba que la introducción de nuevas neuronas en la intrincada maquinaria de un cerebro programado sería como lanzar una llave inglesa a las obras, se basaba en una premisa incorrecta. Los estudios en animales comentados en el último capítulo habían demostrado que el cerebro no está más programado que el aspecto de Madonna. Objeción revocada. La búsqueda de las causas y el alcance de la neurogénesis en animales más allá de las aves de Nottebohm y las ratas de Gould estaba en marcha.

Ambientes enriquecidos

Ya en la década de 1940, el psicólogo canadiense Donald Hebb se dio cuenta de algo gracioso en las ratas que no llevaban la aburrida existencia de laboratorio habitual.[14] De vez en cuando, cogía un par de ratas que tenía en su laboratorio de la Universidad McGill en Montreal y se las llevaba a casa como mascotas. Sus compañeras de camada se quedaban en las espartanas jaulas de laboratorio en la Universidad. Las ratas que se llevaba a casa, observó Hebb, se comportaban de manera diferente que las que dejaba en el laboratorio. Mostraban más curiosidad, menos miedo y un comportamiento más exploratorio.

Hebb no siguió sistemáticamente su observación, y otros científicos tardaron más de una década en hacerlo. Pero en la década de 1960, científicos de la Universidad de California-Berkeley, dirigidos por Mark Rosenzweig, tomaron las observaciones casuales de Hebb y las convirtieron en un experimento riguroso que examinaba el efecto de lo que comenzaron a llamar un «ambiente enriquecido» sobre mediciones tales como el peso total del cerebro. La posibilidad misma era tan revolucionaria como las protestas que pronto se arremolinarían por las plazas y calles del campus de Berkeley: esa experiencia puede cambiar la estructura del cerebro. Si es así, entonces la suposición de que las conexiones del cerebro están fijadas por nuestro ADN se iría al garete. En Harvard, David Hubel y

---

14. Hebb D. O.: «The Effects of Early Experience on Problem-Solving at Maturity», *American Psychologist*, vol. 2, pp. 306-307 (1947).

Torsten Wiesel demostraron que las experiencias negativas –en concreto la privación visual– pueden impedir que los cerebros de los gatos a los que estudiaron se desarrollaran adecuadamente.[15] ¿Podrían las experiencias positivas, menos extremas que la ceguera temporal, alterar el cerebro?

Utilizando una cepa endogámica de rata llamada Berkeley S1, que era particularmente inteligente para resolver laberintos, los científicos de Berkeley criaron a algunos de los animales en jaulas en grupos de doce, con juguetes y laberintos y el manejo frecuente por parte de los científicos, a algunos en aislamiento estéril en un habitación oscura y casi silenciosa, y a algunos en jaulas espartanas, pero con dos de sus hermanas. Las ratas que crecieron en el entorno enriquecido social y cognitivamente desarrollaron cerebros más grandes, con un córtex aproximadamente un 5 % más pesado que el de sus compañeras de camada que crecieron en el entorno aislado.[16] El tamaño del cerebro es una medida bastante tosca y no quedaba claro cómo o incluso si las ratas se beneficiaron de sus estimulantes condiciones de vida. Pero en estudios de seguimiento, el equipo de Berkeley demostró que las ratas en entornos enriquecidos resolvían los laberintos mejor que las ratas de entornos aislados. En la Universidad de Illinois-Urbana-Champaign, William Greenough demostró por qué.[17] Las ratas que viven en un entorno enriquecido con ruedas en las que correr y escaleras para trepar, así como con otras ratas con las que interactuar, tienen córtex más gruesos que las ratas criadas sin compañeras de juego ni juguetes. Desarrollan sinapsis (conexiones entre neuronas) más densas y de sus neuronas brotan más ramas dendríticas, las pequeñas proyecciones delgadas que reciben señales de las neuronas vecinas. Sinapsis más densas y ramas más dendríticas se suman a circuitos cerebrales más ricos y complicados. Esta diferencia estructural produjo diferencias de comportamiento: las ratas que cre-

---

15. Wiesel T., y Hubel D.: «Comparison of the Effects of Unilateral and Bilateral Eye Closure on Cortical Unit Responses in Kittens», *Journal of Neurophysiology*, vol. 28, pp. 1003-1017 (1965).

16. Bennett, E. L., *et al.*: «Chemical and Anatomical Plasticity of Brain», *Science*, vol. 146, pp. 610-619 (1964); Rosenzweig M. R., y Bennett, E. L.: «Effects of Differential Environments on Brain Weights and Enzyme Activities in Gerbils, Rats, and Mice», *Developmental Psychobiology*, vol. 2, pp. 87-95 (1969).

17. Volkmar, F. R., y Greenough, W. T.: «Rearing Complexity Affects Branching of Dendrites in the Visual Cortex of the Rat», *Science*, vol. 176, pp. 1445-1447 (1972).

cieron en un entorno enriquecido pudieron encontrar comida oculta más rápidamente que las ratas de entornos más pobres.

Aquí es donde entró Rusty Gage. Estaba muy bien que un entorno enriquecido hiciera que literalmente el córtex creciera con las nuevas conexiones que subyacen al aprendizaje y al pensamiento complejo (para una rata). Pero en 1997, Gage y sus colegas de Salk descubrieron que un entorno enriquecido, que se asemeja al ambiente complejo de la naturaleza más que a las jaulas casi vacías de un entorno «no enriquecido», provoca algo aún más drástico que más conexiones entre neuronas: aumenta la neurogénesis en ratones adultos jóvenes.[18] Después de que los ratones pasaran 45 días en jaulas con una cuadrilla de otros ratones, ruedas, juguetes y túneles (en realidad, tramos cortos de tuberías curvadas, que los ratones encontraron inmensamente atractivos), los científicos observaron que los animales habían pasado por un incremento espectacular y repentino de neurogénesis. La formación y supervivencia de nuevas neuronas aumentó un 15 % en una parte del hipocampo llamada giro dentado, involucrada en el aprendizaje y la memoria. Las 270 000 neuronas del hipocampo que hay de media habían aumentado a unas 316 000.

«No es una cifra pequeña: el 15 % del volumen total se puede cambiar simplemente cambiando de experiencia», dijo Gage al dalái lama. No es coincidencia que los ratones que experimentaban una neurogénesis mejorada también aprendieran a moverse mejor por un laberinto. Uno de los hallazgos más sorprendentes en neuroplasticidad fue que la exposición a un entorno enriquecido conduce a un aumento sorprendente de nuevas neuronas junto con una mejora sustancial en el rendimiento conductual.

Un año después de su descubrimiento de que un entorno enriquecido estimula la neurogénesis en ratones adultos jóvenes, Gage y sus colegas informaron de que también ocurre en ratones viejos.[19] Los ratones con un promedio de 18 meses (equivalente a 65 años para un ser humano) que vivían en un ambiente enriquecido y estimulante tenían tres veces la cantidad de nuevas células cerebrales en el giro dentado del hipocampo que sus compañeros metidos en jaulas desnudas. «No importa la edad que tengan cuando comienzan a vivir en un entorno enriquecido», dijo Gage. Los ra-

---

18. Kempermann, G., *et al.*: «More Hippocampal Neurons in Adult Mice Living in an Enriched Environment», *Nature*, vol. 386, pp. 493-495 (1997).
19. Kempermann, G., *et al.*: «Experience-Induced Neurogenesis in the Senescent Dentate Gyrus», *Journal of Neuroscience*, vol. 18, pp. 3206-3212 (1998).

tones viejos recibieron un impulso aún mayor de sus estimulantes alojamientos que los ratones más jóvenes.

«Cuando publicamos este resultado, la gente me preguntaba si significaba que podían aumentar su capacidad cerebral teniendo nuevas experiencias, como viajar o asumir nuevos desafíos», dijo Gage. «Debo decir que no lo sabíamos, porque nunca se había demostrado que la neurogénesis ocurriera en el cerebro humano, y todavía había objeciones conceptuales a su existencia».

Existe un problema considerable al trabajar con un entorno enriquecido. Suceden muchas cosas en él. Hay ruedas y juguetes, túneles y otros ratones. Si encuentras un efecto de entorno enriquecido, como hicieron Gage y sus colegas, entonces tendrás que trabajar mucho para averiguar qué elemento, o qué elementos, combinados o individualmente, explican la emergencia de nuevas neuronas. «¿Qué tiene de importante ese entorno complejo?», se preguntaba Gage retóricamente. «¿Es aprendizaje? ¿Es ejercicio? ¿Es comportamiento social?».

Un paréntesis por los derechos de los animales

Para una tradición que enseña la prioridad de la compasión, los experimentos con animales son problemáticos. El budismo enseña que la máxima aspiración es que «todos los seres sensibles estén libres de sufrimiento». Sin embargo, la biología tiene un largo historial de no cumplir con esto. ¿Podrían los budistas condonar el uso de animales en la investigación cuando, al final, eran sacrificados para que los científicos pudieran examinar sus cerebros? Cuando se le preguntó cómo los científicos pueden justificar tales estudios, el dalái lama miró hacia delante durante varios segundos, como suele hacer mientras compone pensamientos en inglés. «Trátelos con respeto, no los explote», empezó. «En un plazo inmediato, puedes perder algo, pero a largo plazo consigues muchos beneficios».

«Desde el punto de vista budista, la cuestión moral de este tipo de sacrificio de animales en beneficio del bienestar humano es muy complicada. Si el ser humano por cuyo bienestar se sacrificó el animal, como resultado del beneficio que se derivó de esto lleva una vida más constructiva, entonces quizás haya alguna justificación. Pero si los seres humanos que se benefician de tales resultados llevan una vida que no es constructiva, sino destructiva, entonces tiene una dificultad adicional. Ahora puedo darles un ejemplo, creo. Un budista que se enfrenta al hambre. Hay algunos peces ahí. Él piensa, ¿le quito la vida a los peces y sobrevivo? Si es así, entonces durante el resto de su vida dedique algún tipo de trabajo beneficioso a los demás para pagar ese pescado. Entonces, el sacrificio del pez ayudó a un ser humano a sobrevivir, y esa vida humana ahora es realmente útil, beneficiosa para un conjunto más amplio de seres sensibles. Entonces creo que puede haber alguna justificación moral. Pero si lleva su vida de una manera más negativa, entonces es mejor morir en lugar de capturar el pescado».

«En el caso de los científicos, si como resultado de los experimentos que los científicos han hecho y de lo que los científicos han ganado en conocimiento, se beneficiara un elemento mucho mayor de esta comunidad de seres humanos, en ese caso hay un trabajo beneficioso. Llevar a cabo experimentos en animales con una motivación sincera, y con este sentido de compasión, y teniendo cuidado, cuidando plenamente a los animales, tiene una justificación moral».

Ahora que se ha demostrado que muchos de los resultados de la investigación biológica básica se aplican a las personas, el dalái lama sugirió: «Ha llegado el momento de mostrar gratitud a los animales pequeños y decirles gracias. Adiós. No más molestias. Démosles un respiro. Por supuesto que para nosotros es útil, pero es muy triste que esto pase. No tenemos ningún derecho especial a experimentar con ellos. Si no tenemos ningún mal presentimiento, entonces podríamos llegar a pensar, sí, vale la pena manipular a algún ser humano inútil. Y, finalmente, no sólo un ser humano inútil, sino al ser humano más inteligente».

«El propósito de Su Santidad es que debemos mantener siempre nuestra sensibilidad, un sentimiento de cuidado, incluso para con los animales más pequeños, porque si nos desensibilizamos, este proceso de desensibilización puede extenderse a los mamíferos más grandes», dijo Thupten Jinpa. «Y luego la pregunta es ¿dónde trazas la línea? Entonces podemos acercarnos a seres humanos que la sociedad puede considerar indignos o inútiles.

Por lo tanto, debemos estar atentos y mantener siempre un sentimiento de sensibilidad hacia otras especies. Si no aportamos valores éticos a la ciencia, entonces no hay nada de malo en experimentar con seres humanos. Necesitamos tener limitaciones éticas».

«La humanidad es una especie más compasiva y, sobre todo, la humanidad tiene un tipo de inteligencia único, con potencial para un trabajo constructivo ilimitado», continuó el dalái lama. «Entonces, por lo tanto, desde ese punto de vista, sí, tenemos alguna justificación para utilizar la vida de otro animal, pero mientras los explotamos, debe ser con cierto sentimiento, con cierto cuidado».

Neurogénesis humana

Irónicamente, el que podría argumentarse que fue el experimento de Gage más rompedor del dogma no utilizó el «animal pequeño» que tanto preocupaba al dalái lama. «Aproximadamente en el momento en que había una creciente controversia sobre si la neurogénesis ocurre en el córtex frontal de los primates [como resultado de la negación de Pasko Rakic], unos cuantos de nosotros estábamos sentados en el laboratorio. Y básicamente estuvimos de acuerdo en que la única forma de resolver la cuestión consistía en buscar neurogénesis en humanos», recuerda Gage.

Era más fácil decirlo que hacerlo. Ningún tipo de imagen cerebral no invasiva puede detectar el nacimiento de nuevas neuronas en un cerebro vivo intacto, mientras que las exploraciones PET y fMRI[20] sí pueden indicar qué regiones de un cerebro están activas. Tienes que matar al propietario del cerebro, extraer el tejido que quieras y estudiarlo con sofisticadas técnicas de microscopía y tinción, como hizo Gage con los cerebros de los ratones en los ambientes enriquecidos y como hizo Nottebohm con los cerebros de los canarios. La tinción en sí misma era un problema. Para marcar las neuronas recién nacidas, Gage quería utilizar una técnica llamada BrdU, o bromodesoxiuridina para los amigos. La BrdU es un pariente molecular de la timidina. Cuando hay BrdU, las células en división la absorben como los atletas beben electrolitos y la incorporan al ADN que están ensamblando. Pero ningún panel de bioética digno de su

20. La tomografía por emisión de positrones (PET por las siglas en inglés de Positron Emission Tomography) utiliza pequeñas cantidades de material radioactivo (un radiofármaco de vida ultracorta que se inyecta por vía intravenosa) que permite obtener información sobre dónde y cómo está teniendo lugar un determinado proceso metabólico dentro del organismo. Por su parte, la imagen por resonancia magnética funcional (fMRI por las siglas en inglés de functional Magnetic Resonance Imaging) es una técnica no invasiva que permite mostrar en imágenes las regiones cerebrales activas a partir de un aumento del flujo sanguíneo en dichas regiones. *(N. del T.)*

juramento hipocrático aprobaría un experimento en el que a voluntarios humanos sanos se les inyectara algo que no podría ayudarlos y podría dañarlos. Los estudios que investigaban la neurogénesis en humanos parecían estar bloqueados antes de que pudieran llevarse a cabo.

Incluso aunque los investigadores pudieran descubrir cómo buscar la neurogénesis en humanos, no era del todo seguro que la encontrarían. Claro, a mediados de la década de 1990, Fernando Nottebohm había demostrado que los pájaros cantores generan de manera regular nuevas neuronas en su cerebro. El propio Gage había descubierto que los ratones que corren con sus corazoncitos en ruedas de ejercicio producen nuevas células cerebrales tan rutinariamente como las cintas de correr humanas producen sudor. Y Elizabeth Gould había descubierto que aparecen nuevas células en el cerebro de algunos monos. Eso estaba cada vez más cerca de los humanos en el árbol evolutivo. Pero los intransigentes no estaban convencidos. Los cerebros humanos no son cerebros de mono, al menos en lo que respecta a la neurogénesis, insistieron, y ciertamente no son cerebros de ratón o de pájaro. Todo lo que sabemos y recordamos –de hecho, todo lo que somos, nuestras creencias, valores, personalidades y carácter– está codificado en las conexiones que hacen las neuronas en nuestro cerebro. Seguramente la llegada de nuevas neuronas que intentan abrirse camino al azar en ese delicado arreglo sería tan perturbadora como una manada de Zambonis irrumpiendo en la delicada coreografía de los Ice Capades.[21]

Pero mientras los científicos de Salk permanecían de brazos cruzados, el neurólogo sueco Peter Eriksson, que estaba pasando un año sabático en el laboratorio de Gage, de repente se dio cuenta de algo. El experimento con el que todos estaban soñando ya se había hecho, al menos hasta cierto punto. En ese momento, a los pacientes con cáncer a menudo se les inyectaba BrdU porque marca cada célula recién nacida. Los oncólogos lo utilizaban para mostrar cuántas nuevas células cancerosas nacían, cuán rápido se dividían las células malignas y, por lo tanto, cuán agresivo era el tumor. La BrdU, razonó Eriksson, debería ser tan buena para rastrear la

21. Los Ice Capades eran espectáculos teatrales itinerantes de patinaje sobre hielo en los que a menudo participaban patinadores olímpicos y campeones nacionales de Estados Unidos retirados de la alta competición. Muy conocidos desde sus orígenes a principios de la década de 1940, su popularidad disminuyó durante la década de 1980 hasta que en 1995 dejaron de representarse. Holiday on Ice es un espectáculo similar, más conocido en España. *(N. del T.)*

génesis de nuevas neuronas como para rastrear la proliferación de células cancerosas. Ambos tipos de células necesitan ADN, y las moléculas verdes luminosas que se fijan a la BrdU marcan las células recién nacidas de manera tan fiable como los globos rosas marcan el nacimiento de un bebé.

Gage comenzó a llamar a sus amigos en los hospitales oncológicos. ¿Tienes cerebros? ¿Puedo tomar una muestra? «De hecho, conseguí tejido de un par de lugares», recuerda Gage. Un comprensivo colega le envió algunos cortes de hipocampo que se obtuvieron de una autopsia para determinar si el cáncer del paciente había llegado al cerebro; dado que al paciente se le había administrado BrdU para rastrear las células malignas que se estaban reproduciendo, existía una mínima posibilidad de detectar neuronas recién nacidas en los cortes de hipocampo. Aunque las muestras «estaban en un estado terrible, pensamos que teníamos algo, algún rastro de BrdU incorporado en las neuronas cerebrales. Pero no pudimos probarlo», explica. Como su equipo rotatorio de colaboradores se repartiría por todo el mundo, cuando volvían a sus instituciones de origen o conseguían una plaza postdoctoral en otro laboratorio, su mensaje de despedida para ellos era: intenta involucrarte en un estudio que te permita el acceso a tejido cerebral cuando los pacientes con cáncer mueran.

A su regreso a Suecia después de su curso sabático 1994-1995 en Salk, Peter Eriksson se las arregló para hacer precisamente eso. Durante su tiempo con Gage, recuerda, «compartí el espacio del laboratorio con personas que trabajaban en neurogénesis en ratones, pero era realmente escéptico. No me creía todas las cosas maravillosas de las que hablaban durante todo el día, pero me di cuenta de que era fascinante y, finalmente, también quise estudiarla. Hice que mi misión fuera saber si la neurogénesis se daba en humanos». Al igual que Gage antes que él, comenzó a ponerse en contacto con «casi todas las personas en las que podía pensar que podrían tener material de autopsia de un cerebro que había sido tratado con BrdU», dice. Entonces, una noche en la que estaba de guardia en la sala de emergencias del Hospital Universitario Sahlgrenska en Gotemburgo, se tomó un café a las dos de la madrugada. Junto a él había un colega que acababa de cambiar su especialidad de medicina interna a oncología. Oye, valía la pena intentarlo, pensó Eriksson.

«Seguro que tengo pacientes con cáncer que han sido tratados con BrdU», le dijo Tomas Bjork Eriksson. «Media docena de ellos todavía siguen vivos». Todos los pacientes tenían carcinomas de células escamosas en la base de la lengua o en la laringe o la faringe, y eran terminales. Para rastrear cuán bien respondían los pacientes a la terapia y si se estaban formando nuevos tumores, se les administraban inyecciones de BrdU. Lo único que les importaba a los oncólogos era si las células malignas estaban proliferando y diseminándose, en cuyo caso la BrdU lo mostraría. Pero la BrdU no es remilgada. A pesar de que los médicos realizan una biopsia de un único tipo de célula, la BrdU marca todas las células recién formadas, no sólo las células cancerosas que surgen de la división de una célula cancerosa existente, sino también, si hubiera alguna, las neuronas producidas por las células madre neurales en el cerebro.

Y con eso, Eriksson se dio cuenta de que, después de todo, la búsqueda de neurogénesis en cerebros humanos podría ser posible. Se lo explicó a Gage. Y luego los científicos se encontraron en la incómoda posición de esperar a que los pacientes murieran. Un día de 1996, sonó el teléfono en la oficina de Eriksson en el Hospital Universitario. «Sería pronto», le dijo Tomas Eriksson. Acababa de hablar con la enfermera. Peter debería tener al neuropatólogo, que extirparía el hipocampo del paciente durante la autopsia. «Está preparado». «Bien», respondió Eriksson. Colgó el teléfono y repasó mentalmente los preparativos que habían planeado en un momento y esperado durante dos largos años. Convencer a los oncólogos de que lo que tenían en mente no requeriría ningún cambio en la forma en que se trataba a los pacientes. Obtener el permiso de los familiares para tomar muestras del hipocampo de los pacientes. Aunque la atención que recibieron los pacientes mientras vivieron fue la misma que si los científicos nunca los hubieran encontrado, lo que les sucedió después de su muerte –y su muerte inminente era, por desgracia, una conclusión inevitable– sería definitivamente extraño.

Cuando el primer paciente falleció, Peter Eriksson llamó al neuropatólogo de su equipo y le dijo que se reuniera con él en el hospital. Lo organizó todo con la enfermera del hospital de cuidados paliativos para que una ambulancia recogiera el cuerpo. Poco después, todos se reunieron. El neuropatólogo cortó rápidamente el cráneo y levantó la parte superior para revelar el cerebro, aún brillante. Cortó profundamente a través del centro para retirar parte del hipocampo en forma de caballito de mar y de la zona ventricular, que en los ratones parece ser el depósito donde nacen las células madre neurales y desde donde migran al hipocampo, transformándose en neuronas a lo largo del camino o justo a la llegada.

El neuropatólogo colocó el tejido en un plato esterilizado y se lo entregó a Eriksson, quien lo llevaría al laboratorio de patología. Sacó el trozo de cerebro del plato, lo colocó en formaldehído durante 24 horas y luego lo transfirió a una solución de azúcar para conservarlo. Hizo cortes del hipocampo delgados como un papel, de apenas 40 micrómetros de grosor, y los conservó en una solución de etilenglicol (anticongelante) a –20 ºC. En cuestión de horas, las muestras de cerebro se encontraban en una bodega de carga camino de La Jolla a través del Atlántico. En total, cinco de los pacientes terminales, de entre 57 y 72 años, participaron en el experimento. «Participar» es un calificativo poco apropiado, ya que todo lo que hicieron fue permitir que se examinara su cerebro una vez muertos. Todos ellos murieron entre 1996 y 1998, algunos en casa y otros en un hospital. Y las muestras del hipocampo de cada uno de los cinco llegaron al laboratorio de Gage en Salk. Allí, los científicos examinaron los cortes de hipocampo humano al igual que habían examinado los cerebros de los ratones en los que habían descubierto un incremento repentino de neurogénesis por vivir en un entorno enriquecido. Bingo. En las dos primeras muestras, encontraron células marcadas con BrdU en la parte del hipocampo conocida como giro dentado. La presencia de BrdU brillante significaba que esas células habían nacido en algún momento después de que a los pacientes –todos ellos de edad avanzada– les inyectaran la molécula marcadora. Después de deliberar cuántos cerebros necesitarían para encontrar neurogénesis para conseguir un caso convincente, finalmente acabaron con cinco.

«Recuerdo traer a otras personas, personas que ni siquiera estaban trabajando en esto, y pedirles que miraran estas secciones del cerebro y me dijeran lo que veían», recuerda Gage. Sabía que los críticos estarían preparados para atacar, alegando que la presencia de BrdU en el cerebro marcaba un tumor cerebral metastásico en lugar de nuevas neuronas sanas o que habían cometido algún error. «Entrábamos y salíamos, enviando las imágenes microscópicas a Suecia, y esto era poco antes de que internet hiciera que el envío de imágenes fuera tan rápido. Queríamos tener razón. Tuvimos que llegar a un punto en el que nos lo creyéramos nosotros mismos».

Y finalmente lo hicieron.[22] «Todos los cerebros tenían evidencias de nuevas células exactamente en el área donde habíamos encontrado neuro-

22. Eriksson, P. S., *et al.*: «Neurogenesis in the Adult Human Hippocampus», *Nature Medicine*, vol. 4, pp. 1313-1317 (noviembre de 1998).

génesis en otras especies», dijo Gage al dalái lama. «Y pudimos comprobar mediante análisis químico que eran neuronas maduras. Las neuronas nacieron en los pacientes cuando tenían entre 50 y 70 años». Y nacieron a un ritmo prodigioso: las células madre neurales, progenitoras que pueden transformarse en cualquier tipo de célula en el cerebro, habían creado entre 500 y 1 000 neuronas nuevas –diariamente– en personas que habían vivido décadas desde que se suponía que la neurogénesis en humanos había cesado. «Y estas nuevas neuronas se mantuvieron vivas hasta que la gente murió», dijo Gage. «Ésa fue la primera evidencia de neurogénesis en el cerebro humano adulto. El proceso físico de nacimiento y desarrollo de las células ocurre en el cerebro adulto. Así que ahora sabemos que en algunas áreas del cerebro se están produciendo nuevas neuronas constantemente. Fue una sorpresa, porque pensábamos que el cerebro estaba estancado. Pero en esta región del hipocampo existen estas pequeñas células bebé que se están dividiendo y que, con el tiempo, maduran y migran a la circuitería y se convierten en una neurona adulta de pleno derecho con nuevas conexiones. Y esto ocurre durante toda la vida. El hallazgo nos acercó a la posibilidad de que tengamos más control sobre nuestra propia capacidad cerebral de lo que jamás creímos posible».

El descubrimiento revirtió generaciones de sabiduría convencional en neurociencia. El cerebro humano no se limita a las neuronas con las que nace, ni siquiera a las neuronas que lo llenan después de la explosión del desarrollo cerebral que tiene lugar durante la primera infancia. Las nuevas neuronas nacen hasta bien entrada la octava década de la vida. Migran a estructuras donde se unen a los circuitos cerebrales existentes y tal vez formen la base de nuevos circuitos. Y fueron los pacientes con cáncer moribundos de Gotemburgo quienes hicieron posible el descubrimiento.

¡Deprisa!

El cambio de rumbo de Gage hacia la neurogénesis humana fue, en el momento de su encuentro con el dalái lama, un desvío único. Irónicamente, justo en el momento en que los pacientes suecos vivían sus últimos días con la incorporación de BrdU en las neuronas recién nacidas, los médicos empezaron a preocuparse por la toxicidad de la molécula incluso en pacientes con cáncer, y comenzaron a eliminarla gradualmente. Eso significaba que no había una forma obvia de repetir el estudio que descubrió la neurogénesis en el cerebro humano adulto. Pero como Gage le dijo al dalái lama, no había escasez de misterios por aclarar. Uno de los más desconcertantes tenía que ver con esos entornos enriquecidos. Como se ha comentado anteriormente, «enriquecido» cubre una multitud de pecados. Gage sabía que tenía que identificar qué tenían las jaulas llenas de ruedas y de juguetes de sus ratones que estimulaba la producción de nuevas neuronas en el cerebro.

Aunque la BrdU se había prohibido para los seres humanos, todavía era *kosher* para los ratones. Por lo tanto, Gage y su equipo inyectaron a un lote de ratones con la molécula marcadora de neurogénesis y separaron a los animales en dos grupos.[23] Un grupo fue alojado en jaulas estériles estándar; el otro, en jaulas provistas de una rueda de desplazamiento que podían usar libremente tanto como sus patitas lo desearan. (Si se les da la mínima oportunidad, a los ratones les encanta correr, como sabe muy bien cualquiera que intente atrapar uno en la cocina; en las jaulas, los pequeños corren unos cinco kilómetros cada noche). «Con sólo permitir que el animal acceda voluntariamente a una rueda, girará cuatro o cinco horas en esta rueda, y eso es suficiente para casi duplicar la cantidad de células en el cerebro», dijo Gage al dalái lama: los ratones adultos produjeron en el hipocampo de su cerebro el doble de células nuevas que los ratones sedentarios. No importa la interacción social y la estimulación mental: la carrera voluntaria produjo la misma cantidad de células cerebrales recién nacidas que el entorno enriquecido de los nueve patios, lo que sugiere que la actividad física por sí sola puede generar nuevas células cerebrales.

La conexión entre el ejercicio físico y un ambiente enriquecido era cada vez más evidente. «Creemos que el ejercicio voluntario aumenta la cantidad de células madre neurales que se dividen y dan lugar a nuevas neuronas en el hipocampo», explicó Gage al dalái lama. «Pero creemos que es el enriquecimiento ambiental lo que mantiene la supervivencia de estas células. Por lo general, el 50 % de las nuevas células que alcanzan el giro dentado del hipocampo muere. Pero si el animal vive en un ambiente enriquecido, mueren muchas menos células nuevas. El enriquecimiento ambiental no parece afectar a la proliferación celular y la generación de nuevas neuro-

23. van Praag, H., *et al.*: «Running Increases Cell Proliferation and Neurogenesis in the Adult Mouse Dentate Gyrus», *Nature Neuroscience*, vol. 2, pp. 266-270 (1999).

nas, pero puede afectar a la tasa y la cantidad de células que sobreviven y se integran en la circuitería».

De hecho, en aproximadamente un mes, las nuevas neuronas se integran funcionalmente en los circuitos neuronales del hipocampo de los ratones gracias a las dendritas y las espinas dendríticas que se forman y que permiten las sinapsis con las neuronas existentes.[24] De esta manera, aportan al hipocampo un suministro en constante renovación de neuronas fuertes y preparadas para la acción que podrían reemplazar a las neuronas más viejas o bien aumentar su número.

Las nuevas neuronas que nacen en los ventrículos cerebrales y encuentran su camino hacia el hipocampo son más excitables que las neuronas que se desplazaron al entorno años antes y también forman nuevas sinapsis con facilidad, forjando conexiones con neuronas existentes que se convierten en la base de nueva circuitería. «Demostramos por primera vez que las nuevas células nacidas en cerebros adultos son funcionales», explica Gage.

¿Pero qué función? Una pista sobre la función de las nuevas neuronas proviene de dónde terminan. En los experimentos con ratones que encontraron una mayor tasa de neurogénesis, el número real de neuronas adicionales fue del orden de treinta mil. En un córtex de ratón con miles de millones de células, eso no es nada. Pero todas las neuronas nuevas van a un punto en el giro dentado donde aumenta la cantidad de células en un 10 % más o menos. Como resultado de ello, «la adición de incluso una pequeña cantidad de neuronas puede marcar una diferencia relativamente grande», explicó Gage. Por desgracia, la función exacta del giro dentado es todo un misterio. La mejor suposición es que de alguna manera codifica la información que llega de los sentidos, averiguando a qué información existente pertenece. Es como el asistente que escanea los correos electrónicos entrantes y los coloca en la carpeta correcta para su custodia. Una vez que la nueva información se ha clasificado así, el hipocampo la procesa de tal manera que puede enviarse al córtex para su almacenamiento. Quizás las nuevas neuronas sirvan como reemplazos para las células dañadas o envejecidas. Debido a que el giro dentado es un manicomio de actividad, con percepciones sensoriales que llegan como trenes en hora punta, es

---

24. van Praag, H., *et al.*: «Functional Neurogenesis in the Adult Hippocampus», *Nature*, vol. 415, pp. 1030-1034 (2002).

probable que sus células sufran bastante daño. En este caso, las neuronas recién llegadas pueden ocupar su lugar.

Y esto parece tener consecuencias en el mundo real. Gage y sus colegas compararon a los corredores –cuyos cerebros habían dado a luz a nuevas neuronas– con ratones genéticamente idénticos que habían sido mantenidos en las jaulas estándar con sólo comida y agua.[25] Cuando los científicos dejaron caer ratones que habían estado con ruedas y ratones sedentarios en un tanque de agua en el que se escondía una plataforma justo debajo de la superficie lechosa, todos los animales nadaron locamente hasta que encontraron suelo firme. El tiempo que tardaron en hacerlo no reflejó nada más que una suerte estúpida, ya que, sin señales de la presencia de la plataforma, los animales sólo pueden nadar al azar hasta que se topan con ella. Pero el tiempo que tardaron en encontrar la plataforma en remojones posteriores reflejaba mucho más. Indicaba lo bien que habían aprendido la ubicación de la plataforma, recordando aparentemente puntos de referencia esparcidos por el laboratorio («Ah, la plataforma está justo entre esa cosa redonda en la pared y esa cosa rectangular por la que pasan estas molestas criaturas de dos patas»). Con su inteligencia extra, los ratones que tenían la posibilidad de subirse a una rueda lograron encontrar la plataforma oculta más rápido que los ratones mantenidos en jaulas estándar, informaron los científicos en 1999. «Sugiere que estos ratones que corrían aprendieron mejor y se volvieron más inteligentes», explicó Gage.

Curiosamente, los ratones corredores también produjeron más neuronas que los ratones que se dejaban caer en un tanque de agua y, como nadaban o se ahogaban, remaban dando vueltas como locos. Eso planteó la pregunta, de gran interés para los budistas que estaban escuchando a Gage explicando el misterio, de si fue la naturaleza voluntaria del ejercicio lo que marcó la diferencia. «En la rueda, los ratones eran libres de subirse o bajarse de la rueda cuando quisieran, pero en el tanque de agua no tenían más remedio que nadar», explicó Gage. Para probar si la naturaleza volitiva del ejercicio importaba, los científicos pusieron ratones en una cinta de correr impidiéndoles que se bajaran, por lo que los animales tenían que correr o ser arrojados como una muñeca de trapo. Después de varios días de ejercicio, el hipocampo de los animales tenía menos neuro-

25. VAN PRAAG, H., *et al.*: «Running Enhances Neurogenesis, Learning and Long-Term Potentiation in Mice», *Proceedings of the National Academy of Sciences*, vol. 96, pp. 13427-13431 (1999).

nas recién nacidas y aprendieron mucho menos rápido que los ratones que habían corrido la misma distancia, durante el mismo tiempo, pero de forma voluntaria. El ejercicio forzado, al parecer, no promueve la neurogénesis, un hecho que los humanos que se pasan el día tirados viendo la televisión probablemente puedan explotar.

«Correr voluntariamente aumenta la neurogénesis y aumenta el aprendizaje, incluso en animales muy viejos», explicó Gage al dalái lama. «Si los sometes a una prueba de aprendizaje, son más inteligentes. Parece que los efectos de correr sobre la neurogénesis y el aprendizaje dependen de la voluntad. Tiene que ser un acto voluntario. No es sólo la actividad física en sí».

El budismo no tiene mucho que decir sobre el valor del ejercicio o incluso sobre mantenerse en forma, como señalaron con cierta timidez algunos de los monjes recolocándose sus túnicas sobre sus anchas cinturas. Pero estaban intrigados por el descubrimiento de Gage de que sólo el ejercicio voluntario estimulaba la neurogénesis en los ratones; obligar a los animales a nadar o ponerlos encima de una cinta de correr en movimiento no tuvo tal efecto. Esto último podría reflejar el hecho de que la posibilidad de ahogarse o de ser arrojado por la parte posterior de la cinta puede resultar un poco estresante, e inundar un cerebro con hormonas del estrés es una buena manera de matar neuronas y romper sinapsis. Pero el ejercicio voluntario está marcado no sólo por la ausencia de estrés. También se caracteriza por la presencia de ritmos cerebrales llamados ondas theta. Estas ondas, que tienen una frecuencia de seis a doce ciclos por segundo, también están presentes cuando prestas mucha atención a algo, pero no cuando comes o bebes, o estás en piloto automático. «Dado que la actividad theta puede ocurrir sin actividad física, el componente voluntario podría ser la clave para la promoción de la neurogénesis», explicó Gage a los monjes.

En estudios anunciados pocas semanas después de la reunión de los científicos con el dalái lama, en el encuentro anual de 2004 de la Society for Neuroscience, Brian Christie, de la Universidad de Columbia Británica, descubrió que las neuronas individuales de los ratones que tenían ruedas dentro de las jaulas «son drásticamente diferentes» de las de ratones más sedentarios en dos aspectos importantes.[26] Por un lado, tienen más

26. Eadie, B., *et al.*: «Voluntary Exercise Increases Neurogenic Activity in the Dentate

dendritas, las pequeñas proyecciones a través de las cuales una neurona recibe señales de otras neuronas. Las dendritas son las partes de una neurona que tienden a deteriorarse con la edad. Se ha convertido en una obviedad que cuanto mejor conectado está un cerebro, mejor es, lo que permite que la mente que maneja conecte hechos nuevos con viejos, recupere recuerdos e incluso vea vínculos entre hechos aparentemente dispares, la base de la creatividad.

Christie descubrió que no sólo había más dendritas en las neuronas de los ratones que tenían ruedas dentro de las jaulas, sino que cada uno de estos «arbustos» tenía significativamente más «espinas». «Cada una de estas espinas representa un sitio en el que puede darse la comunicación neuronal. De hecho, estamos demostrando que existen razones estructurales para la mejora de las capacidades de aprendizaje y memoria que nosotros y otros hemos observado en los animales que hacen ejercicio», explicó Christie en la reunión. Los experimentos, continuó, «sientan las bases para establecer cambios inducidos por el ejercicio en la estructura cerebral como una manera viable de combatir los efectos deletéreos del envejecimiento» y podrían explicar los efectos beneficiosos sobre las funciones cerebrales de llevar una vida activa.

Neurogénesis y depresión

Cuando Gage se sentó con el dalái lama, estaba claro que, en el cerebro humano adulto, surgen nuevas neuronas a partir de las células madre neurales, que persisten y apoyan la neurogénesis en curso. El descubrimiento sugiere que las posibilidades de neuroplasticidad son mayores de lo que se sospechaba en un principio: es posible que el cerebro no se limite a trabajar con neuronas existentes, ajustándolas a nuevas redes; aparte, podría añadir neuronas jóvenes al conjunto. El electricista neuronal no se limita a trabajar con el cableado existente, como ahora sabemos: puede pasar cables completamente nuevos a través del cerebro.

En los ratones, las nuevas neuronas parecen ayudar con el aprendizaje. Pero en los seres humanos, las nuevas neuronas podrían tener otra fun-

---

Gyrus of the Adult Mammalian Brain: Fact or Fiction?», póster presentado en el encuentro anual de la Society for Neuroscience, 2004.

ción. El descubrimiento de Gage de la neurogénesis en el hipocampo del cerebro humano adulto se produjo justo cuando los neurocientíficos estaban descubriendo que el hipocampo desempeña otro papel: en la depresión. Resulta que en muchas personas que sufren de depresión, el giro dentado del hipocampo se ha reducido a una mera sombra de lo que era antes. No está claro si eso es causa o efecto, es decir, si otro factor ha hecho que el hipocampo se reduzca, lo que ha provocado depresión, o si la depresión ha provocado la reducción. Pero en la primera década del nuevo milenio, los científicos también vieron indicios de que los antidepresivos populares, como Prozac, Zoloft y Paxil, ejercen su efecto terapéutico a través de la neurogénesis: los animales de laboratorio a los que se les administraron estos fármacos no mostraron ningún efecto conductual de la medicación cuando se bloqueaba la neurogénesis.[27]

Eso intrigó a Gage, que vio una relación entre el descubrimiento de la neurogénesis-depresión y su propio trabajo sobre el nacimiento de nuevas neuronas en el hipocampo adulto. La evidencia emergente sugiere que las personas que sufren de depresión son incapaces de reconocer la novedad. «Se oye mucho esto con la gente deprimida. Las cosas me parecen iguales. No hay nada emocionante en la vida», le dijo Gage al dalái lama. Resulta que estos individuos tienen un hipocampo encogido. Puede ser que la depresión sea la incapacidad para reconocer la novedad. Y esta incapacidad de ver las cosas como nuevas, frescas, diferentes, es lo que provoca el sentimiento de depresión. Puede que por eso quieras este reservorio, este alijo de células jóvenes en el hipocampo. Es capaz de reconocer la novedad, de reconocer nuevas experiencias. Sin eso, estas conexiones fijas no podrán reconocer ni adquirir nueva información. «También hay evidencias de que si puedes hacer que alguien con depresión haga ejercicio, su depresión desaparece». La neurogénesis puede ser el antidepresivo definitivo. Cuando se ve afectada por cualquier motivo, la alegría de ver la vida con nuevos ojos y encontrar sorpresas y novedades en el mundo se desvanece. Pero cuando se restaura, ves el mundo de nuevo.

También está claro que el estrés crónico altera la neurogénesis, al menos en ratones. Peter Eriksson, colega de Gage en el estudio que condujo al descubrimiento de la neurogénesis en los seres humanos, sospecha que

---

27. Santarelli, L., *et al.*: «Requirement of Hippocampal Neurogenesis for the Behavioral Effects of Antidepressants», *Science*, vol. 301, pp. 805-809 (8 de agosto de 2003).

eso también esconde lecciones sobre cómo vivimos nuestras vidas. «En los animales de laboratorio, el estrés crónico disminuye drásticamente la neurogénesis y la memoria espacial. Cuando las personas bajo estrés experimentan graves problemas de memoria –olvidan su camino al trabajo, van a la cocina y luego no recuerdan por qué entraron–, es probable que lo que están experimentando sea el efecto muy negativo del estrés sobre la función del hipocampo debido a la disminución de la neurogénesis».

El yo cambiante

Para el dalái lama y los otros budistas que escucharon a Gage ese día, la idea de que incluso una parte del cerebro se desarrolle con nuevas neuronas tocó una fibra sensible. Como les dijo Gage, «el entorno y nuestras experiencias cambian nuestro cerebro, por lo que lo que eres como persona cambia en virtud del entorno en el que vives y las experiencias que tienes». Richie Davidson llamó a ese descubrimiento «un punto de intersección con el budismo».

Para la ciencia, así como para la gente corriente inmersa en las tradiciones de la religión occidental y sus nociones de un alma y un yo, la existencia de la neurogénesis –y la implicación de que el cerebro es cambiante y se renueva constantemente– plantea un desafío. «¿Cómo podemos conciliar el sentido de continuidad o de inmutabilidad y una noción relativamente fija del yo con la noción de que el cerebro está cambiando continuamente, con células que mueren y células que nacen?», preguntó Davidson. El budismo no tiene ese problema. «La cuestión de cómo el yo puede permanecer intacto a pesar de la neuroplasticidad y la neurogénesis no es un problema en lo que respecta al budismo debido a la idea del no yo», respondió Thupten Jinpa.

El concepto budista del yo no es sencillo. Algunos estudiosos dicen que el yo es simplemente el continuo de la conciencia mental. «Pero incluso si se toma eso como la base de la designación del yo, esa corriente de conciencia mental también está en un estado de cambio constante. Así que no hay nada estable allí. O en otra escuela de filosofía budista, hablan del *Alyah Vijana*, el sustrato o conciencia fundamental. Pero incluso si tomas eso como la base del yo, eso también está en un estado de flujo constante. No importa qué base tengas para el yo, todas están en un estado de flujo.

Simplemente no hay ninguna base que sea estática y, por lo tanto, no hay posibilidad de que el yo sea estático e inmutable», dijo Alan Wallace.

Así pues, en marcado contraste con la tradición judeocristiana, el budismo niega la existencia de un alma o un yo personal fijo e inmutable que imbuye a un ser vivo de por vida y más allá. Al rechazar el concepto de ātman, como se llamaba al yo en las tradiciones indias de hace dos mil años, Buda enfatizó la mutabilidad de todos los seres y la pura imposibilidad de definir, y mucho menos encontrar, un yo atemporal e inmutable. Una obra budista titulada *Las preguntas del rey Milinda*, escrita alrededor del siglo II o I a.C., ofrece una analogía. En este texto, un monje llamado Nagasena compara a los seres humanos con carros, que están hechos de muchos elementos: ruedas, chasis, eje, asiento y paredes. Pero no se puede decir que ninguno de estos elementos encarne la esencia del carro. De manera similar, una persona puede verse como una amalgama de cinco elementos: el cuerpo físico, la sensibilidad o sensaciones, la ideación o actividad mental, las percepciones o formaciones mentales y la conciencia.

Los cinco agregados «están en un estado de flujo constante, nunca, nunca estáticos, ni siquiera por un momento, y el yo simplemente se imputa sobre la base de estos agregados psicofísicos. No hay posibilidad, entonces, de que el yo esté menos en un estado de flujo que aquel sobre el que se imputa. La noción de que de alguna manera el yo será menos mutable es completamente una ilusión», señaló Wallace.

Aunque la conciencia se acerca más a la idea de un yo o alma, de hecho experimenta cambios sutiles a medida que llega cada nueva sensación y cada nuevo pensamiento nace y se convierte en parte de esa conciencia. Buda creía que renunciar a la noción del yo liberaría a las personas de los apegos que conducen al deseo y, por consiguiente, al sufrimiento, y que, por lo tanto, les impide trascender la causa del sufrimiento. El reconocimiento del no-yo, por el contrario, fue un paso hacia el fin del sufrimiento personal.

Gage había demolido el dogma de que el cerebro humano deja el útero con todas las neuronas que tendrá y que la neurogénesis es un presente que dejamos atrás en el pasado evolutivo. El cerebro adulto puede añadir neuronas a una estructura crucial para la memoria y para retener la sensación de asombro, la sensación de que el mundo está lleno de novedades y sorpresas. Se dice que la mitad de lo que enseñan las escuelas de medicina está equivocado; la parte difícil es averiguar qué mitad. Con el descubrimiento de la neurogénesis humana, finalmente se descartó como una suposición tan pesimista como errónea la afirmación de que nacemos con todas las neuronas que tendremos y que a partir de este momento todo es cuesta abajo. De todos modos, el nacimiento de nuevas neuronas es sólo una de las bases de la neuroplasticidad.

Capítulo 4

Un niño tendrá que guiarlos

La neuroplasticidad de los cerebros jóvenes

Eşref Armağan nunca ha visto un rayo de luz, una sombra o una montaña. Para él, el color es una propiedad que, según le han dicho las personas, tienen los objetos, y la perspectiva es algo que ha aprendido de las conversaciones casuales de sus amigos. Cuando nació en un barrio pobre de Estambul en 1951, uno de sus ojos no se había desarrollado y el otro estaba dañado, por lo que siempre ha sido funcionalmente ciego. Armağan no recibió educación formal y, aunque intentó jugar con los otros niños de la calle, su ceguera lo diferenciaba, por lo que tuvo que encontrar sus propias diversiones. Cuando era poco más que un niño pequeño, comenzó a trazar líneas en la tierra, y a los seis años, estaba dibujando con lápiz y papel. Cuando era joven, se dedicó a los óleos y finalmente se convirtió en un artista profesional. Los lienzos de Armağan no son remolinos y formas abstractas, ni geometrías austeras o rudimentarias y planas. Muestran molinos de viento y dragones voladores, paisajes vibrantes con sombras y perspectiva de tres puntos. El tipo de imágenes que pensarías que sólo son posibles gracias a la visión.

Pero Armağan ha desarrollado una compensación única por su discapacidad. Empleando un estilete engomado especial, dibuja líneas que puede percibir como bultos y pliegues diminutos, de modo que mientras una mano dibuja una escena, los dedos de la otra se arrastran por detrás, palpando las líneas y «viendo» el dibujo a medida que se desarrolla. Para representar objetos que se alejan en la distancia, confía en un sentido de la perspectiva aparentemente innato. Cuando está satisfecho con un boceto, lo transfiere al lienzo y aplica óleos con los dedos, un color cada vez para que los matices no se manchen, esperando dos o tres días a que se seque el azul antes de aplicar el amarillo, a que se seque el rojo antes de aplicar el negro. Armağan ha logrado cierto éxito en el mundo del arte. Pero en el mundo de la neurociencia, es una verdadera estrella. Su córtex visual, la estructura de la parte posterior del cerebro que normalmente procesa las señales procedentes de los ojos, nunca ha recibido un mensaje de sus ojos. De acuerdo con el dogma del cerebro programado, una estructura destinada por la genética a manejar señales visuales debería, en su ausencia, enfrentarse a una vida de desempleo. Sin embargo, los científicos que exploran la neuroplasticidad tenían otras ideas.

El cerebro con el que naciste

El papel de la experiencia en el desarrollo de la visión y de los otros sentidos ha desconcertado a los científicos durante siglos. En 1688, un filósofo irlandés llamado William Molyneux escribió una carta a John Locke planteando esta hipótesis: si un hombre ciego de nacimiento aprende a distinguir un cubo de una esfera mediante el tacto, y si su vista se recupera repentinamente, si tuviera un cubo y una esfera en una mesa delante de él, ¿podría decir a simple vista cuál es la esfera y cuál el cubo? Molyneux pensaba que no. Locke también concluyó que «el ciego, al principio, no podría decir con certeza cuál era la esfera y cuál el cubo».[1]

Desde sus primeros años como neurocientífica, Helen Neville se sintió atraída por una versión moderna de la pregunta de Molyneux, una que durante mucho tiempo ha ocupado las mentes de padres y educadores, no menos que de filósofos y científicos: ¿cómo y en qué medida las experiencias que tiene un niño interactúan con el cerebro con el que nació? Sí, el cerebro ciertamente parece estar programado, le dijo al dalái lama en el encuentro de 2004. Prácticamente en todos los nacidos, la parte posterior del cerebro recibe y procesa las señales de los ojos en el sentido de la vista, y una banda en la parte superior del cuero cabelludo recibe y procesa las señales de cada punto de la parte exterior del cuerpo, desde los dedos de

1. Pascual-Leone, A., y Hamilton, R.: «The Metamodal Organization of the Brain», *Progress in Brain Research*, vol. 134, pp. 427-445 (2001).

los pies hasta la cabeza en el sentido del tacto, y una región que forma un arco justo encima de las sienes recibe y procesa las señales de los oídos en el sentido del oído. La estructura parece determinar la función.

Pero cuando lo piensas, no hay una razón convincente para esa especialización. Independientemente de en qué parte del cerebro viva una neurona, bien sea el córtex visual o el córtex somatosensorial, es básicamente idéntica a las neuronas de cualquier otra parte. Entonces, ¿por qué un grupo de neuronas es visual y otro táctil y aun otro auditivo? Como Neville le dijo al dalái lama, «la pregunta es, ¿la experiencia visual surge de las propiedades intrínsecas de este tejido, o bien éste es instruido y educado por los ojos para que se vuelva visual? Se trata de una pregunta inmemorial». ¿Qué pasa si, se preguntaba Neville, el tipo de información que recibe un cerebro importa… e importa tanto como las instrucciones que recibe de sus genes? ¿Qué pasa si las funciones especializadas de las diferentes regiones del cerebro –la base de esos mapas cerebrales con «córtex visual» y «córtex auditivo» etiquetados con tanta autoridad– no están en absoluto programadas, ni por el ADN ni por cualquier otra cosa? ¿Qué pasa si, por el contrario, las aportaciones ambientales y, por lo tanto, las experiencias que tiene una persona dan forma al desarrollo y la especialización de las regiones y los circuitos del cerebro?

Como le dijo al dalái lama, «el lema de mi universidad, la Universidad de Oregón, es *Mens Agitat Molen*: las mentes mueven montañas. Y ése es el resultado final de mi investigación. Prácticamente todos los sistemas cerebrales que conocemos –sistemas visuales, sistemas auditivos, sistemas de atención, sistemas del lenguaje– están moldeados de manera importante por la experiencia. Esto es lo que quiero decir con neuroplasticidad. Pero esta capacidad del cerebro para cambiar con la experiencia no es monolítica. Algunos sistemas cerebrales son mucho más plásticos que otros. Algunos son plásticos sólo durante periodos limitados, mientras que otros pueden cambiar a lo largo de la vida. Nuestro trabajo es averiguar cuáles son cuáles».

Desde que se licenció en psicología por la Universidad de Columbia Británica y se doctoró en neuropsicología por la Universidad de Cornell, Neville se ha visto impulsado por la convicción de que al descubrir qué sistemas cerebrales pueden ser esculpidos por la experiencia y cuándo, los científicos podrán indicar a padres, profesores y responsables políticos las mejores formas de ayudar a que los cerebros jóvenes alcancen su plenitud.

«Queremos saber quiénes somos y de dónde venimos», le dijo al dalái lama. «¿Cómo trabajamos? Pero también estudiamos el desarrollo del cerebro porque queremos optimizar el desarrollo humano. En un nivel práctico, lo que aprendemos sobre cómo se desarrolla un cerebro joven y cómo la experiencia influye en él nos puede decir cómo diseñar nuestras escuelas. Si sabemos qué sistemas cerebrales son más sensibles al medio ambiente y a las experiencias que tiene la persona, así como cuándo esos sistemas son más modificables, entonces podemos hacer el mayor bien. Es una investigación básica, pero puede marcar la diferencia en el mundo. Creo que si la gente supiera más sobre el cerebro, podría ayudar a hacer del mundo un lugar mejor. Hemos hecho algunos descubrimientos que nos hacen querer acudir a los responsables políticos y decirles que deberíamos dedicar más recursos a la educación de los niños. Las personas que administran el dinero podrían decir que en lo que se convierte un cerebro y cómo se desarrolla es genético. Nosotros estamos demostrando que no lo es».

Desde hace algún tiempo, estaba claro que el cerebro de un niño es notablemente plástico. Lo admitían incluso científicos que insistían en que el cerebro adulto está tan fijado como el cemento. Piensa en los niños que se han sometido a operaciones que han consistido en la extirpación de un hemisferio cerebral completo, un procedimiento llamado hemisferectomía. A mediados de la década de 1980, esta operación radical se había convertido en el tratamiento de elección para los niños que padecían convulsiones incontrolables y, a menudo, potencialmente mortales debido a anomalías en el desarrollo o a accidentes cerebrovasculares. Por lo general, los neurocirujanos describen la recuperación de los niños como simple y llanamente asombrosa. Si se elimina el hemisferio izquierdo de un niño y por lo tanto (supuestamente) todas las regiones del lenguaje del cerebro, por ejemplo, todavía puede aprender a hablar, leer y escribir siempre que la operación tenga lugar antes de que el niño cumpla los cuatro años. Lo peor que suele sufrir un niño al perder la mitad del cerebro es alguna alteración de la visión periférica y las habilidades motoras finas en un lado del cuerpo, el lado opuesto al de la cirugía.

Una posible razón de la capacidad de recuperación es que en el cerebro esta estructura joven no está inextricablemente ligada a la función. Como resultado, el tejido que queda intacto después de una hemisferectomía puede asumir trabajos que normalmente se asignan al tejido de la mitad del cerebro que se ha extirpado. Después de una hemisferectomía izquierda, por ejemplo, el cerebro reasigna la función del lenguaje al hemisferio derecho intacto. Sin embargo, la plasticidad de esta magnitud disminuye con la edad; así, después de los seis o siete años, la pérdida de las regiones del lenguaje por culpa de una cirugía o una lesión puede dejar un déficit en el lenguaje grave y duradero.

Hasta donde los científicos pueden decir, la base de la plasticidad del cerebro joven es su extrema redundancia: un niño de un año tiene el doble de conexiones neuronales que su madre.[2] Así como un escultor comienza con mucho más mármol del que finalmente constituirá el trabajo terminado, el cerebro humano también comienza con una plétora de conexiones. Cada una de las aproximadamente cien mil millones de neuronas presentes en el cerebro del recién nacido se conecta, más o menos, a un promedio de unas dos mil quinientas neuronas, aunque el número de conexiones puede variar desde unos pocos centenares para las neuronas menos sociables hasta cien mil para las que adoptan la máxima de «extiende la mano y toca a alguien». El cerebro joven no se detiene ahí. Durante los siguientes dos o tres años, la mayoría de sus neuronas continúan en un desenfreno de conectividad hasta que forman un promedio de quince mil sinapsis cada una a los dos o tres años de edad. E independientemente de cuánto aprenda ese cerebro, cuántas experiencias enriquecedoras tenga, cuántos idiomas domine o cuántos algoritmos matemáticos memorice –todos los cuales están codificados en sinapsis–, eso es todo lo conectado que el cerebro llega a estar.

Después de los dos o tres años, el cerebro comienza a perder sinapsis en un proceso llamado poda. «Perdemos aproximadamente la mitad de las conexiones que hacemos durante la primera infancia», le dijo Neville al dalái lama. Se desvanecen como la grasa de un bebé, de modo que neuronas que alguna vez contactaron a través de la sinapsis ya no se comunican entre sí. En el córtex visual, la pérdida de sinapsis comienza incluso antes, justo antes del primer cumpleaños de un niño. Según una estimación, cada día se pierden unos veinte mil millones de sinapsis desde la niñez hasta la adolescencia temprana.[3] Si consideramos mil como una media

---

2. Gopnik, A., *et al.*: *The Scientist in the Crib: Minds, Brains and How Children Learn.* Morrow, Nueva York, 1999, p. 186.
3. Eliot, L.: *What's Going On in There? How the Brain and Mind Develop in the First Five Years of Life.* Bantam: Nueva York, 1999, p. 32.

conservadora para el número de conexiones que hace cada neurona, entonces el cerebro adulto se ha quedado en aproximadamente cien billones de sinapsis, menos de la mitad que en el pico sináptico.[4]

Las sinapsis que perduran son las que tienen tráfico, mientras que las que desaparecen son como líneas de ferrocarril en desuso, que van a la quiebra. El dramático cambio de un cerebro recién nacido dotado de todo un mundo de posibilidades a un cerebro más viejo cuyos circuitos son menos maleables se revela de maneras tanto drásticas como sutiles. Si un bebé nace con cataratas, puede desarrollar una agudeza visual normal aunque sus ojos permanezcan nublados hasta los cinco meses de edad.[5] Si se eliminan las cataratas a esta edad, el cerebro puede reorganizarse, captando los inputs visuales claros que finalmente comienzan a llegar y sintonizando y ajustando el córtex visual para procesarlos. De manera similar, si los ojos de un bebé están desalineados, el cerebro no recibe la información necesaria para desarrollar la capacidad de percibir la profundidad y la distancia. (Tápate un ojo y mira a tu alrededor: el mundo parece plano). Si la cirugía restablece el input convergente necesario para los dos ojos a los once meses de edad, esta «estereopsis» se desarrolla como si no hubiera habido ningún retraso; de nuevo, el cerebro joven todavía es lo suficientemente maleable a los once meses como para asignar circuitos para construir una visión tridimensional a partir de la información que reciben los ojos. Sin embargo, si los ojos permanecen desalineados en la infancia tardía, el cerebro ya no tiene la plasticidad necesaria para desarrollar la visión estereóptica.

Otros sistemas conservan su plasticidad por más tiempo, pero nuevamente con un declive drástico. Los bebés pueden escuchar todos los sonidos en cada uno de los miles de idiomas, desde el francés *u* en *du* hasta el español ñ en *niño* o el inglés *th* en *thin*. Por «escuchar», quiero decir que pueden distinguir, por ejemplo, el sonido inglés *th* del *t*: los fonemas suenan diferentes. Aquellos fonemas que el cerebro infantil escucha con suficiente frecuencia, como es el caso de los de su lengua materna, se representan en el córtex auditivo del cerebro por un pequeño grupo de neuronas que cobran vida con la actividad eléctrica cuando y sólo cuando el sonido

---

4. GOPNIK, A., *et al.*: *The Scientist in the Crib: Minds, Brains and How Children Learn.* Morrow, Nueva York, 1999, p. 181.
5. MAURER, D., *et al.*: «Rapid Improvement in the Acuity of Infants after Visual Input», *Science*, vol. 286, pp. 108-110 (1999).

de ese fonema llega al oído del niño y pasa al cerebro. Este mapa auditivo es como el mapa somatosensorial que he descrito en relación con los estudios en animales que demostraron por primera vez la neuroplasticidad del cerebro adulto. Del mismo modo que hay un grupo de neuronas en el córtex somatosensorial que representa el dedo índice de la mano derecha y otro grupo que representa la rodilla izquierda, y así sucesivamente hasta todos los puntos de la piel, también hay un grupo en el córtex auditivo que representa *gr* y otro que representa *sh*, y así todos los sonidos de tu lengua materna.

Sin embargo, el córtex auditivo tiene un espacio de almacenamiento limitado. Después de unos pocos años, algo cambia. O bien el espacio está literalmente todo usado, sin neuronas de repuesto que puedan ser reclutadas para representar un nuevo fonema, o bien el proceso por el cual los sonidos que se escuchan con frecuencia activan tal grupo se vuelve esclerótico. Sea cual sea el motivo, el resultado es que el cerebro pierde su capacidad para escuchar cada nuevo fonema que se le presente. En un experimento ahora clásico, los bebés japoneses de siete meses no tuvieron problemas para diferenciar el sonido de una *r* inglesa del sonido de una *l* inglesa.[6] Pero los niños de diez meses eran sordos a la diferencia. Aparentemente, el córtex auditivo pierde la capacidad de codificar nuevos fonemas, especialmente si suenan como un fonema que ya ha reclamado un territorio en el córtex auditivo. Es como si a este trozo de cerebro le brotaran carteles de «Vendido» por todas partes, y una vez que se han reclamado todas las parcelas, la fiebre de la tierra neuronal se acaba. «Si no escuchas los sonidos de tu segundo idioma antes de los diez años, nunca aprenderás un acento nativo», le dijo Neville al dalái lama. Sonrió en señal de reconocimiento.

Así pues, el dogma de que el cerebro humano no puede cambiar vino con un asterisco: los cerebros adultos pueden estar fijos, pero los cerebros jóvenes conservan su maleabilidad. Si el cerebro humano tiene la capacidad de cambiar su estructura y función, la inversión de los expertos fue encontrarla en el cerebro de los niños. Ahí es donde Helen Neville decidió buscar.

6. Gopnik, A., *et al.*: *The Scientist in the Crib: Minds, Brains and How Children Learn.* Morrow, Nueva York, 1999, p. 181.

Oír con la vista, ver con el oído

Neville había escuchado toda la sabiduría popular sobre las personas que son ciegas o sordas desde la primera infancia. Desde el principio de los mitos, ha habido mitos sobre ciegos y sordos, relatos de su habilidad casi sobrenatural en otro reino de los sentidos. Especialmente en las personas que son ciegas de nacimiento, de acuerdo con un punto de vista considerado desde hace mucho tiempo tanto en la ciencia como en el folklore, los sentidos supervivientes supuestamente se desarrollan mucho más allá de los de las personas con visión normal, con el resultado de que el sentido del tacto de las personas ciegas se vuelve muy agudo y su oído tan fino que son capaces de discernir la presencia de obstáculos simplemente oyendo los ecos. El folklore lo interpretó como un regalo compensatorio de los dioses.

Los estudios llevados a cabo con animales de laboratorio sugirieron que hay algo de cierto en las leyendas. Las ratas que son ciegas al nacer corren por los laberintos mejor que las ratas videntes, por ejemplo.[7] Puede parecer paradójico, pero las ratas no recorren los laberintos mirando a su alrededor. En lugar de eso, se mueven a tientas rozando sus vibrisas contra las paredes del laberinto. Las vibrisas de las ratas ciegas son más sensibles que las de las ratas videntes. Más intrigante aún, la región del cerebro que recibe señales de las vibrisas (se conoce como córtex de barril) es más grande y tiene una mejor resolución angular –la capacidad de saber de dónde vino el tacto– que el córtex de barril de las ratas videntes. De hecho, la ceguera había cambiado el cerebro de las ratas y, al hacerlo, había agudizado un sentido de supervivencia.

El problema era que los seres humanos no parecían seguir el guion de las ratas. La mayoría de los estudios han encontrado que las personas ciegas no oyen mejor, en el sentido de percibir sonidos más suaves, que las personas videntes.[8] Las personas sordas tampoco ven mejor que las personas oyentes, desde el punto de vista de la capacidad para detectar detalles mínimos, percibir la dirección del movimiento de un objeto que apenas se mueve o ver con una luz más tenue. Cuando Neville estaba desconcertada por el fracaso en encontrar experimentalmente lo que las personas

7. Bavelier, D., y Neville, H. J.: «Cross-Modal Plasticity: Where and How?», *Nature Reviews / Neuroscience*, vol. 3, pp. 443-452 (2002).

8. Ibíd., 444.

ciegas y las personas sordas relataban, y lo que los estudios con animales sugerían que debería existir, se dio cuenta de que un problema podría haber sido que los científicos estaban midiendo cosas incorrectas. Quizás, pensó, la mejora compensatoria en la capacidad sensorial de las personas ciegas o sordas aparece en aspectos más sutiles de la percepción.

Su primera pista de cómo la sordera puede alterar drásticamente el cerebro llegó cuando llevó a cabo un pequeño estudio en personas que eran sordas de nacimiento. Dado que un problema genético había impedido que la cóclea se desarrollara de manera normal, no llegaba ninguna señal electroquímica de los oídos al córtex auditivo primario, que habitualmente recibe y procesa las señales auditivas. Está atrapado en un eterno esperando a Godot, anticipando señales auditivas que nunca llegan. ¿Es la conexión del cerebro tan poderosa, se preguntaba Neville, que esta región se convierte en el Vladimir y el Estragon[9] del cerebro? ¿O, por el contrario, evalúa la desoladora situación y se reestructura?

Era 1983, y las herramientas del juego cerebral eran bastante limitadas, con el uso generalizado de técnicas de imagen sofisticadas como las exploraciones PET y fMRI todavía en el horizonte.[10] Pero una cosa que Neville pudo medir fue la fuerza de la respuesta del cerebro ante un estímulo pegando electrodos por el cuero cabelludo de voluntarios. El estímulo que utilizó fue un simple destello de luz, emitido en un lado, por lo que sus voluntarios –algunos con audición normal y otros que eran sordos de nacimiento o desde la primera infancia– sólo podían verlo gracias a su visión periférica. Miren al frente, les decía. Destello. Destello. Destello.

Luego comparó la respuesta de los cerebros de las personas sordas con la respuesta de los cerebros de las personas que podían oír. El potencial evocado –a grandes rasgos, cuántas neuronas se activan en respuesta al destello– en el cerebro de las personas sordas era dos o tres veces mayor que en las personas con audición normal. Era un indicio de que había algo diferente en cómo *veían* las personas sordas, algo diferente en su visión

9. Vladimir y Estragon son los dos protagonistas de *Esperando a Godot,* obra del teatro del absurdo escrita por el irlandés Samuel Beckett a finales de la década de 1940. Ambos personajes mantienen conversaciones repetitivas y realizan acciones absurdas en un paraje casi desértico mientras esperan a un tal Godot, sin saber muy bien por qué lo están esperando. *(N. del T.)*

10. Neville, H. J., *et al.*: «Altered Visual-Evoked Potentials in Congenitally Deaf Adults», *Brain Research* 266, pp. 127-132 (abril de 1983).

periférica. De todos modos, la fuerza de la respuesta evocada no fue la verdadera sorpresa. Los electrodos que registraron la respuesta de los cerebros de las personas que oían se encontraban justo encima del córtex visual, que es donde cualquier cerebro con un comportamiento normal debería registrar destellos de luz. Pero los electrodos que registraron la respuesta de los cerebros de las personas sordas se encontraban encima del córtex *auditivo*. Era una respuesta preliminar pero tentadora a la pregunta de Neville sobre esperando a Godot. Parecía como si las regiones auditivas no esperaran pacientemente una señal que nunca llega. Cuando los oídos transmiten sólo silencio, de alguna manera las regiones auditivas del cerebro comienzan a captar señales de las retinas.

Parece el montaje para una broma de mal gusto: ¿qué hace el córtex auditivo en el cerebro de las personas completamente sordas? Análogo a «¿qué hace un eunuco en una orgía?». Pero como Neville comenzó a ver, la respuesta no es el obvio «nada». Y con ese entendimiento vendrían algunas de las pruebas más drásticas de que las funciones de las estructuras primarias del cerebro, incluso aquellas supuestamente tan programadas que prácticamente tienen «córtex visual» o un «córtex auditivo» labrado en ellas, se reestructuran a sí mismas como respuesta a la experiencia.

Pasaron años antes de que la neuroplasticidad captara la imaginación de los neurocientíficos, pero fue la neuroplasticidad de algunos de los córtex sensoriales básicos del cerebro lo que Neville descubriría. En una serie de estudios, explicó al dalái lama, trató de precisar qué funciones visuales realiza el córtex auditivo de las personas sordas.[11] En un experimento hizo que los voluntarios prestaran mucha atención a un cuadrado blanco en una pantalla de vídeo y detectaran en qué dirección se movía. A veces, el cuadrado se encontraba en el centro del campo visual y otras veces en la periferia. Cuando los voluntarios seguían el cuadrado, los electrodos colocados en el cuero cabelludo iban midiendo cambios milisegundo por milisegundo en las señales eléctricas que significaban que las neuronas habían registrado el movimiento. Cuando el cuadrado ocupaba el centro del campo visual, la fuerza de la señal cerebral era la misma en personas sordas

11. Neville H. J., y Lawson, D.: «Attention to Central and Peripheral Visual Space in a Movement Detection Task: An Event-Related Potential and Behavioral Study», *Brain Research*, vol. 405, pp. 253-294 (1987); Bavelier, D., *et al.*: «Visual Attention to the Periphery Is Enhanced in Congenitally Deaf Individuals», *Journal of Neuroscience*, vol. 20 pp. 1-6 (2000).

y en personas con audición normal. En cambio, cuando el cuadrado serpenteaba en su visión periférica, las señales cerebrales eran varias veces más intensas en las personas sordas. Esa intensidad de la señal tenía consecuencias en el mundo real: las personas sordas eran mucho más rápidas y precisas que las personas con audición normal a la hora de detectar en qué dirección se movía el cuadrado en su visión periférica.

El cerebro registra señales desde el centro del campo visual y desde la periferia a lo largo de diferentes autopistas neuronales, una especie de vía alta y de vía baja. Cuando la luz cae sobre el borde de la retina, explicó Neville, la señal desciende hasta el córtex visual primario en la parte posterior del cerebro y luego sube hasta el córtex parietal, justo por encima de las orejas, el cual desempeña un papel importante en la integración de información de varios sentidos. Esta autopista de visión periférica también transporta información sobre el movimiento y la localización, y se la conoce coloquialmente como la vía del «dónde». Pero cuando la luz incide en el centro de la retina, viaja desde el córtex visual primario a lo largo de una autopista diferente hacia un grupo de neuronas en la parte frontal del cerebro que se conoce como córtex temporal anteroinferior (algunas de cuyas neuronas son tan especializadas que responden sólo a las caras). Esta autopista de visión central transporta información sobre el color y la forma, y se la conoce como la vía del «qué». Dado que las personas sordas tenían una mejor visión periférica, Neville se dio cuenta de que en realidad la vía del «dónde» podría beneficiarse de la sordera. Es decir, puede ser plástica y maleable, respondiendo a la experiencia.

Por lo tanto, Neville decidió investigar cómo la sordera altera las vías visuales del cerebro.[12] ¿La vía del «dónde», que lleva información sobre el movimiento y la visión periférica, está más marcada por la sordera que la vía del «qué», que lleva información sobre el color, la forma y el campo visual central? Ella y sus colegas tenían voluntarios, algunos sordos y otros con audición normal, que miraban una pantalla en la que unos patrones de puntos cambiaban de color. Esencialmente, los cerebros de los sordos y los oyentes respondieron de la misma manera. Eso apoyó su corazonada de que la vía visual «qué», que maneja el color, no se ve afectada por la sordera. Pero cuando los voluntarios observaron corrientes de puntos en

---

12. Bavelier, *et al.*: «Impact of Early Deafness and Early Exposure to Sign Language on Cerebral Organization for Motion Processing», *Journal of Neuroscience*, vol. 21, pp. 8931-8942 (2001).

movimiento, los cerebros de las personas que oían y los cerebros de las personas sordas actuaron de manera diferente. En las personas sordas, la señal más fuerte se produce en una región que se especializa en detectar movimiento y se encuentra a lo largo de la vía «dónde». Al parecer, perder el sentido del oído produce una compensación muy específica en el cerebro, lo que agudiza la capacidad de ver cambios en el movimiento.

«Todas las funciones de la vía "dónde" están mejoradas», dijo Neville al dalái lama. «Las personas sordas tienen mejor detección del movimiento, mejor visión periférica. Pero ninguna de las funciones de la vía del "qué" –visión del color y visión central– está cambiada». Las personas que tienen una audición normal pero que aprendieron el lenguaje de señas para comunicarse con sus padres y hermanos sordos no muestran esta mejora, lo que sugiere que «este efecto se debe a la privación auditiva, no al aprendizaje del lenguaje de señas», añadió.

No era sólo la fuerza de la señal del «dónde» del cerebro lo que diferenciaba entre las personas sordas y las que oían de manera normal. Su localización también era diferente: había un pico de actividad en el córtex auditivo. Aunque la genética restringe el córtex auditivo a oír, si esta estructura tiene experiencias sensoriales diferentes de las que esperaría la naturaleza –es decir, silencio en lugar de sonidos–, en apariencia puede asumir un trabajo completamente diferente y procesar la información sobre el movimiento. A medida que avanzaba el milenio, tenía pruebas bastante claras de que las personas sordas son mejores que las personas que oyen bien en la visión periférica y en la detección de movimiento gracias a la plasticidad de las autopistas neuronales del cerebro.

Gran parte de su trabajo se había realizado con electrodos, que detectan la actividad eléctrica de las neuronas justo debajo del cuero cabelludo donde están pegados. Pero ésa es una forma bastante imprecisa de localizar una señal cerebral. Por lo tanto, Neville recurrió a la fMRI, la técnica de imágenes que puede señalar una región activa del cerebro con un margen de error de un milímetro más o menos, para determinar con exactitud dónde procesaban las imágenes las personas sordas.

Para estos estudios, ella y su equipo reclutaron a once adultos con sordera congénita que habían aprendido el lenguaje de señas de sus padres sordos desde la infancia, cinco adultos con audición normal que habían aprendido el lenguaje de señas de sus padres sordos desde la infancia (crecieron para ser intérpretes para sordos) y once personas con audición normal que desconocían el lenguaje de señas. Cada voluntario miraba el centro de un monitor de vídeo. En una prueba, vieron 280 puntos repartidos por la pantalla, a veces estáticos y a veces moviéndose radialmente como una estrella en explosión. La tarea consistía en presionar un botón cuando notaban que alguno de los puntos se volvía más tenue. Las atenuaciones eran poco frecuentes, quizás tres en cada prueba de 22 segundos. En la siguiente prueba, veían el mismo campo de puntos, pero debían detectar si aceleraban o desaceleraban. A veces el cambio –atenuación o aceleración– ocurría sólo en los puntos del centro del campo, a veces ocurría sólo en los puntos distribuidos por los bordes y a veces ocurría en ambos lugares.

Cuando se producía aceleración o atenuación en la periferia, los sordos que utilizaban el lenguaje de signos sacaron mejores resultados que cualquiera de los voluntarios con audición normal –utilizaran el lenguaje de signos o no–. Un indicio de que explica la percepción más nítida se puso al descubierto en la fMRI. En las personas sordas, cuando prestaban atención a los puntos en su visión periférica, se activaba un área más grande del cerebro alrededor de la región de detección de movimiento en el lado izquierdo del córtex visual en comparación con la región análoga del lado derecho, una asimetría que no ocurría en las personas con audición normal. Además, sólo las personas sordas mostraron actividad adicional en la parte del cerebro que recibe información sobre múltiples sentidos, incluido el córtex parietal. Eso sugería que las regiones multisensoriales se sintonizan más claramente con la información visual cuando la sordera priva al cerebro de información auditiva. Ésta fue la primera demostración de que las conexiones entre las estructuras cerebrales que primero reciben información visual y aquellas que ensamblan esa información con información de otros sentidos son remodeladas por la experiencia de la sordera. Como resultado, las personas sordas de nacimiento o desde la primera infancia tienen una visión periférica superior. Y esto lo pueden agradecer a la neuroplasticidad.

Para precisar la base de las diferencias en la capacidad, Neville y sus colegas pidieron a once adultos con audición normal y a once adultos con sordera congénita que miraran un monitor de vídeo que estaba dividido en cinco paneles, uno en el centro y cuatro en las esquinas.[13] En una prue-

13. Armstrong, B. A., *et al.*: «Auditory Deprivation Affects Processing of Motion, but

ba, los voluntarios debían prestar atención a una serie de barras verticales azules y verdes en los cuatro paneles de las esquinas y determinar cuándo alguna de ellas se volvía roja, para lo que necesitaron sólo una décima de segundo.

En otra tarea, tenían que fijarse en cuándo unas barras difusas de color gris claro y gris oscuro se desplazaban de izquierda a derecha, para lo que también necesitaron sólo una décima de segundo. La habitación estaba oscura y silenciosa, y los participantes, sentados en cómodas sillas, tenían que pulsar un botón cuando notaban un cambio de color en la primera prueba o un cambio de movimiento en la segunda prueba. Cuando los voluntarios estaban atentos a los cambios de color, la actividad cerebral era prácticamente la misma en las personas sordas que en las personas con audición normal. En cambio, las respuestas del cerebro al movimiento fueron notablemente diferentes. Según informaron Neville y sus colegas en 2002, la actividad cerebral fue mayor en los adultos sordos y se produjo en un área más extensa. Al parecer, en las personas sordas el cerebro compensa la ausencia de audición modificando la circuitería que maneja aspectos particulares de la visión. Incapaces de monitorear el mundo que los rodea mediante el sonido, dedican áreas más grandes del cerebro a procesar la visión y el movimiento periféricos. Después de todo, es más probable que el movimiento señale un cambio o un peligro que el color. Es útil poder notar rápidamente un camión que se aproxima a toda velocidad por un lado.

«Entre las personas sordas, la vía visual está enormemente mejorada, con una respuesta más fuerte a las señales periféricas y una mayor sensibilidad al movimiento», explicó Neville al dalái lama. «Las regiones *auditivas* del cerebro pueden reclutarse para procesar al menos dos aspectos de la visión: la visión periférica y la percepción del movimiento. Ésta fue una de las primeras pruebas de que las especializaciones del cerebro, como el córtex auditivo, no están determinadas anatómicamente. No es una propiedad inherente del tejido».

Tan recientemente como en la década de 1990, los neurocientíficos creían que si los oídos no envían señales al córtex auditivo, las neuronas se atrofian y acaban muriendo, registrando una desolación mayor que la de

---

Not Color», *Brain Research / Cognitive Brain Research*, vol. 14, pp. 422-434 (noviembre de 2002).

una carnicería en una isla de vegetarianos. Pero estaban equivocados. Gracias a la neuroplasticidad, las estructuras cerebrales no están fijadas de ninguna manera a la orientación que pretendía su ADN.

Lo que mostraron los lectores de braille

Algunos de los descubrimientos más revolucionarios sobre la maleabilidad del cerebro de los niños surgieron de un laboratorio que tenía la intención de estudiar el cerebro de los ancianos, en particular, de aquellos que habían sufrido un accidente cerebrovascular. Cuando Mark Hallett comenzó a trabajar en los NIH en 1994, su programa de investigación era claro: tenía la intención de estudiar cómo las personas se recuperan de un accidente cerebrovascular. Y al menos algunos de ellos se recuperan. Aunque el accidente cerebrovascular es considerado popularmente como una sentencia irreversible de parálisis parcial, pérdida del habla y otros trágicos impedimentos, en realidad se estima que un tercio de las víctimas de un accidente cerebrovascular se recupera de manera espontánea, recobrando con bastante rapidez la mayor parte o la totalidad de las funciones que perdieron inmediatamente después del accidente: la capacidad de mover el brazo izquierdo, por ejemplo, o la capacidad de hablar. Otro tercio se recupera después de la fisioterapia. Éstos eran los pacientes que Hallett quería estudiar. ¿Cuál era la base neurológica de su recuperación?

Sus pensamientos se dirigieron a la neuroplasticidad. Si el cerebro recupera el poder del habla después de que la región del lenguaje haya sufrido una lesión, por ejemplo, o puede mover un brazo a pesar de que la franja del córtex motor que lo controla haya sufrido un accidente cerebrovascular, entonces es posible que otra región del cerebro haya reemplazado la región dañada, del mismo modo que un compañero soldado reemplaza a un compañero caído en combate. «En aquel momento, la neuroplasticidad como base para la recuperación de un accidente cerebrovascular sólo era hipotética. La creencia era que el cerebro adulto no cambia. Sin embargo, el trabajo de Mike Merzenich lo planteó como una posibilidad. Entonces comenzamos a hacer estudios en personas que copiaban lo que él había hecho en monos. Casi de inmediato, comenzamos a encontrar cambios plásticos en el cerebro», recordó Hallett en 2005. La investigación que comenzó con el objetivo de descubrir la base para la recuperación de un accidente cerebrovascular aportaría algunas de las pruebas más sólidas de la plasticidad del cerebro joven.

Entre los jóvenes y brillantes científicos que Hallett atrajo a su laboratorio se encontraba Álvaro Pascual-Leone. Nacido en España en 1961, Pascual-Leone se convirtió rápidamente en ciudadano del mundo y obtuvo un máster y un doctorado en neurofisiología en la Facultad de Medicina de la Universidad de Friburgo en Alemania, y continuó su formación en neurología en la Universidad de Minnesota a finales de la década de 1980. Allí se sintió intrigado por los experimentos de Merzenich, especialmente aquél en el que los científicos de la UCSF entrenaron a monos para que mantuvieran dos dedos en contacto con un disco giratorio, presionando lo suficiente para mantener el contacto, pero no tan fuerte como para que los dedos giraran como si estuvieran en un tiovivo. Después de semanas con este entrenamiento, se cuadriplicó el área del córtex somatosensorial que se encarga de procesar las señales de estos dedos, como ya se ha comentado en el Capítulo 2. Esta expansión tuvo un coste para la representación de los dedos adyacentes, que se hizo más pequeña. «Me preguntaba si podría suceder lo mismo en personas que utilizan mucho un solo dedo», dice Pascual-Leone. ¿Quiénes podrían ser esas personas? Personas ciegas que leen en braille con la yema del dedo índice.

El braille tiene sus orígenes en el ejército francés.[14] A principios del siglo XVIII, un soldado llamado Charles Barbier de la Serre inventó un código para mensajes militares que se podía leer en las trincheras de noche sin luz; para ello, utilizó patrones de doce puntos en relieve para representar fonemas. El sistema era demasiado complicado para que los soldados asediados lo dominaran, pero cuando Barbier conoció a Louis Braille, que era ciego desde la infancia, simplificó el sistema en la versión de seis puntos que se utiliza desde entonces. El braille no es un idioma en sí mismo, sino más bien un código mediante el cual se pueden leer y escribir otros idiomas, desde el inglés hasta el japonés, el árabe y el hebreo. Los puntos en relieve están ordenados en «celdas braille»: cada celda contiene dos columnas de puntos y cada columna tiene cero, uno, dos o tres puntos. Por lo tanto, hay 63 combinaciones posibles, lo que permite que cada celda represente una letra del alfabeto, un número, un signo de puntuación o

14. SADATO, N.: «How the Blind "See" Braille: Lessons from fMRI», *Neuroscientist*, vol. 11, pp. 1-6 (2005).

una palabra completa. Dado que los puntos dentro de una celda están separados por sólo 2,29 milímetros y las celdas en sí están separadas por sólo 4 milímetros, se requiere una agudeza táctil extremadamente fina para leer braille.

Con la ayuda de una asociación local para ciegos, Pascual-Leone encontró un grupo de expertos en braille felices de ofrecerse como voluntarios para la investigación. También reclutó a personas con visión normal para que sirvieran como controles. Para determinar cómo los cerebros de las personas que leen en braille manejaban el sentido del tacto, utilizó una técnica llamada potenciales evocados somatosensoriales. La idea básica es administrar pequeñas descargas eléctricas a la punta del dedo lector, mientras que una maraña de electrodos conectados en el cuero cabelludo por encima del córtex somatosensorial detecta qué puntos registran la sensación. En otras palabras, la piel envía señales; ¿en qué parte del cerebro se reciben? Eso revelaría el alcance de la representación cortical del dedo lector.

El córtex somatosensorial contiene un mapa del cuerpo, aunque aparentemente dibujado por un cartógrafo con sentido del humor. Estas bandas gemelas de materia gris, una para el lado derecho del cuerpo y otra para el izquierdo, van desde la parte superior de la cabeza hasta justo encima de la oreja. Cada punto de la piel está representado por un punto en el córtex somatosensorial, al igual que la esquina entre las calles Twelfth y Vine está representada por líneas que se cruzan en un mapa callejero. Fue el neurocirujano canadiense Wilder Penfield quien descubrió, en experimentos llevados a cabo en las décadas de 1940 y 1950, cuán bromista era el cartógrafo. Cuando los pacientes estaban a punto de someterse a una cirugía cerebral, Penfield estimulaba (con una leve descarga eléctrica) un punto tras otro en la superficie del cerebro expuesto. El cerebro no tiene receptores sensoriales en sí mismo y, por lo tanto, no siente las pequeñas descargas. Sin embargo, tienen un efecto que desencadena actividad electroquímica. Penfield preguntaba a sus sujetos conscientes qué sentían. Era extraño: los pacientes estaban seguros de que Penfield les había tocado los dedos, los labios, la pierna o el brazo. Sin embargo, todo lo que había hecho era provocar que las neuronas se dispararan en la región del córtex somatosensorial que recibe señales de los dedos, los labios, la pierna o el brazo. El cerebro no puede discernir si las neuronas se disparan porque llega una señal al cerebro desde el punto que se ha tocado o porque un neurocirujano curioso las ha excitado. De esta manera, Penfield pudo determinar qué puntos en la banda somatosensorial corresponden a qué puntos en el cuerpo.

Y fue entonces cuando descubrió lo extraño que era el mapa. No es como un mapa de calles, donde la línea que representa la calle 1 se cruza con la calle 42, justo al sur de donde se encuentra con la calle 43 y al norte de la intersección con la calle 41, que además son equidistantes entre sí. Si el mapa somatosensorial fuera igualmente fiel, sería un pequeño homúnculo, una representación minúscula pero precisa del cuerpo extendido a lo largo de la banda del córtex, con la cabeza encima del cuello, éste encima de los hombros, éstos encima del tronco... hasta llegar a los dedos de los pies. En cambio, la representación somatosensorial de la mano se encuentra al lado de la cara; los genitales se encuentran justo debajo de los pies; los labios empequeñecen el tronco y las pantorrillas, y las manos y los dedos son enormes en comparación con los hombros y la espalda, que son pequeñísimos. ¿Cuál es la razón? Cuanto más espacio cortical reclame una parte del cuerpo, mayor será su sensibilidad (compara la sensibilidad de tu lengua con el dorso de tu mano: la punta de tu lengua puede notar los bordes de tus dientes incisivos, pero el dorso de tu mano sólo los percibe como un borde romo). Ésta es la banda de córtex que Pascual-Leone estaba investigando.

Lo que Pascual-Leone observó fue que el área del cerebro que procesa lo que siente el dedo con el que lee un lector experto de braille es mucho mayor que el área que maneja un dedo no utilizado para leer o el dedo índice de una persona que no sabe leer braille.[15] La estimulación adicional que siente de manera habitual un dedo utilizado para leer braille –estimulación a la que la persona presta atención– provoca una expansión de la región del córtex somatosensorial dedicada a procesar esa información. Al igual que en los monos de Merzenich, esa expansión se produce a expensas de otros dedos, explicó Pascual-Leone en 1993. «El pulgar y el dedo medio se desplazan de su lugar habitual en el córtex somatosensorial», dice. Resulta que el córtex somatosensorial no está tan fuertemente ligado a cómo representa las partes del cuerpo. En respuesta a una lesión o amputación (como descubrió Merzenich en los monos que estudió), o a un

15. Pascual-Leone A., y Torres, F.: «Plasticity of the Sensorimotor Cortex Representation of the Reading Finger in Braille Readers», *Brain*, vol. 116, pp. 39-52 (1992).

comportamiento o actividad (como leer braille), reordena, agranda o encoge el territorio cortical que asigna a tal o cual parte del cuerpo.

Para Pascual-Leone, ese hallazgo fue el comienzo, no el final, de una saga que lo llevaría a algunos de los descubrimientos más espectaculares en neuroplasticidad. Tan pronto como lo publicó, comenzó a preguntarse sobre otras cosas. Claro, tiene sentido que la representación del dedo con el que lee un experto en braille se expanda en el córtex somatosensorial y saque a codazos (¿a dedazos?) las representaciones del pulgar y el dedo corazón, mucho menos utilizados. Pero el tacto es sólo una parte de la lectura en braille. El movimiento es igual de importante. Para leer braille, no sólo hay que deslizar el dedo por los puntos con un solo movimiento. Al contrario, el dedo tiene que moverse rápidamente a ambos lados de cada celda tantas veces como sea necesario para descifrar el carácter, y sólo entonces pasar a la siguiente celda. Todo esto sucede en una fracción de segundo, pero los movimientos laterales realizados mientras se lee de izquierda a derecha requieren un control motor preciso. «Los lectores de braille mueven su dedo lector con una precisión extraordinaria. Nos preguntamos si eso se observaría en el córtex motor», dice Pascual-Leone. Ése sería su primer proyecto cuando comenzó a trabajar en el laboratorio de Mark Hallett en los NIH, investigando cómo responde el córtex motor a la lectura en braille.

Los neurocientíficos acababan de inventar un juguete nuevo. Llamado estimulación magnética transcraneal (EMT), produce ráfagas cortas de un potente pulso magnético procedente de una bobina electromagnética de alambre en forma de ocho, la cual se coloca en el cuero cabelludo. Las ráfagas inducen una corriente eléctrica que fluye en la región del cerebro que está justo debajo de la bobina, excitando o inhibiendo temporalmente esa área. Cuando la EMT inhibe la actividad, el efecto es como un accidente cerebrovascular momentáneo: esa región del cerebro deja de funcionar durante un breve lapso de tiempo. Por lo tanto, la EMT se puede utilizar para identificar qué regiones del cerebro son necesarias para tareas particulares. Si el voluntario no puede hacer algo cuando esa parte de su cerebro deja de funcionar, se puede inferir que esa región es imprescindible para realizar dicha tarea. De esta manera, es posible trazar un mapa del córtex motor: si una descarga en un punto provoca la inmovilidad del dedo índice y una descarga en un punto adyacente tiene el mismo efecto, pero una descarga en un tercer punto no afecta la movilidad del dedo, entonces la región que incluye los dos primeros puntos, pero no el tercero, constituye la representación del córtex motor del dedo índice.

Esto es lo que hizo Pascual-Leone con sus lectores ciegos de braille. Utilizando la EMT, él y sus colegas descubrieron que en lectores de braille experimentados, la representación motora del dígito con el que leen es considerablemente más grande que la representación del dedo correspondiente de la otra mano o de los dos dedos meñiques. Y la representación del dedo meñique de la mano con la que leen es considerablemente más pequeña que la del meñique de la otra mano. El dedo lector ha usurpado lo que legítimamente correspondía al dedo meñique. Cuando realizaron la misma cartografía en el cerebro de personas con visión normal, encontraron que la representación de los dedos índice derecho e izquierdo ocupaba aproximadamente el mismo espacio. Y el territorio reclamado por el dedo meñique de la mano del dedo lector no estaba especialmente reducido en comparación con el territorio del meñique de la otra mano. Pascual-Leone había descubierto, en personas, lo que Michael Merzenich y su equipo de la UCSF habían descubierto en monos: cuando un animal utiliza un dedo repetidamente, la región del cerebro que controla ese dedo se expande. En los lectores ciegos de braille, las representaciones del dedo con el que leen tanto en el córtex motor como en el córtex somatosensorial son considerablemente más grandes que en las personas que no saben leer braille. La experiencia había provocado cambios significativos en el cerebro con el que había nacido una persona ciega, modificando el córtex en respuesta a las demandas que suponía leer en braille.

La conclusión fue clara, dijo Mark Hallett: «La representación cortical del dedo con el que leían los lectores experimentados de braille se amplía en detrimento de la representación de los otros dedos». Después de todo, el cerebro tiene límites al igual que los tiene una ciudad. Si se destina espacio para algo –por ejemplo, para mover el dedo con el que se lee en braille o para construir un parque–, entonces hay que sacrificar otras cosas. Y el espacio que está más cerca es la representación en el córtex motor del dedo meñique de la mano con la que se lee.

En 1993, un científico japonés, Norihiro Sadato, se incorporó al laboratorio de Hallett como becario postdoctoral. Diez años antes, se había graduado en la Facultad de Medicina de la Universidad de Kyoto, y, aunque había terminado una residencia en radiología diagnóstica (así como en medicina interna y cirugía general), le había picado el gusanillo de la investigación. «Como médico que trabajaba en neurorradiología diagnóstica, aprendí mucho sobre los detalles estructurales del cerebro, pero quería saber más sobre sus funciones y visualizarlas», dice. No pudo hacerlo en una ocasión más propicia. La década de 1980 había sido testigo de una explosión de investigaciones en lo que se ha llamado (no siempre amablemente) «la nueva frenología». Los desacreditados frenólogos de siglos pasados diagnosticaban la personalidad, la inteligencia y otros rasgos mentales por la forma del cráneo. Pero ahora, los sofisticados escáneres detectaban las regiones activas del cerebro gracias a las imágenes neurológicas ofrecidas. El primer dispositivo de imágenes neurológicas funcionales que surgió del laboratorio fue la tomografía por emisión de positrones, más conocida como PET, que se desarrolló en la década de 1980. Los escáneres PET detectan el flujo sanguíneo regional en el cerebro. La sangre transporta glucosa, que las células cerebrales consumen con mayor voracidad cuando están activas, ya que el metabolismo de la glucosa aumenta en paralelo con la actividad neuronal. Al detectar regiones de mayor flujo sanguíneo, la PET infiere qué regiones están activas y, por defecto, cuáles están relativamente inactivas.

Ésta es la herramienta que utilizó Sadato cuando se unió al laboratorio de Hallett. Estaba interesado en los sustratos neurales del movimiento de la mano: ¿qué características del cerebro subyacen al control motor fino de, por ejemplo, un pianista o un tejedor, y cómo cambia el cerebro a medida que alguien adquiere una destreza manual cada vez mayor? Sobre la base del descubrimiento de Pascual-Leone de que cambia el córtex motor de los lectores experimentados de braille, Sadato esperaba encontrar algo bastante sencillo: cuando alguien se convierte en experto en leer en braille, el lado del córtex motor responsable de controlar el dedo con el que lee debería ser más activo y tener una resolución mucho más fina que el otro lado. (El córtex motor derecho controla el lado izquierdo del cuerpo, incluido el dedo índice izquierdo, mientras que el córtex motor izquierdo controla el lado derecho del cuerpo, incluido el dedo índice derecho, que la mayoría de las personas ciegas utilizan para leer en braille).

El centro clínico de los NIH en Bethesda, Maryland, cuenta con un sistema de registro a través del cual los pacientes pueden ofrecerse como voluntarios para estudios. Entre estas personas Sadato encontró a sus sujetos de control, gente con visión normal, mientras que para reclutar a los sujetos ciegos se puso en contacto con grupos de apoyo para ciegos. En su laboratorio no había una impresora en braille, por lo que tuvo que recurrir a un alma caritativa del Departamento de Educación de la ciudad para que le imprimiera celdas en este sistema de lectura. Estaba preparado para llevar a cabo sus primeros experimentos.

Hizo que sus voluntarios de lectura en braille leyeran una serie de palabras en braille, así como cadenas de caracteres que no eran palabras (*gr-xlto*, por ejemplo) mientras la PET detectaba regiones de mayor actividad en el cerebro. Basándose en el descubrimiento de Pascual-Leone de que la representación del dedo con el que se lee se expande en el córtex motor, Sadato pensaba que la PET también mostraría una mayor actividad allí.

La PET tiene una gran ventaja sobre la EMT. Como he mencionado poco antes, con la EMT se induce un cortocircuito temporal únicamente en una pequeña región del cerebro, justo debajo de donde se colocan los imanes.

Es como un poderoso telescopio: dirígelo a algún diminuto punto del cielo y verás esa pequeña región con gran detalle, pero si el cometa de tu vida atraviesa una región a la que no estás apuntando con tu telescopio, no tendrás suerte; en cambio, el tipo que está mirando toda la bóveda celeste con sólo un par de binoculares hará el descubrimiento. De manera similar, con la EMT, en la pantalla no aparece lo que está sucediendo en otras regiones del cerebro, mientras que con la PET se ve todo el cerebro, mostrando actividad en todas partes, y cuando las lecturas numéricas se transforman en colores para facilitar la lectura, los puntos de mucha o poca actividad prácticamente te gritan. «Aunque nuestro interés estaba centrado en una parte específica del cerebro, pudimos detectar cambios en otras áreas del cerebro», explica Sadato.

Cuando en la primavera de 1994 completó un análisis preliminar de los datos de tres participantes, le preocupó ver algo que parecía estar muy mal, ya que la activación se estaba recibiendo en el lugar equivocado. «Creí que se había producido un error en el proceso de análisis, así que lo verifiqué con cuidado y repetidamente», comenta Sadato. Pero independientemente de cómo comprobara y verificara y analizara y volviera a analizar los datos, la extraña señal seguía allí presente. Acudió a Mark Hallett, su jefe, con la mala noticia. «Vino y me dijo que el córtex visual se activa cuando los voluntarios leen en braille», interviene Hallett.

«Quedamos asombrados», recuerda Sadato más de una década después. Si estaba en lo cierto, sería un descubrimiento fundamental que una región del cerebro supuestamente programada para ver pudiera sentir. Hallett y Pascual-Leone lo felicitaron efusivamente.

Sin embargo, ésa no fue una reacción universal. Cuando Sadato redactó el estudio y lo envió a la revista *Science*, con sede en Washington, DC, los evaluadores –científicos a quienes los editores piden que lean el manuscrito y asesoren sobre si el experimento ha sido lo suficientemente sólido y el análisis lo suficientemente robusto como para justificar la publicación en esta exigente revista– eran decididamente escépticos, y era comprensible. No había muchos motivos para esperar que el córtex visual tuviera algo que ver con la información táctil. Por un lado, si tu córtex visual primario está destruido, no puedes ver, pero aún puedes sentir cosas en tu piel. Por otro lado, cuando los ojos envían imágenes al cerebro y cuando la piel envía sensaciones, estas dos señales viajan por vías distintas y físicamente separadas, y llegan a destinos distintos y físicamente separados: el córtex visual primario en la parte posterior del cerebro y el córtex somatosensorial primario a lo largo de la parte superior de la cabeza, respectivamente. Ni siquiera están cerca el uno del otro.

Sadato repitió el análisis para asegurarse de que sólo los voluntarios ciegos y no los que tenían visión habían presentado una activación del córtex visual primario durante la lectura en braille. Pero *Science* seguía sin estar interesada. Entonces, en el verano de 1995 los investigadores de los NIH enviaron su artículo a la revista *Nature*, con sede en Londres, la principal competidora de *Science*. El estudio se publicó el siguiente mes de abril y el mundo pudo saber que cuando las personas que son ciegas de nacimiento sienten puntos braille, el córtex visual de su cerebro, y no sólo su córtex somatosensorial, bulle de actividad.[16] «Estos hallazgos sugieren una plasticidad cerebral notable», observó Sadato al recordar los espectaculares hallazgos.

El descubrimiento puso patas arriba una antigua creencia de que en las personas ciegas de nacimiento o desde una edad temprana, el córtex visual es como un operario de código Morse en el siglo XXI: como las señales que está programadas para ser procesadas, traducidas y entregadas para su posterior análisis nunca llegan, no tiene nada que ver. Durante casi todo el tiempo que ha existido una ciencia del cerebro, los investigadores asumie-

---

16. SADATO, N.: «Activation of the Primary Visual Cortex by Braille Reading in Blind Subjects», *Nature* vol. 380, pp. 526-528 (1996).

ron que, en ausencia de señales de la retina, el córtex visual dejaría de funcionar. Sadato demostró lo equivocados que estaban. «Eso, por supuesto, nos emocionó mucho, así que comenzamos a investigar más», dice Mark Hallett. Primero, él y Sadato confirmaron el hallazgo de la PET con la fMRI. También clasificaron a sus voluntarios por edades para ver si la capacidad de plasticidad transmodal –reclutar una región del cerebro que normalmente maneja información de un sentido, como la visión, para procesar información en otro canal sensorial, como el tacto– varía en función de cuándo la persona se quedó ciega. Después de todo, alguien que se ha quedado ciego a una edad avanzada ha vivido años en los que su córtex visual se había acostumbrado a ver.

Tal como sospechaba Hallett, la capacidad para esta forma extrema de plasticidad disminuye con la edad y de manera bastante abrupta.[17] Parecía que las personas que pierden la vista entre los once y los quince años (como en todo lo relacionado con el cerebro, existen diferencias individuales) no experimentan la transformación radical de relocalizar el córtex visual para procesar el sentido del tacto. No se sabe muy bien qué sucede, a nivel celular o molecular, para prevenir esta relocalización. En palabras de Hallett, «la capacidad de neuroplasticidad disminuye con la edad, pero no desaparece por completo, y existe cierta capacidad neuroplástica a cualquier edad. No la pierdes hasta que te mueres».

Había una cuestión molesta sobre el descubrimiento de que el córtex visual está activo cuando las personas ciegas leen braille. La PET revela qué regiones están activas cuando el cerebro realiza alguna tarea, pero no puede decir si estas regiones activas son las *necesarias* para dicha tarea. Si una persona nerviosa siempre se aclara la garganta antes de hablar, no concluimos que el carraspeo sea lo que provoque el habla. La relación entre aclararse la garganta y hablar es correlacional, no causal. O para citar una analogía con el cerebro, imagina que el córtex está llevando a cabo una tarea aburrida, como recitar el alfabeto una y otra vez. La imagen de la PET muestra que la región del «aburrimiento» del cerebro se activa. Si interpretas eso como una evidencia de que esta región es necesaria para recitar el alfabeto, te estarás equivocando.

---

17. Burton, H.: «Visual Cortex Activity in Early and Late Blind People», *Journal of Neuroscience*, vol. 23, pp. 4005-4011 (2003).

Los científicos de los NIH sabían que necesitaban saber si la activación del córtex visual durante la lectura en braille era correlacional o causal. Hallett sugirió que su colega Leonardo Cohen llevara a cabo un estudio utilizando EMT sobre el córtex visual. Como hemos visto anteriormente, la EMT produce una lesión temporal en la parte del cerebro en la que se aplica. Cohen supuso que si el córtex estaba activo –como el área de aburrimiento durante una tarea monótona e innecesaria–, entonces una lesión temporal no afectaría a la capacidad de los voluntarios ciegos para leer braille. Pero si el córtex visual es necesario para leer braille, eliminarlo tendría efectos considerables.

Así pues, Cohen y sus colegas usaron la EMT para desactivar temporalmente el córtex visual en personas ciegas de nacimiento y que eran lectores competentes de braille, así como en personas con visión normal, y luego examinaron la capacidad táctil de los voluntarios.[18] En las personas con visión normal, no hubo diferencia en la agudeza de su sentido del tacto, independientemente de que su córtex visual estuviera desactivado temporalmente o no: podían sentir una letra romana en relieve y decir qué letra era incluso cuando la EMS les había desactivado el córtex visual. (Un hallazgo interesante en sí mismo, aparte de sus implicaciones para la neuroplasticidad, ya que sugiere que cuando sentimos algo y tratamos de identificarlo, presumiblemente evocando una imagen mental, no necesitamos nuestro córtex visual). Cuando la visión es normal, el cerebro no necesita recurrir a su potencial neuroplástico y convertir el córtex visual en un centro de procesamiento para el sentido del tacto. ¿Qué razón tendría para hacerlo? Esas señales táctiles son recibidas, procesadas y decodificadas perfectamente gracias al córtex somatosensorial. El córtex visual no tiene más que decir al respecto que los ojos cuando olemos la lavanda.

Sin embargo, la situación fue diferente para los lectores ciegos de braille. Cuando la EMS desactivó su córtex visual fue como si sus dedos estuvieran tocando distraídamente las arrugas de un tronco de madera. Los puntos en relieve que sentían no tenían ningún significado para ellos. Las personas ciegas ya no podían saber qué estaban sintiendo sus dedos, informaron los científicos en 1997. Sabían perfectamente que sus dedos habían pasado por encima de puntos braille, pero la EMS los había incapacitado

18. Cohen, L. G., *et al.*: «Functional Relevance of Cross-Modal Plasticity in Blind Humans», *Nature*, vol. 389, pp. 180-183 (11 de septiembre de 1997).

para leerlos. Sentían los puntos «diferentes», «más planos», «menos nítidos y peor definidos», les dijeron a los científicos.

«Ésta era la diferencia entre mostrar que el córtex visual está *involucrado* y mostrar que es *necesario*» para procesar las sensaciones táctiles de los puntos en relieve del braille, dijo Mark Hallett. El córtex visual no se activó simplemente durante la lectura en braille, sino que era necesario para la lectura en braille. Cuando los ojos no envían ninguna señal al córtex visual, la neuroplasticidad permite que esa región realice una nueva función y se especialice en el sentido del tacto. Los científicos sugirieron que esta plasticidad transmodal «puede explicar en parte la capacidad superior de percepción táctil de los individuos ciegos». Después de todo, si las personas ciegas recurren a dos poderosas estructuras cerebrales (córtex somatosensorial y córtex visual) para decodificar la sensación del tacto, no es de extrañar que sean más sensibles que los individuos cuyo córtex visual está completamente ocupado decodificando las señales que le envían los ojos, y sólo puedan utilizar el córtex somatosensorial para descifrar qué sienten los dedos. Piensa en ello como una especie de premio de consolación: si un niño es ciego, el cerebro compensa en parte el sentido perdido dando mayor agudeza a los sentidos que se mantienen.

Sin embargo, depender del sistema visual para procesar la información táctil de los dedos también puede causar problemas. En el año 2000, los científicos describieron el caso de una mujer que se había quedado ciega de pequeña y que trabajaba como correctora de galeradas para un boletín informativo en braille.[19] Cuando tenía 62 años, sufrió un derrame cerebral en el córtex visual. Según la antigua forma de ver el cerebro, el hecho de que una persona ciega sufra un daño en su córtex visual es como si un parapléjico se fracturara una pierna. El sitio de la lesión no le estaba haciendo ningún bien, por lo que una lesión adicional debería haber tenido pocos efectos nocivos. Sin embargo, aunque todavía podía identificar los objetos cotidianos mediante el tacto, el accidente cerebrovascular la dejó incapaz de leer en braille. Podía sentir muy bien los puntos en relieve, les dijo a los científicos, pero no podía «darles sentido». Su córtex visual había asumido el trabajo de palpar los puntos en relieve y de traducirlos en lenguaje. Una vez dañado, ya no podía sentir el braille.

---

19. Hamilton, R., *et al.*: «Alexia for Braille Following Bilateral Occipital Stroke in an Early Blind Woman», *Neuroreport*, vol. 11, pp. 237-240 (7 de febrero de 2000).

Ojos que oyen

La neuroplasticidad no está exenta de ironías. En las personas con visión normal, el córtex visual se mantiene tan ocupado con la visión que no tiene capacidad adicional para hacer nada más. En las personas con audición normal, el córtex auditivo está tan ocupado con la audición que no tiene capacidad para nada más. Es sólo en los ciegos y sordos en los que estos córtex sensoriales primarios se desvían de su destino genético, y a medida que avanzaba el milenio, Neville iría complementando lo que el equipo de Hallett había descubierto sobre la plasticidad del córtex visual.

Una creencia popular dice que los ciegos tienen un oído más agudo que las demás personas. Pero, como hemos visto antes, los experimentos llevados a cabo no han podido validar esta teoría. Por ejemplo, las personas ciegas no pueden oír sonidos más bajos que las personas con visión normal. Pero como parte de su corazonada de que es más probable que la neuroplasticidad afecte funciones más sutiles o más sofisticadas del cerebro, Neville decidió estudiar en las personas ciegas el análogo auditivo de la superioridad de la visión periférica que había descubierto en las personas sordas: el procesamiento de sonidos periféricos. En un estudio con colegas en Alemania, dieciséis voluntarios –ocho con ceguera congénita y ocho con visión normal, pero con los ojos vendados– se turnaron en una cámara especial insonorizada.[20] A su alrededor había cuatro altavoces, uno justo delante y los otros en el lado derecho, el último de ellos a la altura del hombro derecho de la persona. Los voluntarios tenían que decir cuándo un tono proveniente del altavoz central o del altavoz situado más a la derecha era más agudo que los tonos anteriores. Debían ignorar los otros dos altavoces. Si pulsaban el botón cuando el tono más agudo provenía del altavoz en el que estaban concentrados, se contaba como una respuesta correcta. Si presionaban el botón cuando el tono más agudo provenía de un altavoz diferente al que se suponía que debían estar prestando atención, se consideraba respuesta incorrecta. Para medir la actividad de las neuronas y saber qué pasaba en el cerebro de los voluntarios durante la prueba, los científicos les conectaron electrodos en el cuero cabelludo. Cuando la tarea era saber cuándo el tono del altavoz central era

20. Röder, B., *et al.*: «Improved Auditory Spatial Tuning in Blind Humans», *Nature*, vol. 400, pp. 162-166 (1999).

más agudo, los dieciséis voluntarios lo hicieron bien. Los resultados fueron más discretos cuando se les pidió que monitorearan los tonos del altavoz periférico, pero las personas ciegas lo hicieron mejor que el grupo de control. En este estudio llevado a cabo en 1999, los científicos observaron que las personas ciegas eran más rápidas en detectar el cambio de tono, y las señales cerebrales asociadas con esta percepción también eran más veloces, volviendo al estado de reposo más rápidamente que en las personas con visión normal. La pérdida de visión durante la primera infancia o antes había agudizado la audición periférica, al igual que la pérdida de audición había agudizado la visión periférica.

Más curioso fue en qué parte del cerebro se activaron las neuronas en respuesta a los sonidos periféricos. Como era de esperar, cuando las personas con visión normal escuchaban atentamente un altavoz en su audición periférica, la actividad neuronal más fuerte se situaba alrededor de su córtex auditivo. En cambio, en las personas ciegas la respuesta se produjo en el córtex visual. Esto mostró que sus cerebros tenían una organización diferente a la de las personas con visión normal, una «reorganización compensatoria», como la llamó Neville. «Las personas ciegas pueden detectar los sonidos periféricos mucho mejor que las personas con visión normal, y de hecho activan el córtex visual primario durante la audición», le dijo al dalái lama. Había descubierto el equivalente humano del trabajo de Mriganka Sur con sus hurones reprogramados, en los cuales el córtex auditivo veía y el córtex visual oía. Sus estudios demostraban que la disposición había sido alterada, ya que gracias a la cirugía había dado una nueva dirección a las neuronas, como hemos visto en el Capítulo 2. En las personas ciegas que Neville estudió, la reorganización cortical era el resultado de las vidas que llevaban, vidas sin visión. La noción de que las personas ciegas de nacimiento o desde la primera infancia pueden localizar los sonidos con mayor precisión que las personas con visión normal no es un mito. Cuando lo piensas, tiene sentido que el córtex visual lea la escritura en una pared –la ausencia de señales de los ojos– y que cambie de función. Después de todo, las regiones visuales ocupan alrededor del 35 % del volumen del cerebro,[21] una gran cantidad de materia gris para permanecer ociosa sin hacer nada…

---

21. Gilbert, S. J., y Walsh, V.: «Vision: The Versatile "Visual" Cortex», *Current Biology*, vol. 14, pp. R1056-R1057 (29 de diciembre de 2004).

«Ver» el lenguaje

Hasta el cambio de milenio, los estudios sobre lo que puede hacer el córtex auditivo en las personas sordas y lo que puede hacer el córtex visual en las personas ciegas se habían centrado en el procesamiento sensorial: un córtex auditivo que ve y da a las personas sordas una mayor agudeza periférica, y un córtex visual que oye y da a las personas ciegas una mayor sensibilidad a la procedencia de los sonidos. La siguiente ronda de estudios revelaría algo aún más sorprendente. Un córtex sensorial, que los neurocientíficos siempre habían asumido que se especializaba en captar uno u otro tipo de información del mundo exterior, puede ser más inteligente de lo que se había pensado. Un córtex sensorial no se limita a encargarse de uno de los cinco sentidos.

Los profesores y médicos habían notado desde hacía mucho tiempo que los niños ciegos de nacimiento tardan más en adquirir el lenguaje que sus compañeros con visión normal. Aprenden con mayor lentitud pronombres y adverbios de lugar como *aquí* y *allá*, por ejemplo, así como términos deícticos como *esto* y *aquello*. Eso parecía extraño, ya que los bebés dependen del oído y no de la vista para aprender el lenguaje. Era de suponer que el desarrollo del lenguaje de un niño ciego se aceleraría, no retrasaría, gracias a una audición superior. Aún más extraño, aunque los adultos ciegos no tienen un umbral de audición más bajo que los adultos con visión normal, reconocen mejor las voces y comprenden mejor las palabras en un ambiente con mucho ruido: el llamado efecto de fiesta de cóctel. Esto sugiere que su superioridad auditiva no ocurre al detectar cuándo llega un sonido, sino en el procesamiento superior del lenguaje, lo que les permite seguir una conversación a la que están prestando atención en medio del bullicio de fondo.

La búsqueda de cómo la ceguera afecta a la actividad del lenguaje en el cerebro llevó a Neville por un nuevo camino. Por un lado, el lenguaje se encuentra a un nivel superior en la complejidad neurológica que la mera percepción sensorial.

Por otro lado, a primera vista, tampoco hay una razón en particular por la que la ceguera deba desencadenar cambios neuroplásticos en cómo el cerebro da sentido a los sonidos y los convierte en lenguaje. Aun así, leer braille activa el córtex «visual». ¿Podría el lenguaje hablado hacer lo mismo?

Un joven estudiante de posgrado de la Universidad Hebrea de Jerusalén había leído sobre el descubrimiento de que las personas ciegas utilizan su córtex visual para sentir los puntos braille. «Me encantó», recuerda Amir Amedi. Le preguntó a su mentor si él también podía estudiar la neuroplasticidad del córtex visual en las personas ciegas y recibió tanto aliento como un ateo en un encuentro de reavivamiento religioso. «Todo el mundo me dijo que no, no, que nunca sacarás nada de esto», recuerda Amedi. «Desperdiciarás un año y te arriesgarás a no terminar la tesis de doctorado». La noción de que el córtex visual no sólo se mantiene activo, y no queda en silencio, en las personas cuyos ojos llevan varias décadas sin enviar señales, sino que también se conecta al sentido del tacto, era considerada casi ridícula. Pero Amedi insistió, y cuando sus profesores vieron lo terco que podía llegar a ser, le dieron un año y lo ayudaron a diseñar un experimento para probar la plasticidad del córtex visual. Los científicos de los NIH habían demostrado que el córtex visual puede realizar otros trabajos y encargarse del sentido del tacto. Amedi y su mentor, Ehud Zohary, sospechaban que también podía desempeñar otras funciones hasta el momento desconocidas.

Los científicos encontraron diez estudiantes ciegos dispuestos a participar en su estudio. Los voluntarios hicieron tres cosas: recordar una lista de palabras abstractas, leer en braille y pensar en un verbo que acompañaba a un sustantivo que escuchaban en una grabación. Durante cada prueba, el voluntario se acostaba en un tubo de fMRI y se le escaneaba el cerebro para averiguar qué regiones se activaban.

Lo primero que observó Amedi fue una repetición del descubrimiento de que el córtex visual brilla con actividad cuando las personas ciegas leen en braille.[22] Hasta aquí, todo bien. La prueba de la memoria verbal aportó más de una sorpresa. Cuando los voluntarios ciegos recordaban tantas palabras de la lista como podían, su córtex visual se llenaba de actividad, informaron los científicos en 2003. No se produjo tal activación de las regiones visuales cuando los voluntarios con visión normal recordaban listas de palabras. Lo sorprendente de la activación del córtex visual cuando las personas ciegas recordaban palabras fue que, a diferencia de los experimentos anteriores, no había ningún input sensorial. Todo lo que hacían los

22. Amedi, A., *et al.*: «Early "Visual" Cortex Activation Correlates with Superior Verbal Memory Performance in the Blind», *Nature Neuroscience*, vol. 6, pp. 758-766 (julio de 2003).

voluntarios era sentarse y tratar de recordar. No sentían ni escuchaban nada, por lo que la actividad del córtex visual no reflejaba su propensión a que un sentido cambiara cuando dejaban de llegar señales visuales. La neuroplasticidad, al parecer, no se limita simplemente a reorganizar el cerebro para que una región sensorial se encargue de un sentido diferente, sino que puede remodelar el cerebro para que una región sensorial lleve a cabo una función cognitiva sofisticada.

Amedi y Noa Raz, otro miembro del laboratorio de Zohary, demostraron que, como grupo, los voluntarios ciegos tenían una memoria verbal superior a la del grupo de control con visión normal. Un examen más cuidadoso de sus cerebros sugirió por qué. Individualmente, las personas ciegas que recordaron más palabras de la lista también tuvieron la mayor activación de su córtex visual. Esta correlación –mejor memoria verbal con más actividad del córtex visual– era un potente indicio de que la actividad en el córtex visual era funcional, no incidental. Además de la plausibilidad de esa inferencia, el lado izquierdo del córtex visual era más activo que el lado derecho durante la memorización verbal. El lado izquierdo del cerebro –aunque normalmente en regiones alejadas del córtex visual– se especializa en el lenguaje. De alguna manera, el córtex visual abandona la labor asignada desde el nacimiento y se convierte en un especialista en el lenguaje, adoptando las tendencias de las regiones tradicionales del lenguaje localizadas en el lado izquierdo.

Eso fue aún más sorprendente con la última prueba, en la que los voluntarios escuchaban un sustantivo y debían decir un verbo apropiado (si oían *escalera*, debían decir *subir*, y si oían *martillo*, debían decir *golpear*). Al igual que en la prueba de memorizar palabras, el córtex visual presentó una intensa actividad. Tal activación no se observó en personas con visión normal que realizaron dicha prueba. En estas personas, sólo las supuestas regiones del lenguaje mostraban actividad. La obstinación y la insistencia de Amedi de que había algo importante por descubrir en el sentido de demostrar la neuroplasticidad del córtex visual había dado sus frutos.

«Hubo una creciente evidencia de que el córtex visual desempeña un papel más importante en las tareas no visuales en las personas ciegas que en las personas con visión normal», dijo Leo Cohen, de los NIH, poco después de que se conocieran los resultados. «Los inputs sensoriales a los que se vuelve sensible parecen ser dependientes de la actividad. El estudio de Amir de 2003 había demostrado que el córtex visual se activa cuando las personas ciegas pronunciaban un verbo, recordaban palabras o realizaban otros ejercicios relacionados con el lenguaje, pero eran sólo correlacionales y no había pruebas de un vínculo causal». Tal vez el córtex visual primario estaba activo, pero en realidad no estaba contribuyendo mucho a la causa.

Para investigarlo, Amedi pasó parte de 2003 y de 2004 en el laboratorio de Cohen en los NIH. Esta vez, estaban decididos a descifrar si la actividad en el córtex visual cuando los estudiantes ciegos recordaban palabras y pensaban en verbos era correlacional o causal. Reclutaron a nueve voluntarios que habían sido ciegos desde el nacimiento o la primera infancia y nueve con vista normal para jugar a encontrar verbo para un sustantivo. Inmediatamente después de que los voluntarios escucharon el sustantivo para el que debían inventar un verbo, los científicos emplearon la EMT para crear una lesión virtual transitoria en el lado izquierdo del córtex visual primario, inhabilitándolo durante un breve espacio de tiempo.

Aquellos que eran ciegos de nacimiento generaban verbos extraños. Oían *manzana* y decían verbos como saltar o, más extraño aún, *verde* o *pila*, explicaron los científicos en 2004.[23] Cuando cometían tales errores, los voluntarios explicaban que tenían problemas para «encontrar la palabra correcta». En las personas con visión normal, la desactivación temporal del córtex visual primario no produjo tales disparates. (Los voluntarios con visión normal cometieron errores semánticos similares sólo cuando su córtex prefrontal, que otros estudios de imágenes cerebrales habían implicado en la generación verbal, era suprimido). En las personas ciegas desde la primera infancia, el lado izquierdo del córtex visual echa mano a la neuroplasticidad y asume la exaltada tarea de procesar el lenguaje.

Para los neurocientíficos fue sorprendente saber que el córtex visual primario pudiera hacer algo tan avanzado como el lenguaje. Durante más de un siglo, sus teorías habían sostenido que el cerebro está organizado en una jerarquía, con información sensorial en bruto que llega primero al córtex visual primario, al córtex auditivo primario o al córtex somatosensorial primario. Sólo entonces, una vez que estas regiones han determinado qué significa la señal que ha llegado (por ejemplo, un montón de líneas horizontales y algunas verticales y una diagonal; con colores aquí, aquí y

---

23. Amedi, A., *et al.*: «Transcranial Magnetic Stimulation of the Occipital Pole Interferes with Verbal Processing in Blind Subjects», *Nature Neuroscience*, vol. 7, pp. 1266-1270 (2004).

allá; y un patrón de brillo determinado...), esa información se dirige a una zona llamada área de asociación, que es el verdadero cerebro de la operación. Recibe los datos sensoriales en bruto y dice, por ejemplo, «¡puercoespín!». De acuerdo con esta idea, Christian Büchel, de la Universidad de Hamburgo, señaló que «las áreas involucradas en el procesamiento verbal deberían ocupar un lugar alto en la jerarquía, dada la complejidad del material verbal. Sin embargo, se observó exactamente lo contrario en el estudio [de Amedi]. Algunas de las funciones más complejas (memoria verbal y generación verbal) se localizaban en un área sensorial primaria», el córtex visual primario. Parece que la jerarquía funcional del cerebro, agregó, «no está grabada en piedra».[24] De lo contrario, el córtex visual «es reclutado para formar parte de la red involucrada en una función cognitiva de alto nivel, que consiste en procesar el habla y recordar las palabras», dijo Leo Cohen. Que una región por lo general de bajo nivel, como el córtex visual, pueda encargarse de una tarea tan sofisticada fue tan sorprendente como descubrir que un picapedrero abandona la cantera y se pone a esculpir *La Piedad* de Miguel Ángel.

Pintar a ciegas

Pero ¿qué pasa con el pintor turco ciego? Eşref Armağan nunca aprendió braille. Amedi y Pascual-Leone lo invitaron a viajar a Boston para estudiar su cerebro, pero les dijo que era analfabeto y tenía mala memoria verbal. Irónicamente, para alguien que vive en la oscuridad permanente, el suyo es un mundo puramente visual, no verbal. La vida que llevaba era sorprendentemente diferente a la de los estadounidenses ciegos, bien educados y que dominaban el braille con fluidez, cuyo córtex visual sentía, oía y generaba el lenguaje. ¿El córtex visual de Armağan también sería diferente? Para averiguarlo, los científicos de Harvard le pidieron que realizara varias tareas mientras la fMRI detectaba regiones de mayor actividad en su cerebro. Dibujó tazas de café, gatos y martillos. Escuchó con atención una lista de palabras. Volvió a escuchar esas mismas palabras, así como otras palabras que no había escuchado antes.

---

24. Büchel, C.: «Cortical Hierarchy Turned on Its Head», *Nature Neuroscience*, vol. 6, pp. 657-658 (julio de 2003).

Cuando los científicos analizaron las imágenes de la fMRI, se quedaron cortos. El córtex visual de Armağan mostraba una gran actividad mientras dibujaba. Los científicos sabían desde hacía años que cuando las personas evocan una imagen mental, el córtex visual se activa tanto como cuando las personas ven algo en el mundo real. Pero la actividad es mucho menor cuando alguien imagina que ve algo que cuando realmente lo ve. En el caso de Armağan, la actividad en su córtex visual mientras evocaba una imagen para dibujarla era tan intensa como cuando una persona con visión normal ve, y cualquiera que estudiara la fMRI concluiría que pertenecía a alguien con una visión normal que estaba mirando el mundo. En palabras de Amedi, «esto sugiere que al volverse tan experto, pudo hacer que el córtex visual participara en la imaginería mental que se necesita para recordar las formas de los objetos y la apariencia de la perspectiva y de las sombras».

Pero cuando Armağan intentaba recordar palabras, su córtex visual estaba básicamente inactivo. «No se parecía a ninguna otra persona ciega que examinamos», dijo Amedi. «Todos mostraban actividad del córtex visual durante la memorización verbal. Esto sugiere que las influencias ambientales determinan lo que el cerebro de una persona ciega le ordena que haga al córtex visual. El señor Armağan utiliza su córtex visual para la imaginería mental que necesita para pintar sus obras. Nunca aprendió braille, y es posible que aprender braille cree una asociación entre el tacto y el lenguaje, y que sea un requisito previo para que el córtex visual realice memorización verbal». Pero cuando una persona no impone tal exigencia a su córtex visual, éste tiene la oportunidad de realizar otras tareas. Muchas de las personas ciegas que tan gentilmente se ofrecen como voluntarios para ser estudiadas y escaneadas por los neurocientíficos son personas bien educadas y funcionales en la sociedad estadounidense. Y esto significa que tienen una buena capacidad verbal y que son muy competentes leyendo en braille.

Éstas son exigencias que se hacen a un córtex visual que de otro modo se desperdiciaría, y el córtex visual está a la altura del desafío. Pero Armağan impone unas exigencias diferentes a su córtex visual, en este caso de imaginería visual, y su córtex visual también responde a estas exigencias.

La conclusión es que en las personas ciegas, la parte del cerebro que ve ya no lo hace. Como dice Sadato, el córtex visual primario «se libera de la percepción visual».[25] Cuando lo hace, recurre al procesamiento de otros sentidos, en particular el sentido del tacto, así como a tareas no sensoriales tales como el lenguaje. Del mismo modo que es lamentable desperdiciar la mente, también es lamentable desperdiciar el cerebro. Y el cerebro no permite que un detalle tan insignificante como la carencia de las señales visuales esperadas impida que el córtex visual –que, como hemos mencionado antes, ocupa un impresionante 35 % del espacio del cerebro– se dedique a cumplir otras tareas. La neuroplasticidad se encarga de esto.

Reprogramar la dislexia

Uno de los mensajes más contundentes que Neville transmitió al dalái lama era que «la neuroplasticidad tiene dos caras». Los sistemas y las estructuras que muestran la mayor plasticidad son los que tienen un menor control genético y están más sujetos a los caprichos de la experiencia y del entorno. Eso puede resultar beneficioso, ya que permite que el córtex visual de las personas ciegas –que de otro modo se quedaría sin hacer nada– mejore la capacidad de localizar sonidos en el espacio. Pero también es una forma arriesgada de hacer un cerebro. «Los mismos sistemas que muestran la mayor plasticidad y presentan mejorías en las personas sordas son más vulnerables en términos de desarrollo y muestran las mayores deficiencias en trastornos del desarrollo como la dislexia», dice Neville. Específicamente, «las personas ciegas pueden procesar estímulos auditivos *rápidos* mucho más rápido que las personas con visión normal. En la mayoría de las personas, la respuesta neuronal es muy pequeña cuando les presentamos sonidos muy rápidos. Pero en las personas ciegas es grande. Son realmente buenas en el procesamiento auditivo rápido». Si los circuitos cerebrales que detectan sonidos rápidos en *staccato* son plásticos, como sugiere esto, y si la plasticidad y la vulnerabilidad van cogidas de la mano (o quizás deberíamos decir cogidas de la neurona), entonces los circuitos que procesan sonidos rápidos también serán más vulnerables a la disrupción. No es una coincidencia, dijo Neville, que «las personas con trastornos del desarrollo son muy malas en el procesamiento auditivo rápido».

---

25. Sadato, N.: «How the Blind "See" Braille: Lessons from fMRI», *Neuroscientist*, vol. 11, p. 5 (2005).

A mediados de la década de 1990, Mike Merzenich había hecho un montón de estudios sobre la neuroplasticidad en cerebros de mucuares y monos ardilla adultos. Estaba ansioso por aplicar los hallazgos a las personas, y un estudio ofrecía una manera de hacerlo. Era un estudio relativamente desconocido,[26] pero Merzenich no dejaba de pensar en él. Los científicos habían colocado auriculares a los monos y habían emitido sonidos. El córtex auditivo tiene un mapa tonotópico, similar al mapa del córtex somatosensorial. En el último caso, el mapa tiene la forma de un pequeño homúnculo con labios en forma de plato y manos y dedos hipertrofiados. En el mapa tonotópico, cada uno de los grupos de neuronas del córtex auditivo se especializa en un tono diferente. Es posible que adivines lo que descubrió Merzenich. Independientemente de la frecuencia que más escucharan los monos, la región del mapa tonotópico que procesó esa frecuencia se expandió, mientras que las regiones dedicadas a frecuencias que no se oyeron, se redujeron. Añadamos el sonido al tipo de input capaz puede remodelar el cerebro.

Por aquella misma época, los científicos estaban tratando de comprender un problema del habla conocido como trastorno específico del lenguaje. En este trastorno, los niños afectados tienen grandes dificultades para leer y escribir, e incluso para comprender el lenguaje hablado, a pesar de tener una inteligencia normal. La forma más conocida de trastorno específico del lenguaje es la dislexia, que afecta a entre el 5 y el 17% de la población de Estados Unidos y es la responsable de la mayoría de problemas de aprendizaje. Durante décadas, los educadores habían culpado de la dislexia a deficiencias en el procesamiento visual. Según el estereotipo, un niño disléxico confunde la *p* con la *q* y la *b* con la *d*.

Paula Tallal, de la Universidad de Rutgers en Nueva Jersey, no se creía esta explicación. Sospechaba que muchos casos de dislexia aparecen no porque los niños confundan la forma de las letras, sino porque no pueden oír los sonidos que representan las letras. En particular, es posible que algunas personas con dislexia no puedan procesar ciertos sonidos del habla, los rápidos.

Estaba en lo cierto. Algunos disléxicos tienen problemas para dividir las palabras en los fonemas que las componen, las unidades más pequeñas

26. Recanzone, G. H., *et al.*: «Plasticity in the Frequency Representation of Primary Auditory Cortex Following Discrimination Training in Adult Owl Monkeys», *Journal of Neuroscience*, vol. 13, pp. 87-103 (1993).

del habla. Tienen especial dificultad para distinguir los sonidos de *b*, *p*, *d* y *g*, todos los cuales explotan en los labios o la lengua y desaparecen en unos pocos milisegundos. En estos disléxicos, el córtex auditivo literalmente no es capaz de escuchar los sonidos en *staccato*, del mismo modo que una cámara digital ordinaria no puede fotografiar los anillos de Saturno desde la Tierra. Los cerebros de estos niños no oyen fonemas cortos. En *ba*, por ejemplo, la *b* explosiva dura apenas cuarenta milisegundos. La diferencia entre el sonido de la *b* en «búho» y el sonido de la *d* en «dúo» se manifiesta en ese instante inicial, y si el cerebro no es capaz de diferenciar sonidos tan cortos, tratar de comprender lo que explica un profesor sobre la diferencia entre estos dos sonidos supone un verdadero problema. Por lo tanto, «búho» se confunde con «dúo», y viceversa, porque todo lo que los niños oyen con claridad es el fonema *uo*. Dado que aprender a leer requiere relacionar las letras con los sonidos, si *bu* suena como *du*, es difícil aprender a leer fonéticamente. (En contraste, el fonema *mmm* de «muro» dura unos trescientos milisegundos, por lo que los niños con trastorno específico del lenguaje oyen «muro» muy bien). Merzenich sospechaba que un cerebro incapaz de procesar sonidos demasiado rápidos, y, por lo tanto, de reconocer la diferencia entre *dip* y *pip*, podría ser diferente –físicamente diferente– de un cerebro que sí puede hacerlo.

Él y Tallal decidieron colaborar. Sus experimentos con monos habían demostrado que el córtex auditivo puede remodelarse como resultado de un input característico. ¿Se podrían remodelar también los cerebros de los niños? Si aparecen algunos casos de dislexia porque el córtex auditivo carece de los circuitos para detectar fonemas explosivos, entonces deberían crearse estos circuitos, exponiendo al niño una y otra vez a esos fonemas, del mismo modo que los monos de Merzenich fueron expuestos una y otra vez a ciertas frecuencias. Pero los fonemas no podían aparecer en su forma rápida habitual, que los niños no podían oír, sino que tendrían que prolongarse artificialmente para que los niños pudieran oírlos.

Utilizando un software especial, los científicos de la UCSF sintetizaron fonemas que seguían sonando como el inglés hablado pero que alargaban la duración del fonema *b* delante de *aaa*, por ejemplo. Para las personas con audición normal, sonaba como si alguien estuviera gritando bajo el agua. Pero los científicos esperaban que para los niños sonaría como *baa*, un sonido que nunca antes habían escuchado con claridad. En el verano de 1994, siete niños disléxicos en edad escolar pasaron cinco mañanas a la semana en el laboratorio de Tallal. Escucharon grabaciones con sonidos alargados, con frases como «point to the boy who's chasing the girl who's wearing red»[27] y otras por el estilo. El «point», «boy» y «girl» se entonaban de tal modo que la consonante explosiva inicial fuese mucho más prolongada que en el habla normal. Los niños también jugaron en casa con juegos de ordenador utilizando el habla procesada. A lo largo de varias semanas, los fonemas fueron acercándose gradualmente a su sonido adecuado, de modo que lo que al principio eran fonemas muy prolongados fueron acortándose progresivamente y al final el habla terminó siendo casi normal. El verano siguiente, otros veintidós niños jugaron con juegos de ordenador que les hablaban en esa divertida habla prolongada. Por ejemplo, el ordenador les pedía a los niños que clicaran con el ratón cuando una serie de *b* habladas eran interrumpidas por una *p*. Una vez que un niño aprendía a distinguir entre *b* y *p* cuando el fonema inicial se prolongaba trescientos milisegundos, el software acortaba el fonema unos veinticuatro milisegundos cada vez, con la idea de conseguir un sonido que no se prolongara nada.

Los resultados fueron notables.[28] Después de entre 20 a 40 horas de entrenamiento, todos los niños podían distinguir los fonemas rápidos tan correctamente como los niños que no tenían dislexia. Después de un mes, todos habían avanzado dos años en la comprensión del lenguaje. Fast ForWord,[29] como los científicos llamaron al programa, estaba reorganizando los cerebros de los niños. «Creas tu cerebro a partir del input que recibes», dijo Paula Tallal.

Ella, Mike Merzenich y otros colegas formaron la Scientific Learning Corporation con la finalidad de comercializar Fast ForWord. Hay que aclarar que no ha podido ayudar a todos los niños con dislexia. Si el problema se debe a un factor diferente al de la incapacidad de procesar fonemas rápidos, la intervención no tiene ningún efecto. Pero para 2005, casi

27. «Señala al chico que está persiguiendo a la chica que va vestida de rojo». *(N. del T.)*

28. TALLAL, P., *et al.*: «Language Comprehension in Language-Learning Impaired Children Improved with Acoustically Modified Speech», *Science*, vol. 271, pp. 81-84 (1996); MERZENICH, M. M., *et al.*: «Temporal Processing Deficits of Language-Learning Impaired Children Ameliorated by Training», *Science*, vol. 271, pp. 77-81 (1996).

29. El nombre del programa, Fast ForWord, es un juego de palabras entre *fast forward*, «avanzar», y *fast for word*, «rápido para la palabra». *(N. del T.)*

medio millón de niños pertenecientes a veintisiete distritos escolares en veinticinco estados habían recibido capacitación con Fast ForWord. Después de entre seis a ocho semanas, el 90 % de los niños que practicaron con él durante los cien minutos diarios recomendados, cinco días a la semana, habían mejorado sus habilidades de lectura el equivalente a un año y medio o dos años. «La mayoría de los niños que completan satisfactoriamente uno o más programas de lenguaje o de lectura con Fast ForWord logran una mejora sustancialmente más rápida en una variedad de habilidades de lenguaje y de lectura que los niños de control que reciben intervención de lenguaje o de lectura estándar», dijo Paula Tallal en el encuentro anual de 2005 de la Society for Neuroscience. Gracias a la neuroplasticidad del cerebro, alimentarlo con inputs especializados –habla acústicamente modificada– genera nuevos circuitos en regiones importantes para el lenguaje.

Scientific Learning Corporation tuvo sus críticos en la academia, y un profesor le dijo a un periodista que inducir la neuroplasticidad era «una estratagema absurda» que no ayudaría a nadie a aprender a leer. Para ver si el programa Fast ForWord realmente modifica el cerebro, Tallal y Merzenich se unieron a John Gabrieli, entonces vinculado a la Universidad de Stanford y dedicado a temas tan diversos como la memoria y el miedo. Reclutó a veinte niños disléxicos y doce niños con capacidad de lectura normal, y utilizó la fMRI (en inglés) para obtener imágenes de sus cerebros mientras averiguaban si dos letras rimaban o no. *C* y *D* riman, por ejemplo, pero *P* y *K* no. Los niños disléxicos tuvieron ciertas dificultades con estos ejercicios, así como con otros de lenguaje y lectura, mientras que los niños sin dificultades lectoras los hicieron con facilidad. Además, los cerebros de los niños disléxicos estaban sorprendentemente inactivos en dos zonas interesantes: el córtex temporoparietal izquierdo, que está involucrada en el lenguaje oral y maneja la fonética, y la circunvolución frontal inferior izquierda, que está involucrada en el procesamiento de palabras. En los niños sin problemas de lectura, estas regiones se activaron durante las pruebas de lenguaje y lectura.

Posteriormente, los niños disléxicos se sometieron a entrenamiento con Fast ForWord durante cien minutos al día, cinco días a la semana, durante ocho semanas como parte de sus actividades escolares. Transcurridas las ocho semanas, sus cerebros habían cambiado. Los fonemas a los que sus cerebros habían respondido con silencio antes del entrenamiento ahora registraron actividad en las regiones del lenguaje del lóbulo temporal tal como sucedía en los cerebros de los lectores normales. Fast ForWord «produjo cambios en la función cerebral que incluían regiones del lenguaje del hemisferio izquierdo», informaron los científicos en 2003.[30] La disfunción que caracteriza la región temporal izquierda en muchos disléxicos «puede ser mejorada, al menos parcialmente, mediante un cambio en los hábitos». Éste fue el primer estudio que mostró cambios en la actividad cerebral de los niños disléxicos después del entrenamiento y que mostró dónde se había producido la plasticidad cerebral objetivo del entrenamiento. Y confirmó la sospecha de Helen Neville de que los circuitos cerebrales que muestran la mayor plasticidad también son los más vulnerables a la disrupción durante el desarrollo. Pero la misma plasticidad que les permite sufrir disrupciones se puede aprovechar para repararlas.

Se debe prestar atención

Neville ha hecho un gran esfuerzo para llevar sus descubrimientos científicos al mundo de las escuelas y las familias. Su trabajo muestra que la atención auditiva, o la capacidad de concentrarse en un flujo de sonido en medio de un mar de ruido, se desarrolla, por ejemplo, durante la infancia y la adolescencia, al igual que la capacidad de cambiar la atención de forma rápida y eficaz. También existe una gran ventana de oportunidades para aprender un segundo idioma. «Hay diferentes perfiles de plasticidad para diferentes aspectos del lenguaje», le dijo al dalái lama. Si no aprendes un segundo idioma antes de los diez años, «nunca aprenderás un acento no nativo. Pero tenemos la capacidad de aprender el significado de las palabras a lo largo de la vida». La capacidad de juzgar si una oración en tu idioma no nativo es gramaticalmente correcta disminuye si aprendes el segundo idioma después de los seis años, mientras que la capacidad de juzgar si una oración es semánticamente correcta disminuye sólo si lo aprendes después de los dieciséis años aproximadamente. «Los retrasos en el aprendizaje de un segundo idioma tienen efectos más pronunciados en los aspectos gramaticales que en los léxico-semánticos del lenguaje», explica Neville.

---

30. Temple, E., *et al.*: «Neural Deficits in Children with Dyslexia Ameliorated by Behavioral Remediation: Evidence from Functional MRI», *Proceedings of the National Academy of Sciences*, vol. 100, pp. 2860-2865 (2003).

«Pero ¿qué pasa con la música? ¿Qué pasa con las matemáticas? ¿Qué pasa con la compasión? ¿Qué pasa con las habilidades sociales? ¿Qué pasa con la teoría de la mente, la capacidad de saber lo que otra persona sabe? ¿Cuándo son estos sistemas cerebrales más maleables bajo la influencia de diversos inputs ambientales, tanto buenos como malos?», continuó. «No sabemos nada sobre el desarrollo de estos sistemas. Además, tenemos que determinar los mecanismos que permitan una mayor o una menor plasticidad. Queremos determinar qué intervenciones pueden mejorar la plasticidad. Tenemos que diseñar e implementar los programas educativos y de apoyo que optimicen el desarrollo humano. La gente ha gastado mucho dinero para permitirnos realizar esta investigación, pero la sociedad aún no ha recibido ningún beneficio».

Incluso los neurocientíficos sentados con el dalái lama comprendieron mejor la plasticidad del cerebro después de la presentación de Neville, ya que su trabajo y el de otros científicos habían derribado un antiguo paradigma neurobiológico. Se podría pensar que si diseñamos un cerebro humano, nos aseguraremos de que las estructuras responsables de sentidos tan cruciales como la vista y el oído sean extremadamente estables y no se desvíen ni un centímetro hacia otra línea de trabajo. Diseñaríamos todo tipo de mecanismos a prueba de averías para evitar que el córtex visual y el córtex auditivo se vean desplazados por otro sentido.

Sin embargo, no es así como lo hizo la naturaleza.

Al contrario, durante la primera década de la vida y quizás durante más tiempo, los córtex sensoriales clave son como un estudiante universitario que va de un empleo a otro buscando siempre la mejor oferta. ¿Qué no llegan señales de los ojos? No hay problema; el córtex visual se encargará de un sentido diferente, incluso de uno tan poco sensorial como el del lenguaje. ¿No llegan señales de los oídos? El córtex auditivo estará contento de ayudar con la visión periférica. En los primeros años del siglo XXI, estaba claro que estas estructuras deberían llamarse «córtex visual» y «córtex auditivo», así, entre comillas. «Vimos que la información visual llegaba al córtex auditivo y la información auditiva llegaba al córtex visual», le dijo Neville al dalái lama al finalizar su presentación. «Y no se supone que nuestro cerebro esté determinado así. Pero lo que ha demostrado esta investigación es que el córtex visual primario no es inherentemente diferente del córtex auditivo primario. La especialización cerebral no es una función anatómica ni está dictada por los genes; es el resultado de la experiencia.

Quiénes somos y cómo funcionamos es algo que proviene de nuestras percepciones y experiencias. Es el mundo exterior el que determina las propiedades funcionales de las neuronas del cerebro. Y en eso ha consistido nuestro trabajo: en ver cómo la experiencia da forma a las capacidades funcionales del cerebro».

A partir de 2006, la mejor explicación de la capacidad que tiene el córtex visual para sentir y oír, y del córtex auditivo para ver es que al nacer nuestro cerebro está repleto de conexiones redundantes. En uno de los primeros estudios de Neville,[31] en el que emitía tonos musicales a adultos con audición normal, se observaba un pico de actividad de ondas cerebrales en el córtex auditivo. Tal como se esperaba, el córtex visual no mostró actividad. En cambio, cuando hizo lo mismo con niños de seis meses, las ondas cerebrales en la región visual eran tan grandes como en la región auditiva. Esa doble respuesta desaparece entre los 6 y los 36 meses, pero su fugaz existencia sugiere que en los cerebros jóvenes, las regiones supuestamente especializadas en realidad no han decidido qué quieren ser cuando crezcan y están repletas de conexiones redundantes. Claro que las neuronas conectan la retina con el córtex visual y el oído con el córtex auditivo, pero algunas neuronas caprichosas de la retina también serpentean hasta el córtex auditivo y algunas del oído llegan hasta el córtex visual. «En un cerebro inmaduro, hay muchas más conexiones que en uno adulto», le dijo al dalái lama. «En los adultos, las neuronas del oído se proyectan sólo hacia el córtex auditivo, pero en un recién nacido también se proyectan hacia el córtex visual».

Por lo general, las vías que van desde los oídos hasta el córtex visual y desde los ojos hasta el córtex auditivo registran muy poco tránsito, como en las carreteras secundarias. En las personas con visión y audición normales, las superautopistas transportan señales desde los ojos hasta el córtex visual y desde los oídos hasta el córtex auditivo sin problemas, saturando cualquier actividad a lo largo de las vías poco transitadas del cerebro. Como resultado, las conexiones caprichosas desaparecen poco después del nacimiento, cuando el cerebro descubre dónde se supone que deben ir las señales. Pero en ausencia de información sensorial normal, como por ejemplo cuando las neuronas de la retina son incapaces de transmitir seña-

31. Reseñado en NEVILLE H. J., y BRUER, J. T.: «Language Processing: How Experience Affects Brain Organization», *Critical Thinking about Critical Periods,* ed. BAILEY Jr., D. B., *et al.* (eds.). Paul H. Brookes Publishing, Baltimore, 2001, pp 151-172.

les al córtex visual o las neuronas de los oídos de transmitir señales al córtex auditivo, las conexiones preexistentes pero poco utilizadas comienzan a encargarse de esas transmisiones: el córtex «visual» oye y el córtex «auditivo» ve, lo que permite al cerebro oír los relámpagos y ver los truenos. («En el budismo se afirma que una persona que ha progresado en la meditación puede transferir funciones sensoriales a diferentes órganos, de modo que la actividad visual puede ser realizada por órganos diferentes a los ojos y la auditiva por otros diferentes a los oídos. En este caso, la persona que medita es capaz de leer con los ojos cerrados», agregó Thupten Jinpa). En lo que Álvaro Pascual-Leone y sus colegas llamaron «el cerebro intrínsecamente plástico»,[32] se producen cambios más permanentes a nivel estructural a medida que las neuronas crecen y aparecen más conexiones con otras neuronas. Ésta también puede ser la forma que tiene el córtex visual para incorporar funciones cognitivas superiores a su repertorio.

Así que elige tu prueba: la capacidad del córtex visual de una persona ciega para abandonar toda esperanza de ver y asumir una nueva labor de oír, sentir o incluso procesar el lenguaje; la maleabilidad del cerebro de una persona sorda para reprogramar el córtex auditivo para ver; o la plasticidad del cerebro de un niño que aprende a oír con normalidad, dejando atrás la dislexia. Los descubrimientos de Helen Neville, Álvaro Pascual-Leone y sus colegas demostraron de manera concluyente que cuando el cerebro se ve privado de un sentido, el córtex sufre una reorganización radical. En todos los casos, es un cerebro joven el que ha mostrado esta notable neuroplasticidad; el cerebro de las personas que quedan ciegas o sordas más adelante en la vida no muestran el mismo dinamismo.

O eso parecía. Pero como veremos con los siguientes descubrimientos, incluso el cerebro de una persona que ha vivido considerablemente puede adaptarse al cambio y a las experiencias, absorbiendo todo lo que el entorno le transmita. La plasticidad del cerebro no es una exclusividad de los cerebros jóvenes.

---

32. Pascual-Leone, A., *et al.*: «The Plastic Human Brain Cortex», *Annual Reviews of Neurosciences*, vol. 28, pp. 155-156 (2005).

Capítulo 5

Huellas en el cerebro

La experiencia sensorial reestructura el cerebro adulto

¿Qué pasa con el cerebro adulto?

Los descubrimientos sobre la plasticidad en el cerebro estaban marcados con un asterisco. Sí, el córtex auditivo de las personas sordas podía ver y el córtex visual de las personas ciegas podía oír o sentir o incluso especializarse en el lenguaje. Pero desde el principio, Norihiro Sadato se sorprendió al observar que el córtex visual de las personas ciegas se iluminaba en las imágenes de la PET cuando sentían los puntos en relieve del braille y se dieron cuenta de que esta región supuestamente programada había cambiado en respuesta a la experiencia de la ceguera, y que por lo general se presentaba una diferencia entre un cerebro y otro. En las personas que habían sido ciegas de nacimiento o que habían perdido la visión a una edad muy temprana, la actividad en el córtex visual cuando sentían, oían o procesaban el lenguaje tendía a ser mayor que en el córtex visual del cerebro de aquellas personas que se habían quedado ciegas más tarde en la vida. Eso sugirió que el cerebro de las personas jóvenes tiene una neuroplasticidad más grande, y quizás mucho más grande, que el cerebro de las personas más viejas, ya que las primeras parecían cumplir otras funciones con mucha mayor facilidad. En un experimento típico, por ejemplo, Mark Hallett y sus colegas de los NIH observaron hasta qué punto los córtex sensoriales primarios del cerebro no varían sus funciones.[1] Para ello, reclutaron a ocho personas que

1. Cohen, L. G., *et al.*: «Period of Susceptibility for Cross-Modal Plasticity in the Blind», *Annals of Neurology*, vol. 45, p. 267 (abril de 1999).

habían perdido la visión después de los catorce años. Como en otros estudios similares, los científicos utilizaron imágenes de PET para identificar aquellas regiones del cerebro que se activan cuando las personas ciegas leen en braille. Y para asegurarse de que la actividad que observaron era necesaria y no únicamente una coincidencia, utilizaron la EMT para provocar breves hipos neuronales que interrumpían el funcionamiento de las regiones activas para ver si las personas ciegas aún podían leer en braille, aunque esta zona estuviera temporalmente inhabilitada. Como hemos descrito en el capítulo anterior, en el caso de las personas ciegas de nacimiento el córtex visual no sólo se había reprogramado para procesar el sentido del tacto, sino que era necesario para que las personas ciegas pudieran leer en braille. Era un indicio de una plasticidad indiscutible, en la que se había inducido que una estructura cerebral básica asumiera una nueva función gracias a experiencias sensoriales nuevas y repetidas, en este caso la lectura en braille a largo plazo.

Por el contrario, los cerebros de los voluntarios que habían perdido la visión más tarde en la vida no mostraron tal actividad en el córtex visual. Cuando leían en braille, su córtex visual estaba completamente oscuro y silencioso, como una cueva, informaron en 1999 los científicos de los NIH. Y cuando la EMT inutilizó el córtex visual, los voluntarios siguieron leyendo en braille; claramente, no necesitaban el córtex visual para sentir los puntos en braille o para traducirlos a palabras.

Eso hizo que los científicos se detuvieran. Las personas que pierden la vista en la adolescencia o más tarde han disfrutado de muchos años de visión normal, con señales que iban de sus ojos al córtex visual como lo había pretendido la naturaleza. Eso le da al córtex visual infinitas oportunidades para aprender su función, y que tal vez la aprenda tan bien que quiera realizar otra. Como un solitario guardián del faro que permanece en su puesto mucho después de que los últimos grandes barcos hayan pasado a la historia y que no tiene la intención de reciclarse para un buen trabajo, pongamos por ejemplo, en el comercio minorista, un córtex visual que ha pasado años y años manejando los inputs de los ojos y convirtiéndolos en visión no tiene la intención de comenzar a manejar el tacto o la audición. Quizás la ventana de oportunidad para que el córtex visual se vuelva a programar se cierre de golpe a los catorce años, cuando la neuroplasticidad desenfrenada que permite al cerebro joven enviar nuevas neuronas a regiones que el ADN nunca había considerado parece desaparecer.

Después de eso, el córtex visual ya no puede ser reclutado para procesar el sentido del tacto. Los neurocientíficos incluso tenían una explicación práctica para la pérdida de neuroplasticidad. Los cerebros más viejos, decían, no pueden habilitar las conexiones latentes «secundarias» que permitirían que el córtex visual procese otros sentidos ni tampoco generar nuevas neuronas o conexiones. «Éste es un mecanismo que no está disponible durante toda la vida», le dijo Helen Neville al dalái lama.

Esta conclusión era sólida en cuanto a lo que se sabía sobre el desarrollo del cerebro. Hasta donde sabían los neurocientíficos, había un verdadero florecimiento y poda sinápticas durante los primeros meses de vida, como se describe en el capítulo anterior, pero en su opinión no duraba mucho, y que cuando una persona cumplía los dos años de edad, prácticamente ya tenía el cerebro con el que iba a contar por el resto de su vida. Evidentemente aún se siguen formando sinapsis; después de todo, estas conexiones son la base para la memoria y el aprendizaje, y no se detiene hasta que morimos. Pero ése es un cambio cerebral a pequeña escala; el cambio a gran escala, que las neuronas recién nacidas se conviertan en grupos funcionales, pertenecía supuestamente al pasado del cerebro.

Cerebros adolescentes

Cuando los científicos examinaron los cerebros vivos de preadolescentes, de adolescentes y de veinteañeros, no había razón para esperar que los cerebros de los chicos de doce años fueran estructuralmente diferentes de los cerebros de los de veinticinco años. Se suponía que el cerebro había dejado mucho tiempo atrás su época de crecimiento a los doce o incluso a los diez años, y que tal como era en aquel entonces, así debería ser diez años después.

Pero dos grupos de científicos, uno en la Universidad de California-Los Ángeles (UCLA) y otro en los NIH, descubrieron algo diferente.[2] Entre los diez y los doce años aproximadamente, los lóbulos frontales (la sede de funciones tan sofisticadas como el juicio, la regulación emocional y el autocontrol, la organización y la planificación) experimentan un creci-

2. Giedd, J. N., *et al.*: «Brain Development during Childhood and Adolescence: A Longitudinal MRI Study», *Nature Neuroscience*, vol. 2, p. 267 (1999); Sowell, E. R., *et al.*: «In Vivo Evidence for Post-adolescent Brain Maturation in Frontal and Striatal Regions», *Nature Neuroscience*, vol. 2, pp. 859-861 (1999).

miento acelerado y la materia gris prolifera casi con la misma exuberancia que durante la gestación y la infancia: el volumen de materia gris aumenta notablemente, reflejando la formación de nuevas conexiones y ramificaciones. Y cuando una persona cumple los veinte años, se presenta otra repetición de los eventos neurológicos de la primera infancia, y las sinapsis que no se utilizan son eliminadas para que las redes que quedan sean más eficientes. Otras regiones del cerebro también permanecen en construcción durante la adolescencia. Los lóbulos parietales, que reúnen información procedente de zonas distantes del cerebro, también sufren cambios hasta la mitad de la adolescencia, ya que continúan adquiriendo materia gris hasta los diez años (en las niñas) o los doce años (en los niños), después de lo cual las sinapsis infrautilizadas son eliminadas tal como se hace en la infancia. De manera similar, los lóbulos temporales, que incluyen regiones responsables del lenguaje y del control emocional, acumulan materia gris hasta los dieciséis años y sólo entonces se someten a una poda.

Contrariamente a la creencia de que el nacimiento general de neuronas y la formación de sinapsis ocurren sólo durante la gestación y la infancia, el cerebro tiene un segundo florecimiento justo antes de la pubertad. Al describir estos descubrimientos al dalái lama, Neville dijo que «hemos aprendido algo asombroso en los últimos años, y es que el cerebro humano –en términos de hardware, el número de sinapsis y el número de ramificaciones dendríticas– no parece adulto hasta veinte o veinticinco años después del nacimiento». Pero incluso un cerebro de esta edad tiene la materia prima para la neuroplasticidad. Eso sugiere que las materias primas pueden utilizarse para las mismas funciones que en la infancia, es decir, darle al cerebro la maleabilidad suficiente para responder a las experiencias.

El hecho de que los cerebros de los adolescentes y de los adultos jóvenes experimenten una formación y una poda sináptica tan intensas significa que estas personas tienen una segunda oportunidad. Es maravilloso aprender a tocar el piano o el violín en la primera infancia, para desarrollar la coordinación necesaria para practicar deportes, o cultivar los hábitos mentales que nos permiten pensar con lógica o hacer construcciones geométricas. Los circuitos neuronales que sustentan tales habilidades florecerán y se establecerán de manera casi permanente en un territorio neuronal. Pero si un niño llega a los diez años sin haber establecido dichos circuitos neuronales resultantes de la práctica diligente y concentrada de alguna habilidad cognitiva o física, la naturaleza es lo suficientemente amable como para ofrecerle una segunda oportunidad. Durante la segunda década de la vida, el cerebro tiene otra oportunidad de crear la base neuronal para el florecimiento cognitivo y de otras habilidades. Como dice Jay Giedd, de los NIH y descubridor de esta segunda oleada de proliferación y poda de sinapsis, si pasas la adolescencia y la primera etapa adulta jugando a videojuegos, los circuitos responsables se afianzarán; si no estimulas estos circuitos responsables de las habilidades musicales antes de aproximadamente los veinte años, será difícil hacerlo más adelante; si lees y lees y haces ejercicios de lógica y matemáticas, ésas son las sinapsis que la naturaleza conservará. Las sinapsis responsables de las habilidades que no se utilizan, se marchitarán como rosales atacados por un jardinero fervoroso.

Como veremos en los próximos descubrimientos, la neuroplasticidad no es un regalo concedido sólo a los cerebros de los más jóvenes. Al contrario. Puedes enseñarle nuevas cosas a un cerebro viejo.

El experimento de la venda

Algo preocupaba a Álvaro Pascual-Leone sobre los pacientes que habían perdido la visión después de los catorce años. Es cierto que las imágenes de PET mostraban que su córtex visual no se había reestructurado para procesar las sensaciones táctiles, como había hecho el córtex visual de los cerebros de las personas ciegas de nacimiento. Pero estas personas con ceguera tardía se diferenciaban de las que tenían ceguera congénita en algo más que en la edad a la que perdieron la visión. Por un lado, la mayoría conservaba algo de visión, como la capacidad de distinguir la luz de la oscuridad. Tal vez incluso estas señales rudimentarias bastaran para hacer que el córtex visual se mantuviera y perseverara en su labor original de procesar las señales de la retina, especuló Pascual-Leone. Además, su ceguera se fue desarrollando gradualmente, a menudo como resultado de la diabetes, un proceso lento que tiene un curso de muchos años. Se preguntaba si la plasticidad más limitada de las personas con ceguera tardía, que parece dejar el córtex visual incapaz de procesar las sensaciones o el lenguaje, no es un reflejo de la edad a la que se quedaron ciegos, sino de la rapidez con la que perdieron la visión. Tal vez ese antiguo guardián del faro no se diera cuenta de que, uno por uno, los grandes barcos fueron quedando definitivamente en el dique seco y no se percató de que su oficio se estaba extinguiendo hasta que ya era demasiado tarde. Quizás, reflexionó Pascual-Leone, el córtex visual también es así: sólo una pérdida repentina de la visión, o no tenerla desde el nacimiento, es lo que permite que cambie de función.

Así pues, Pascual-Leone y sus colegas decidieron ver qué pasaría si los adultos con visión normal la perdieran repentinamente. Reclutaron a personas con visión normal y les vendaron los ojos.[3] Sin embargo, no era una cosa puntual; no se trataba de jugar a pegarle la cola al burro: los voluntarios llevaban los ojos vendados todo el día, todos los días, desde el lunes por la mañana hasta el viernes por la noche. Un trozo de papel fotográfico pegado en el interior de la venda servía de instrumento delator, ya que como al final del estudio terminaba expuesto, indicaría que los voluntarios habían hecho trampa. Aunque con su discapacidad temporal no intentaron precisamente desplazarse por la red de metro de Boston, sí lograron moverse por sus habitaciones en el Beth Israel Deaconess Medical Center en Boston, guiándose por el tacto y el oído, sin demasiadas rodillas magulladas. Pasaron esos días aprendiendo braille y sus cerebros fueron estudiados con fMRI mientras realizaban varias tareas táctiles y auditivas: escucharon una serie de tonos e indicaron cuál de ellos tenía el mismo tono que el anterior, por ejemplo, y palparon diferentes celdas braille para determinar si eran iguales o diferentes.

Antes de estos cinco días de ceguera forzada, el córtex visual de los voluntarios se comportó conforme lo que indicaban los libros de texto, mostrando actividad cuando miraban algo, y manteniéndose inactivo cuando escuchaban, tocaban algo o pensaban en palabras. Se estaba comportando como pretendía la naturaleza. Sin embargo, cuando los voluntarios tuvieron los ojos vendados, el córtex visual parecía aburrirse al no recibir señales procedentes de los ojos, y, a pesar de que había pasado décadas procesando información visual, y sólo información visual, al cabo de tan sólo cinco días de estar parado, consiguió un nuevo trabajo.

3. Pascual-Leone, A., y Hamilton, R.: «The Metamodal Organization of the Brain», *Progress in Brain Research*, vol. 134, pp. 427-445 (2001).

Según la fMRI, ahora mostraba procesos de información táctil y auditiva: el córtex «visual» se activaba cuando los voluntarios escuchaban tonos para determinar si eran iguales o diferentes, y cuando tocaban los símbolos en braille. Además, a medida que avanzaba la semana, su córtex somatosensorial se fue inactivando cada vez más al sentir los puntos en braille, mientras que su córtex visual era cada vez más activo. El cerebro que «veía» ahora sentía y oía. Así como los hurones reprogramados de Mriganka Sur pudieron «escuchar relámpagos y ver truenos», los voluntarios con los ojos vendados habían experimentado cambios en una de las regiones más importantes de su cerebro, pero eran adultos que al menos durante veinte años habían utilizado su córtex visual para ver y sólo para ver.

Es muy improbable que el córtex visual estableciera conexiones nuevas con las neuronas de los oídos y los dedos, ya que cinco días no era suficiente para ello. En palabras de Pascual-Leone, «ya deben estar presentes algunas conexiones somatosensoriales y auditivas rudimentarias con el córtex visual», que quedan del desarrollo cerebral cuando las neuronas de los ojos, los oídos y los dedos se conectan a muchas regiones del córtex y no sólo a las esperadas. Las conexiones dejaron de utilizarse cuando el córtex visual comenzó a recibir información de la retina, pero cuando cesó esta entrada de información por culpa de la venda de los ojos, las otras conexiones sensoriales aparentemente se liberaron y se reconectaron después de toda una vida de que sus mensajes fueran ahogados por las señales mucho más voluminosas que las neuronas visuales llevan al córtex visual. La capacidad del córtex visual para sentir y oír siempre había estado presente, probablemente desde antes del nacimiento, cuando el cerebro estaba forjando conexiones por todas partes. El experimento con los voluntarios vendados sugiere que incluso las conexiones que permanecen en silencio durante décadas pueden activarse de nuevo en momentos de necesidad. Si las nuevas conexiones se utilizaran repetidamente –si los voluntarios hubieran estado vendados durante años en lugar de unos cuantos días–, tal vez esos cambios rudimentarios quedarían establecidos más firmemente, cambiando el mapa de zonificación básico del cerebro adulto, tal como sucedió en el cerebro de niños y jóvenes.

Ante una privación sensorial como la ceguera o la sordera independientemente de la edad, el cerebro aprovecha su poder de neuroplasticidad para reorganizarse y utiliza los estímulos sensoriales que tiene a su disposición. «Cuando la visión es normal, la información visual es la ideal para el córtex visual, tanto que la entrada de otros sentidos es suprimida o enmascarada», explica Pascual-Leone. «Pero cuando la información visual está ausente, el córtex visual recurre a otra información estimulante. Quiero decir, el córtex tiene que hacer algo, pues hay muchas actividades posibles en el cerebro como para permanecer inactivo».

El hecho de que se tratara de cerebros adultos, y que tan rápidamente asignaran al córtex visual una nueva función, demostraba que la neuroplasticidad no desaparece con la infancia. De hecho, a medida que los estudios muestran cada vez más ejemplos de la plasticidad del cerebro adulto, se ha cuestionado la idea de que existe una diferencia significativa entre el cerebro de las personas que quedan ciegas durante la primera infancia y el de las personas que pierden la visión a una edad más avanzada.

El precio de la neuroplasticidad

Antes de entrar en el mundo de posibilidades sugeridas por los descubrimientos de la neuroplasticidad del cerebro adulto, es importante mencionar una desventaja significativa. Una esperanza para devolver la visión a los ciegos es lo que se denomina visión artificial, en la que una microcámara capta imágenes del mundo exterior, las transforma en impulsos eléctricos y envía esos impulsos por el nervio óptico hasta el córtex visual. La premisa es que el córtex visual ha estado esperando ansiosamente un mensaje del mundo exterior durante años o incluso décadas.

Pero trabajos como el de Pascual-Leone sugieren que el córtex visual no es el mártir sufrido que sugiere este escenario. Aunque la información visual ha estado ausente todos estos años, el córtex visual no se ha quedado de brazos cruzados, sino que se ha ido apoderando de conexiones que procesan otros sentidos, como el oído y el tacto.

A medida que estas conexiones preexistentes pero rudimentarias se estimulan con el uso, se fortalecen, establecen nuevas vías, se mantienen ocupadas y se encargan de toda la capacidad de procesamiento del córtex «visual».

Como consecuencia, cuando las «neuroprótesis» transportan información visual al córtex visual, el resultado es decepcionante: la persona sigue sin poder ver. «El córtex visual ya ha sufrido profundos cambios plásticos y básicamente ha cambiado de función», explica Pascual-Leone. «Las informaciones previamente suprimidas han vuelto a aparecer, y de eso se ocupa el córtex "visual"».

De manera similar, las personas sordas cuyos cerebros ya se han reorganizado para que el córtex auditivo se convierta en el centro de recepción de la información visual, difícilmente se benefician de los implantes cocleares. Estos aparatos envían señales eléctricas a lo que había sido el córtex auditivo de los pacientes, pero esa área ya ha cambiado de función. Es como una antena de radio que una vez estuvo sintonizada en la frecuencia A pero que se cansó de esperar señales que nunca llegaron y se resintoniza en la frecuencia B. Cuando la frecuencia A reanuda la transmisión, el receptor no puede captarla. Lo mismo ocurre con los cerebros que no han recibido información auditiva desde el nacimiento: el córtex auditivo se olvida de las señales sonoras y, en lugar de permanecer inactivo, comienza a procesar señales visuales. Si las señales auditivas comienzan a llegar de nuevo, el córtex auditivo se encargará de procesarlas.

A medida que va avanzando este conocimiento, los científicos se han dado cuenta de que si quieren restaurar la visión a un ciego, tendrán que trabajar con el córtex visual en su estado actual, no con el córtex visual de los libros de texto. Esto implica enviar el tipo de señales a las que la neuroplasticidad lo ha sintonizado, es decir, táctiles y auditivas. Uno de estos sistemas, llamado «dispositivo de sustitución sensorial», capta imágenes visuales con una cámara y las transforma en estimulación táctil o sonora. En la versión sonora, el dispositivo codifica aspectos clave de una escena, como el brillo y las ubicaciones y formas, utilizando información auditiva. Las investigaciones apenas están comenzando, pero los primeros resultados sugieren que el cerebro de una persona ciega puede convertir estos «paisajes sonoros» en imágenes visuales.

Miembro fantasma

Tan pronto como el neurólogo V. S. Ramachandran leyó el estudio sobre los macacos de Silver Spring, pensó: «Dios mío, ¿podría ser esto una explicación para los miembros fantasmas?». Tocar las caras de los macacos, como se ha descrito en el Capítulo 2, provocaba actividad en la parte del córtex somatosensorial que antaño procesaba las señales del brazo, mostrando que un área del cerebro que originalmente realizaba una función

–en este caso, procesar las sensaciones del brazo– había cambiado a una función diferente. Eso estaba bastante claro. Pero, lógicamente, a los monos nunca se les preguntó qué sentían. ¿Sentían como si les hicieran cosquillas en la mejilla –lo que en realidad les hacían– o como si se las hicieran en el brazo, ya que eso era lo que originalmente «sentía» esta región del córtex somatosensorial? Ramachandran sabía que los macacos no podían explicarlo, pero sí las personas que habían sufrido una amputación.

El «miembro fantasma» no es la idea más respetada en neurología. Ha existido desde poco después de la Guerra de Secesión, cuando el término fue acuñado por el Dr. Silas Weir Mitchell para referirse a la sensación de que un brazo, una mano, una pierna o un pie perdidos continúa sintiendo presión, dolor, calor, frío, hormigueo u otras sensaciones.[4] Se estima que el 70 % de las personas amputadas experimentan el miembro fantasma. Los psiquiatras a menudo lo atribuyen al cumplimiento del deseo.

Ramachandran invitó a Víctor Quintero, de diecisiete años, a participar en un pequeño experimento.[5] Víctor acababa de perder su brazo izquierdo justo por encima del codo en un accidente automovilístico, pero juraba que aún podía sentir el brazo amputado. Ramachandran hizo que Víctor se quedara quieto con los ojos cerrados y rozó ligeramente la mejilla izquierda del muchacho con un hisopo de algodón, del mismo modo que lo hizo el equipo de Tim Pons con los macacos de Silver Spring.

«¿Dónde sientes esto?», le preguntó Ramachandran.[6] Víctor respondió que en la mejilla... y en el dorso de la mano que le faltaba. Ramachandran rozó otro punto de la mejilla. «¿Dónde sientes esto?», volvió a preguntarle Ramachandran. Víctor respondió que en su pulgar ausente. Entonces Ramachandran le tocó un punto entre la nariz y la boca de Víctor. «¿Y esto?», preguntó. Víctor respondió que le estaban acariciando el dedo índice que le faltaba. Un punto justo debajo de la fosa nasal izquierda de Víctor hizo que el muchacho sintiera un hormigueo en el meñique izquierdo. Y cuando Víctor sentía una picazón en su mano fantasma, rascarse la parte infe-

---

4. Herman, J.: «Phantom Limb: From Medical Knowledge to Folk Wisdom and Back», *Annals of Internal Medicine*, vol. 128, pp. 76-78 (1998).

5. Ramachandran V. S., y Blakeslee, S.: *Phantoms in the Brain: Probing the Mysteries of the Human Mind*, Morrow, Nueva York, 1998. (Trad. español: *Fantasmas en el cerebro*, Editorial Debate, Barcelona, 1999.)

6. Blakeslee, S.: «Missing Limbs, Still Atingle, Are Clues to Changes in the Brain», *New York Times*, C1, 10 de noviembre de 1992.

rior de la cara aliviaba la picazón. (Ahora, cada vez que le picaban los dedos que le faltaban, Víctor sabía dónde rascarse).

Las personas que han perdido una extremidad, concluyó Ramachandran, experimentan una reorganización cerebral similar a la de los macacos de Silver Spring: las neuronas cerebrales que originalmente recibían información de una mano se reprogramaron. En concreto, el homúnculo sufre una metamorfosis y su rostro invade lo que una vez fue la mano, ya que ambas zonas son adyacentes. Y dado que los pies y los genitales colindan en el homúnculo –o, dicho de otra manera, la representación de un pie se encuentra adyacente a la representación de los genitales–, algunas personas que han sufrido la amputación de una pierna explican que tienen sensaciones fantasmas en el miembro amputado cuando mantienen relaciones sexuales.

Es obvio que, al ser algo menos verbales que una persona amputada, los macacos de Silver Spring no habían podido decir cómo se sentía la reorganización cerebral. Por lo tanto, Ramachandran fue el primero en informar sobre un ser vivo que experimentaba a sabiendas los resultados de la reorganización de su propio cerebro. Al igual que los animales de experimentación, las personas amputadas que pierden un miembro después de la infancia y experimentan esta reorganización cortical muestran que el cerebro adulto, y no sólo el cerebro en desarrollo supuestamente más maleable, es capaz de una reorganización total.

Otros estudios con amputados muestran que la neuroplasticidad permite que el cerebro se remodele como un escultor que nunca está satisfecho. Christina Saccuman, del Instituto Científico San Raffaele en Milán, Italia, estudió a tres hombres que habían perdido la mano derecha en accidentes.[7] Muchos años después del trauma –cinco, diez y veintidós años después, para ser precisos–, los hombres estaban programados para recibir un trasplante de mano, una operación que ha logrado buenos índices de éxito gracias a los avances en microcirugía. Pero antes de la operación, los científicos escanearon los cerebros de los hombres con fMRI para determinar qué regiones estaban activas durante el desarrollo de tareas específicas. Los científicos pidieron a los hombres que hicieran diferentes cosas: abrir y cerrar los dedos de la mano izquierda, flexionar y extender los

7. Perani, D., *et al.*, «Plasticity of Sensorimotor Maps in Hand Allograft Evaluated with fMRI», póster presentado en el encuentro anual de la Society for Neuroscience, 2004.

brazos, abrir y cerrar la boca, e imaginar –simplemente imaginar– que movían los dedos de la mano derecha amputada. Después del trasplante, que permitió a los hombres recuperar una funcionalidad bastante buena, los científicos hicieron que repitieran todas las tareas originales más una adicional: abrir y cerrar los dedos de la mano trasplantada en la realidad y no sólo en la imaginación.

Antes del trasplante, el córtex somatosensorial de los hombres tenía básicamente el aspecto que se esperaba. La región de la mano había sido invadida por el brazo y la boca, tal como se había observado en los estudios de los macacos de Silver Spring y las personas amputadas de Ramachandran. Poco después de la cirugía, sin embargo, la región original del córtex somatosensorial correspondiente a la mano volvió a realizar su labor original, registrando las sensaciones de la mano trasplantada. A pesar de que habían pasado hasta veintidós años desde el momento en el cual la parte de la mano del córtex somatosensorial había dejado de recibir información de esta parte, Saccuman explicó en el encuentro de 2004 de la Society for Neuroscience que «se recuperó la organización normal».

Una posible explicación radica en lo que había registrado la fMRI cuando, antes del trasplante, los hombres habían imaginado que movían la mano que les faltaba. Se activaron la región original de la mano en el córtex somatosensorial, así como la región de la mano en el córtex premotor (que planifica el movimiento). Eso sugiere que aunque el cerebro llevaba muchos años sin recibir señales eléctricas de una parte del cuerpo, nunca pierde la esperanza. La representación de la acción de la mano «persiste años después de las amputaciones», explica Saccuman. «Los cambios funcionales inducidos por la amputación de la mano son reversibles». Como un amante abandonado que mantiene la habitación de su pareja tal como la dejó, el cerebro retiene un fragmento del recuerdo de lo que solía hacer la región del córtex de la mano, para volver a hacerlo mejor cuando se recupere la mano.

El accidente cerebrovascular no es para siempre

Edward Taub también encontró inspiración en los macacos de Silver Spring. Desde la primera vez que se preguntó acerca de los efectos que tenía la desaferentación del brazo en un mono, tuvo una esperanza: que lo que había aprendido ayudaría a las personas a recuperarse de un accidente cerebrovascular y de otras lesiones cerebrales.

Cada año, unos 750 000 estadounidenses sufren un accidente cerebrovascular. Un coágulo en un vaso sanguíneo o la rotura de un vaso sanguíneo impide el flujo sanguíneo a una parte del cerebro. Dado que la sangre transporta el oxígeno que las células cerebrales necesitan para vivir, las células de esta región corren el riesgo de morir. Sin embargo, las células pueden resistir sin oxígeno más tiempo que las personas, por lo que los médicos tienen un lapso de unas ocho horas para minimizar el daño administrando el fármaco TPA (activador del plasminógeno tisular) o incluso reduciendo la temperatura del cerebro, lo que disminuye la demanda de oxígeno, del mismo modo que una persona puede sobrevivir más tiempo sin oxígeno en un lago helado que en uno cálido. Pero muchas víctimas de accidentes cerebrovasculares no consiguen tener ayuda médica con la suficiente rapidez, a menudo porque ni siquiera se dan cuenta de que han sufrido un accidente cerebrovascular. Como consecuencia de ello, el accidente cerebrovascular es la principal causa de discapacidad en Estados Unidos y aproximadamente un tercio de los estadounidenses que sufren un accidente cerebrovascular quedan permanente y gravemente discapacitados: no pueden caminar, mover los brazos o hablar.

Taub argumentó que su trabajo con la desaferentación señalaba el camino para saber si el hecho de *aprender* a no usar el brazo afectado explicaba en gran parte la discapacidad de un paciente con accidente cerebrovascular. Luego describió una posible forma de evitar ese aprendizaje desadaptativo. La terapia que tenía en mente aprovecharía el descubrimiento de una región del cerebro de los macacos de Silver Spring, la cual se encargaba originalmente de una labor, aunque podría ser entrenada para realizar otra. A partir de esto, Taub infirió que las personas en las que un accidente cerebrovascular había destruido una región del cerebro podían someterse a un entrenamiento que induciría a una región diferente del cerebro a asumir la función de la parte dañada.

La terapia llegó a conocerse como terapia de movimiento inducido por restricción. Taub razonó que al poner el brazo sano de un paciente con accidente cerebrovascular en un cabestrillo y su mano ilesa en una manopla para evitar que los utilizara, no tendría más remedio que emplear su brazo «inútil» si quería sostener algo, comer, vestirse o hacer los laboriosos ejercicios de rehabilitación a los que se somete a los pacientes. Fue una dura batalla desde el principio. «La comunidad de rehabilitadores se oponía frontalmente a la idea de que la terapia después de un accidente cerebrovascular pudiera revertir los efectos neurológicos del infarto», me dijo Taub. «La posición oficial de la American Stroke Association era que la rehabilitación de los pacientes con accidente cerebrovascular crónico sólo aumenta la fuerza muscular y la confianza del paciente», pero no hace nada para abordar el daño cerebral.

Después de que los problemas legales de los macacos de Silver Spring quedaran atrás, Taub se vinculó a la Universidad de Alabama-Birmingham. Allí, en 1987, él y algunos colegas de mentalidad abierta comenzaron a trabajar con cuatro pacientes con accidente cerebrovascular que pertenecían al grupo que conservó su capacidad para mover el brazo afectado. Taub hizo que los pacientes usaran un cabestrillo en el brazo sano durante aproximadamente el 90 % de las horas de vigilia durante catorce días seguidos. En diez de esos días –dos semanas de cinco días–, se sometieron a un entrenamiento intensivo de seis horas: lanzaban pelotas, jugaban al dominó y a cartas, cogían sándwiches y laboriosamente se los llevaban a la boca, y estiraban una y otra vez el brazo para agarrar una clavija con la fuerza suficiente para que no se les cayera, estiraban de nuevo el brazo hacia el agujero que había en el tablero de clavijas y la pasaban por el agüero adecuado. Era doloroso mirar, y quien lo hacía, tenía que aguantar la respiración como cuando una gimnasta intenta un ejercicio particularmente complicado. Por supuesto, la recompensa por insertar con éxito una clavija era volver a hacerlo… y una vez tras otra. Si el paciente no conseguía alcanzar una clavija al principio, el terapeuta lo agarraba de la mano y guiaba su brazo hacia la clavija y luego hacia el agujero, animándolo en todo momento.

Después de sólo diez días de terapia, Taub descubrió que los pacientes habían recuperado de manera significativa el uso del brazo que supuestamente quedaría afectado de por vida.[8] Eran capaces de ponerse un suéter, desenroscar la tapa de un frasco y coger una alubia con una cuchara y llevársela a la boca. Podían realizar casi el doble de las actividades cotidianas que los pacientes que, sirviendo de control, no habían recibido la terapia, y no eran pacientes cuyo accidente cerebrovascular era tan re-

---

8. Taub, E., *et al.*: «Technique to Improve Chronic Motor Deficit after Stroke», *Archives of Physical Medicine and Rehabilitation*, vol. 74, pp. 347-354 (1993).

ciente que podrían haber recuperado el movimiento de forma espontánea, como sucede en muchos casos. No: estos pacientes habían sufrido un accidente cerebrovascular más de un año antes de comenzar la terapia, mucho tiempo atrás del periodo en el que, según las creencias populares sobre la rehabilitación, ya era demasiado tarde como para que produjera una recuperación espontánea o asistida por la terapia. Dos años después de que terminara el tratamiento, los pacientes de Taub eran capaces de cepillarse los dientes, peinarse, comer con tenedor y cuchara, y coger un vaso y beber de él.

La ciencia no funciona de la forma en que los periódicos podrían hacerte creer. Un estudio, especialmente uno que derriba creencias populares que se han mantenido vigentes durante décadas, no es capaz de cambiar la ortodoxia. Al contrario. Aunque la terapia de movimiento inducido por restricción aportó drásticas mejoras en sus pacientes, Taub seguía sin recibir financiación por parte de los NIH. Pero a medida que aumentaba el número de pacientes que mostraban una mejora en su recuperación gracias a la terapia de movimiento inducido por restricción, quedó claro que su corazonada era cierta: los cerebros viejos, e incluso los cerebros dañados, conservan parte de su neuroplasticidad inicial, al menos la suficiente para que las funciones de una región que ha sufrido daño se reacomoden en el córtex motor y sean asumidas por una región sana.

El mayor logro de la terapia de movimiento inducido por restricción se produjo a principios de 2006, cuando Taub y sus colegas publicaron los resultados del ensayo más riguroso jamás realizado.[9] Reclutaron a cuarenta y un pacientes con accidente cerebrovascular que habían sufrido el derrame un promedio de cuatro años y medio antes. Veintiuno de los pacientes recibieron terapia de movimiento inducido por restricción. Seis horas al día durante diez días, recibieron entrenamiento en diversas tareas usando su brazo afectado por el accidente, mientras mantenían el brazo sano en cabestrillo. Los veinte pacientes restantes sirvieron de control y recibieron entrenamiento de fuerza, equilibrio y resistencia, así como en juegos de desafío mental y ejercicios de relajación, pero nada dirigido específicamente a su brazo «inútil».

---

9. Taub, E., *et al.*: «Placebo-Controlled Trial of Constraint-Induced Movement Therapy for Upper Extremity after Stroke», *Stroke*, vol. 37, pp. 1045-1049 (abril de 2006).

Transcurridas las dos semanas, el grupo de terapia de movimiento inducido por restricción mostró mejoras significativas en la calidad y el tiempo de uso de su brazo afectado, en comparación con el grupo de control. Incluso dos años después, el primer grupo conservaba su destreza y era capaz de utilizar el brazo dañado –que en esa época ya apenas estaba afectado– significativamente más y mejor que los miembros del segundo grupo, que no habían recibido este entrenamiento. Los pacientes habían superado lo que Taub llama «falta de uso aprendido», en la que los pacientes (de manera comprensible) dejan de intentar mover el brazo afectado. Pero otro factor explica la mejora: la terapia, explicaron los científicos, generó «una gran reorganización cerebral a gran escala y dependiente del uso en la que se reclutaron nuevas áreas sustanciales del cerebro» para asumir la función de la región inhabilitada por el accidente cerebrovascular. El estudio demostró que «se puede aprovechar la plasticidad cerebral dependiente de la actividad mediante un comportamiento adecuado o técnicas de rehabilitación apropiadas para producir un efecto terapéutico clínicamente significativo sobre los déficits motores crónicos después de un daño neurológico». Hay que destacar que estos pacientes eran todos adultos mayores y, sin embargo, su cerebro había cambiado.

Estos estudios sobre accidentes cerebrovasculares han derribado el dogma de que cuando una región del cerebro se ve afectada por un accidente cerebrovascular, la función que solía realizar se pierde para siempre. Por el contrario, el cerebro puede reclutar neuronas sanas, por lo general cercanas, para realizar la función de las dañadas. No sucede con todos los pacientes, por razones que los neurólogos todavía están desentrañando. Pero ahora está claro que la neuroplasticidad permite que el cerebro varíe las funciones que originalmente había asignado a las neuronas. Sin embargo, lo que aún no está claro es la base neurológica de la mejora provocada por la terapia de movimiento inducido por restricción. Las neuronas que antes no tenían nada que ver con el movimiento de un brazo o de una pierna deben ser reclutadas para enviar señales a las motoneuronas espinales, las cuales, a su vez, envían señales eléctricas para mover el miembro que estuvo paralizado. Los experimentos sobre córtex visuales que sienten y córtex auditivos que ven sugieren claramente que estos inputs alternativos siempre han estado allí, como reservistas que se mantienen en forma, pero no entran en acción mientras haya tropas de primera línea disponibles. De manera análoga, cuando un accidente cerebrovascular incapacita las neuronas del córtex motor primario que había controlado el movimiento de un brazo o de una pierna, estas «reservistas» se activan. La pregunta es: ¿de dónde?

En teoría, las nuevas reclutas pueden venir de varios lugares: por ejemplo, del córtex motor primario en el hemisferio opuesto y que no ha sufrido daños. Si bien normalmente el córtex motor derecho mueve el lado izquierdo del cuerpo y el córtex motor izquierdo mueve el lado derecho del cuerpo, es probable que algunas neuronas caprichosas del córtex motor derecho mantengan conexiones provisionales con el lado derecho del cuerpo y que el córtex motor izquierdo haga lo mismo con el lado izquierdo. O tal vez entren en acción otras regiones del cerebro involucradas en el movimiento: las neuronas de las áreas premotora y suplementaria (que normalmente sólo planifican e inician el movimiento en lugar de ejecutarlo, como sí lo hace el córtex motor primario), las neuronas de los ganglios basales (que según parece codifican movimientos habituales y repetidos) o las neuronas del cerebelo (implicadas en la orientación visual del movimiento).

Para descubrir qué era exactamente lo que estaba cambiando en el cerebro, Taub y sus colegas alemanes utilizaron EMT en trece pacientes con accidente cerebrovascular crónico cuya lesión había dejado uno de sus brazos casi inutilizado. La descarga magnética desactivó temporalmente un punto tras otro tanto del córtex motor derecho como del izquierdo, en las regiones que controlan la mano, para ver qué regiones estaban involucradas en los pocos movimientos de la mano que podían hacer. Los científicos repitieron las descargas después de que los pacientes habían recibido doce días de terapia de movimiento inducido por restricción.

El tratamiento provocó que el área del córtex motor que controlaba la mano afectada se agrandara significativamente.[10] Incluso en pacientes con accidente cerebrovascular que habían sufrido su lesión diecisiete años antes, las redes neuronales en el hemisferio dañado se habían hecho más activas, en particular las adyacentes a las que originalmente controlaban el brazo, informaron los científicos en 2000. Taub lo denominó «reorganización cortical dependiente del uso». Gracias a la terapia de movimiento inducido por restricción, el cerebro había reclutado al córtex motor sano

10. Liepert, J., *et al.*: «Treatment-Induced Cortical Reorganization after Stroke in Humans», *Stroke*, vol. 6, pp. 1210-1216 (junio de 2000).

para hacer lo que el tejido lesionado ya no podía hacer. «El área responsable de generar los movimientos del brazo afectado casi duplica su tamaño y se han reclutado las partes del cerebro adyacentes a la del infarto que normalmente no participan», explicó Taub. Ésta fue la primera vez que un experimento demostró la reorganización del cerebro como resultado de la fisioterapia después de un accidente cerebrovascular. Para Taub, que había trabajado prácticamente tres décadas para lograr ese resultado, fue tanto un triunfo científico como una reivindicación personal después de su debacle con los macacos de Silver Spring.

Sin embargo, reclutar tejido sano adyacente al tejido dañado por un accidente cerebrovascular no es la única forma en que los pacientes pueden recuperar el movimiento. En los NIH, Mark Hallett comenzó a sospechar que si el daño no afectaba a muchos tejidos adyacentes a la lesión, se daba lo que él llamó reorganización local: las neuronas vecinas reemplazan al grupo que inicialmente movía, por ejemplo, el brazo derecho. Esto es lo que Taub había encontrado. Pero si el daño es más extenso, dice Hallett, entonces se puede reclutar una región más lejana para asumir la función del córtex motor dañado: el córtex premotor. Por lo general, el córtex premotor es como la sala en la que los participantes de un programa de entrevistas esperan antes de ser llamados. La ruta principal de salida del córtex premotor –las conexiones neuronales que transmiten las señales que genera– conduce al córtex motor, por lo que puede decirse que el córtex premotor es el lugar en el que la planificación de movimientos adquiere una forma tangible. Pero aparentemente el córtex premotor reserva algunos carriles para casos de emergencia, como un accidente cerebrovascular que inhabilita un punto en el córtex motor. En ese caso, sus señales viajan directamente a la columna vertebral, donde recorren los nervios hasta llegar al músculo que se va a mover. «Parece que el córtex premotor puede tomar el mando», dice Hallett. «Fue algo sorprendente, porque se suponía que el córtex premotor sólo planifica los movimientos, pero no los ejecuta».

Pero esto no es todo lo que la neuroplasticidad puede hacer para ayudar a un cerebro dañado por un accidente cerebrovascular. En algunos casos interviene el hemisferio opuesto. Si el daño se encuentra en el córtex motor derecho, que controla el lado izquierdo del cuerpo, entonces el córtex motor izquierdo puede hacerse cargo de mover el lado izquierdo del cuerpo. No lo hace de una manera tan eficiente, por lo que los movimientos son menos controlados, más débiles y más espásticos. Aun así, es mejor que la parálisis. «Estoy convencido de que el tejido adyacente e incluso el córtex premotor del hemisferio original es el principal causante de la recuperación», dice Hallett. «Pero en algunos casos, encontramos que se ha reclutado el hemisferio opuesto». Sin embargo, lo que está claro es que «cuanto más temprana y más intensiva sea la terapia, mejores serán los resultados» para los pacientes con accidente cerebrovascular, explica. «El cerebro intenta repararse a sí mismo».

Con dos ensayos clínicos y numerosos estudios de laboratorio en su haber, todos ellos demostrando el valor de la terapia de movimiento inducido por restricción, Taub se enfrentó a una espinosa pregunta práctica. Aunque se había demostrado que la técnica aumentaba el uso por parte de los pacientes de su brazo dañado, incluso muchos años después del accidente cerebrovascular e incluso cuando el daño era moderadamente grave, no llegaba a muchos pacientes con accidente cerebrovascular: es extremadamente laborioso y requiere pasar muchas horas con un terapeuta, razón por la cual muchos pacientes no tenían acceso a la terapia y los centros de rehabilitación no enviaban a su personal para capacitar al enfermo (y mucho menos ofrecían la terapia de manera amplia). Por este motivo, Taub y sus colegas desarrollaron lo que él denomina AutoCITE, por las siglas en inglés para extensión de la terapia automatizada de movimiento inducido por restricción. En 2004, informaron que seis pacientes con accidente cerebrovascular crónico habían utilizado con éxito el sistema remoto: después de practicar tres horas a la semana durante dos semanas, durante las cuales su brazo sano estuvo impedido por una manopla durante el 90 % de las horas de vigilia, los pacientes experimentaron mejoras en la movilidad tan buenas como los que habían sido tratados de manera individual.[11] Eso abrió las puertas para que la terapia estuviera a disposición de los pacientes con accidente cerebrovascular que no tenían acceso a un centro con experiencia en terapia de movimiento inducido por restricción y para los que tenían que permanecer en casa.

---

11. Lum, S., *et al.*: «Automated Constraint-Induced Therapy Extension (AutoCITE) for Movement Deficits after Stroke», *Journal of Rehabilitation Research and Development*, vol. 41, pp. 249-258 (2004).

El cerebro musical

A medida que Edward Taub continuó perfeccionando la terapia de movimiento inducido por restricción para pacientes con accidente cerebrovascular, se seguía formulando preguntas más amplias sobre la neuroplasticidad del cerebro adulto. En la primavera de 1995, se encontraba en Alemania en compañía de su esposa para reunirse con algunos de sus colaboradores científicos. Durante una cena con Thomas Elbert, de la Universidad de Konstanz, Taub preguntó si había alguna actividad humana normal en la que se usara mucho más una mano que la otra. La esposa de Taub, Mildred Allen, una soprano lírica que había sido solista en la Ópera de Santa Fe, dijo: «Oh, eso es fácil: la mano izquierda de los músicos de instrumentos de cuerda».

Cuando un músico diestro toca el violín, los cuatro dedos de la mano izquierda se mueven continuamente por el diapasón, mientras que el pulgar izquierdo sujeta el cuello del violín, cambiando muy poco de posición. Los dedos de la mano derecha casi no ejecutan movimientos refinados. Si alguna parte del cuerpo reclama más del espacio del córtex destinado para él, son los cuatro dedos de la mano que pulsan las cuerdas. Para ver si esto era así, Taub y sus colegas reclutaron a seis violinistas, dos violonchelistas y un guitarrista, cada uno de los cuales había tocado su instrumento durante entre siete y diecisiete años; además, para poder comparar, reclutaron a seis no músicos. Cada voluntario permaneció quieto mientras un dispositivo aplicaba una ligera presión sobre sus dedos; era una especie de versión estática del dispositivo con el que Michael Merzenich había entrenado a los monos. Un magnetoencefalograma registró la actividad neuronal en el córtex somatosensorial. La extensión espacial de la actividad cuando, por ejemplo, se estimuló el dedo índice izquierdo, indicaría cuánto espacio cortical se ha rezonificado para recibir sensaciones de ese dedo.

No hubo diferencias entre los músicos de cuerdas y los que no eran músicos en cuanto a la cantidad de espacio que el cerebro asignaba para registrar las sensaciones de los dedos de la mano derecha.[12] En cambio, los científicos observaron que había una diferencia sustancial en la cantidad de espacio cerebral que se rezonificó para los «dedos que tocan» de la

---

12. Elbert, T., *et al.*: «Increased Cortical Representation of the Fingers of the Left Hand in String Players», *Science*, vol. 270, pp. 305-307 (1995).

mano izquierda. El espacio cortical dedicado a registrar las sensaciones de los dedos de la mano izquierda en los músicos de cuerdas era mucho mayor que en los controles que no tocaban. La diferencia era mayor en aquellos músicos que empezaron a tocar el instrumento antes de los doce años.

El estudio atrajo la atención de muchos medios de comunicación y, para consternación de Taub, casi todos los reporteros enfatizaron el último descubrimiento: que los cerebros expuestos muy temprano a las demandas de tocar el violín sufren alteraciones más extensas que los cerebros expuestos a una edad más tardía. Taub consideraba que no era sorprendente y casi trivial. Lo interesante, dijo, era que el área cortical dedicada a los dedos encargados de tocar se había expandido incluso en personas que no comenzaron a tocar hasta la edad adulta. «Todo el mundo sabía» que el cerebro de un niño es plástico, dijo Taub, por lo que era de esperar el hallazgo de que los cerebros de los niños cambian cuando emplean repetidamente los dedos para conseguir la nota adecuada de un instrumento. La verdadera noticia, dijo, era que «incluso aunque empieces a tocar el violín a los cuarenta, sufres una reorganización cortical dependiente del uso».

Siendo rigurosos, por supuesto, se podía sacar una conclusión igualmente posible: que las personas que nacían con más espacio cortical dedicado a lo que serían los dedos de tocar en un músico de cuerdas tenían una ventaja natural, por así decirlo, y por lo tanto era más probable que se sintieran atraídos por tocar el violín, o, al menos, más probable que se defendieran bien con él, que alguien cuyo cerebro no tiene espacio adicional para estos dedos. Pero cuando se considera junto a lo que Merzenich había encontrado en los macacos –que la estimulación sensorial adicional expande la región del cerebro que se especializa en procesar esta entrada táctil–, la interpretación de Taub tiene sentido: cuanto más se emplean los dedos de una manera que prime la sensibilidad, como por ejemplo al tocar un violín, más responde el cerebro reasignando el precioso espacio cortical. Esa reasignación ocurre incluso en músicos que empiezan a tocar el instrumento después de la infancia, lo que demuestra que la reorganización dependiente del uso no se limita al cerebro joven. Independientemente de cuándo empiecen los músicos a tocar un instrumento, cuantos más años de formación, más extensa será la representación.

Reentrenar el cerebro visual

Con la popularidad de la imaginería cerebral, los cartógrafos neuronales han identificado no sólo las regiones responsables de funciones generales como ver, oír o sentir, sino también de trabajos casi ridículamente específicos, como reconocer rostros, jugar al Tetris, generar verbos, resolver problemas matemáticos o crear metáforas.

Con tal especificidad, podrías pensar que el cerebro es bastante resistente a la rezonificación. Pero no es así. Aún pueden producirse cambios drásticos cuando el input al córtex cambia drásticamente. Los violinistas de Taub mostraron tal «reorganización dependiente del uso», al igual que los amputados de Ramachandran.

En el primer caso, un incremento del input sensorial a los dedos de la mano izquierda, que realizan un tremendo entrenamiento moviéndose arriba y abajo por las cuerdas, provoca que se expanda la región del cerebro que registra el sentido del tacto de esos dedos.

En el segundo caso, una disminución del input sensorial –de hecho, su eliminación, en el caso de una amputación– permite que las áreas de la mano y del brazo del córtex somatosensorial sean invadidas por las áreas adyacentes del rostro.

Si bien los primeros descubrimientos de la neuroplasticidad del cerebro adulto se produjeron gracias a estudios de personas que habían perdido una extremidad o habían sufrido un accidente cerebrovascular, no había ninguna razón para pensar que el córtex motor o el córtex somatosensorial –las regiones del cerebro que cambian en estos casos– sean únicos en su maleabilidad. Como le gustaba decir a Taub, «sólo es tejido neural». Dados los descubrimientos sobre la plasticidad del córtex visual, como lo demuestran los estudios con personas ciegas en las que esta región «visual» oye, siente o procesa el lenguaje, tenía sentido ver si también se podría reestructurar de tal forma que pudiera ayudar a los pacientes.

En la degeneración macular, el centro de la retina –la fóvea– se deteriora gravemente, dejando a los pacientes sin visión central.[13] Tienen que depender exclusivamente de la visión periférica, con el resultado de que leer, conducir e incluso reconocer a las personas se vuelve difícil o imposi-

13. Baker, C., *et al.*: «Reorganization of Visual Processing in Macular Degeneration», presentación con diapositivas en la Society for Neuroscience, 2004.

ble. A nivel celular, el daño en la fóvea significa que no viajan señales eléctricas desde la parte central de la retina hasta el córtex visual.

El córtex visual, como el córtex somatosensorial y el córtex motor, no es una gran masa indiferenciada, sino más bien una región zonificada impecablemente dividida. «Contiene un mapa detallado del espacio visual», dice Chris Baker, del Instituto Tecnológico de Massachusetts, quien presentó el trabajo en el encuentro anual de la Society for Neuroscience en 2004. Los puntos adyacentes en el córtex visual responden a puntos adyacentes en la retina. Expresado de otra manera, las señales que viajan desde dos puntos específicos en la retina llegan a puntos en el córtex visual que reflejan con precisión su relación espacial de donde han venido. Con la fóvea dañada, la región del córtex visual que alguna vez recibió señales para la visión central es como un terreno vacío y silencioso, carente de actividad.

Otras regiones del córtex visual parecen considerarla una invitación. Como promotores que espían una parcela de tierra infrautilizada, se abalanzan sobre ella. Usando fMRI para medir la actividad en el córtex visual, los científicos pidieron que dos voluntarios con degeneración macular miraran fotos de rostros, objetos y escenas en su visión periférica y luego en su visión central. El daño en la fóvea les impedía ver nada directamente, por lo que cuando una fotografía se encontraba justo delante de ellos, giraban la cabeza para colocarla en su visión periférica. «Descubrimos que la parte del cerebro que sólo respondería a la información visual central en personas con visión normal ahora respondía a la información visual periférica», comenta Baker: la parte del cerebro que solía controlar las señales de la fóvea ahora estaba controlando las de la visión periférica. No había quedado como un solar vacío e inútil, sino que los vecinos de al lado se lo habían hecho suyo y lo habían rezonificado para la visión periférica. Esto había ocurrido en personas hasta bien entrada la edad adulta. «El cerebro visual es modificable incluso en etapas avanzadas de la vida», explica Baker. «El hecho de que la reorganización del cerebro tenga lugar en personas con degeneración macular sugiere que es posible que podamos desarrollar mejores estrategias para la rehabilitación de las personas que padecen esta devastadora enfermedad».

Es importante enfatizar lo que no es la neuroplasticidad: un nombre glamoroso para los cambios celulares que subyacen a la formación de la memoria y, por lo tanto, al aprendizaje. Las nuevas sinapsis, conexiones entre una neurona y otra, son la manifestación física de los recuerdos. En este sentido, el cerebro sufre continuos cambios físicos. Pero la neuroplasticidad va más allá de eso. Produce cambios masivos en las funciones de áreas particulares del cerebro. Los «inmuebles» corticales que solían tener un objetivo se reasignan y comienzan a hacer otro. El cerebro se rehace a lo largo de la vida en respuesta a estímulos externos, tanto al entorno como a la experiencia. Como demostraron de manera tan drástica los violinistas y los pacientes con un accidente cerebrovascular de Taub, los lectores en braille de Pascual-Leone y los amputados de Ramachandran, muchos sistemas cerebrales conservan hasta bien entrada la edad adulta su capacidad para responder a inputs sensoriales alterados y reorganizarse en consecuencia. «La plasticidad es una propiedad intrínseca del cerebro humano», explica Pascual-Leone, cuyo trabajo con lectores en braille ciegos y voluntarios con los ojos vendados hizo mucho para demostrar que la plasticidad permite que el córtex visual vaya mucho más allá de su destino nominal.[14] «El potencial del cerebro adulto para "reprogramarse" a sí mismo podría ser mucho mayor de lo que se suponía anteriormente», concluyeron él y sus colegas en 2005.

Como él lo ve, la neuroplasticidad es la forma en que la evolución deja que el cerebro rompa los vínculos «de su propio genoma», escapando del destino que normalmente hace que una región procese el input visual y otra procese el input auditivo, una zona del córtex somatosensorial para procesar sensaciones del dedo índice derecho y otra para procesar inputs del pulgar. Los genes configuraron todo esto. Pero los genes no pueden saber qué demandas, desafíos, pérdidas y golpes se encontrará el cerebro, como tampoco los padres pueden saber qué adversidades se encontrará el niño que traen al mundo. En lugar de establecer reglas estrictas de comportamiento, los padres sensatos enseñan a sus hijos a responder a cada situación que se presenta, adaptando su comportamiento a los desafíos a los que tienen que hacer frente.

Del mismo modo, la naturaleza también ha equipado al cerebro humano, dotándolo de la flexibilidad para adaptarse al entorno que encuentra, a las experiencias que tiene, el daño que sufre, las demandas que su dueño le

---

14. Pascual-Leone, A., *et al.*: «The Plastic Human Brain Cortex», *Annual Reviews of Neuroscience*, vol. 28, pp. 377-401 (2005).

hace. El cerebro no es inmutable ni estático, sino que continuamente está siendo remodelado por las vidas que llevamos.

Pero hay una trampa. Estos cambios ocurren sólo cuando la persona (o el mono) presta atención al input que los provoca. Como veremos, si pasara los dedos de tu mano izquierda sobre las cuerdas de un violín mientras duermes, y lo hiciera una y otra vez, la región del córtex somatosensorial que registra las sensaciones de estos dedos no se expandiría. Éste era un indicio, visto incluso en los primeros experimentos con macacos de Michael Merzenich, de que la actividad mental afecta, y quizás incluso habilita, la neuroplasticidad. Es decir, la neuroplasticidad se da sólo cuando la mente se encuentra en un estado mental particular, marcado por la atención y el enfoque. La mente importa. La pregunta era: ¿qué poder tiene sobre el cerebro?

Capítulo 6

Mente sobre materia

La actividad mental cambia el cerebro

La alargada sombra de Descartes

Durante una visita a una facultad de medicina estadounidense, se invitó al dalái lama a presenciar una operación cerebral (con el permiso de la familia del paciente).[1] Después, se sentó con los neurocirujanos para conversar sobre la comprensión científica de la mente y el cerebro. Recordó las horas de conversaciones que había pasado con los neurocientíficos a lo largo de los años y cómo le habían explicado que la percepción, la sensación y otras experiencias subjetivas reflejan cambios químicos y eléctricos en el cerebro. Cuando los impulsos eléctricos atraviesan nuestro córtex visual, vemos, y cuando los neuroquímicos recorren el sistema límbico, sentimos, a veces en respuesta a un acontecimiento en el mundo exterior, a veces como resultado de un pensamiento generado por la mente sola. Incluso la conciencia, recordó que los científicos le explicaron, es sólo una manifestación de la actividad cerebral, y cuando el cerebro deja de funcionar, la conciencia se desvanece como la niebla de la mañana.

Pero de esta explicación algo siempre le había molestado, dijo el dalái lama. Incluso aunque se acepte la idea de que la mente es lo que hace el cerebro, y que las sensaciones y los pensamientos son expresiones de la actividad cerebral, ¿no es posible una causalidad bidireccional? Es decir,

1. Su santidad el dalái lama: *The Universe in a Single Atom.* Morgan Road Books, Nueva York, 2005, p. 127. (Trad. español: *El universo en un solo átomo.* Grijalbo, Barcelona, 2006.)

tal vez además de que el cerebro dé lugar a los pensamientos, las sensaciones y otras actividades cognitivas que conforman lo que llamamos mente, algunos aspectos de la mente también pueden influir en el cerebro para provocar cambios físicos en la misma materia que lo creó. En este caso, la flecha de la causalidad señalaría en ambos sentidos, y el pensamiento puro alteraría la química y la actividad eléctrica del cerebro, sus circuitos e incluso su estructura.

El neurocirujano apenas hizo una pausa antes de responder, y le explicó pacientemente que los estados físicos generan los estados mentales y que la causalidad «descendente» de lo mental a lo físico no es posible. Por cortesía, el dalái lama no insistió en el asunto. Ésta no era la primera vez que un neurocientífico descartaba la posibilidad de que la mente pudiera cambiar el cerebro y que la conciencia no pudiera reducirse a materia.

Pero «pensé –y sigo pensando– que tal alegación categórica carece de fundamento científico», escribió en su libro de 2005 *El universo en un solo átomo*. «La teoría de que todos los procesos mentales son necesariamente físicos constituye un posicionamiento metafísico, no un hecho científico».[2]

Los textos budistas clásicos hablan muy poco sobre el cerebro. El descubrimiento de que esta masa de casi tres libras con la consistencia del tofu blando sea el centro de nuestra vida mental y emocional tiene sólo unos pocos siglos de antigüedad, mientras que muchos textos budistas se remontan a más de un milenio. No había más motivos para fijarse en el cerebro que para reflexionar sobre la ceja izquierda. El budismo explora los cinco sentidos y su relación con la mente, explica Thupten Jinpa, el erudito budista que desde hace tiempo es el traductor del dalái lama al inglés. «Hay un reconocimiento en los textos budistas de que los órganos de los sentidos son la base de las sensaciones físicas y el medio por el cual estas sensaciones externas se transforman en mentales», dice. «Las discusiones sobre cómo lo mental podría afectar lo físico se dan en el contexto de la sanación, de cómo los procesos de pensamiento pueden afectar al cuerpo y de cómo la meditación puede influir sobre el cuerpo y provocar su sanación». Con el descubrimiento por parte de la ciencia occidental de que el cerebro es el órgano de la cognición y la emoción, aplicar estas creencias budistas tradicionales a cómo la mente podría influir sobre el cerebro no supuso ninguna revolución.

2. Ibíd., 127.

El dalái lama no tenía objeciones al hecho de que la actividad cerebral da lugar a la actividad mental, pero consideraba prematuro reducir la segunda a la primera. Podría haber aspectos de la conciencia que no se puedan explicar en términos de descargas eléctricas o de la liberación y la absorción de neurotransmisores en el cerebro. En estos casos, el cerebro no podría explicar el funcionamiento de la mente, lo que implica que un aspecto de la mente permanece separado y aparte del cerebro. Como les dijo a los científicos que lo visitaron en Dharamsala durante el encuentro de Mind and Life de 2000, «me pregunto en qué medida la mente y los pensamientos sutiles concretos pueden influir en el cerebro y, en ese sentido, no estoy tan interesado en la relación causal entre el cerebro y la actividad mental como en la que existe entre la actividad mental y el cerebro».[3] Y no una relación cualquiera, sino causal, en la que los estados mentales afectan a las mismas neuronas y a los circuitos que los generan. Tan pronto como el dalái lama planteó esto, el neurocientífico Francisco Varela intervino: «De la misma manera que el cerebro puede suscitar estados mentales, éstos también pueden llegar a modificar el funcionamiento del cerebro. Pero también hay que decir que, por más que se trate de una noción lógicamente implícita en las afirmaciones de la ciencia occidental actual, resulta un tanto contraintuitiva y que, en consecuencia, apenas sí ha sido investigada».[4]

Sin embargo, «lógicamente implícito» es muy diferente de lo que es amplia y explícitamente aceptado. Lo más cerca que han llegado los científicos a reconocer que la mente puede moldear el cerebro es interponiendo un intermediario: el cerebro mismo. Según el sentido común aceptado, los estados cerebrales dan lugar a estados mentales. Un patrón particular de neuronas que se activan *aquí* y los neurotransmisores que se acoplan con las neuronas *allí* dan lugar a algún estado mental; digamos que ésta es la intención. Como todo estado mental, la intención tiene un correlato neural, un estado cerebral correspondiente marcado por la actividad en un circuito específico como el detectado por la fMRI. El correlato neuronal de la intención es diferente del estado cerebral que causó la intención, y puede dar lugar, y de hecho da lugar, a estados cerebrales subsiguientes.

3. Goleman, D.: *Destructive Emotions*. Bantam Books, Nueva York, 2003, p. 207. (Trad. español: *Emociones destructivas: cómo entenderlas y superarlas*. Kairós, Barcelona, 2003, p 267.)

4. Ibíd.

Entonces, si bien podríamos pensar ingenuamente que la intención está causando que el cerebro cambie, lo que realmente está pasando es algo bastante mundano: el estado del cerebro que corresponde a la intención está afectando a otro aspecto del cerebro de una manera perfectamente newtoniana, con algo eléctrico o químico *aquí* que altera la electricidad y la química *allí*. Y esto es todo lo que necesitas para explicar los cambios cerebrales: un estado cerebral da lugar a otro. El paso intermedio de un estado mental al que le damos el nombre de «intención» es una mera atracción secundaria, un epifenómeno, sin poder causal propio. El cerebro, y sólo el cerebro, afecta al cerebro. O eso le explicaron los científicos al dalái lama.

La idea de que sólo el cerebro actúa sobre el cerebro refleja una visión que la filosofía denomina «cierre causal». Sostiene que sólo lo físico puede actuar sobre lo físico. Un bate de béisbol puede desplazar una pelota, una mano puede levantar una taza, las moléculas de aire pueden mover las hojas de la hierba, pero un fenómeno no físico no tiene poder para afectar a cualquier cosa hecha de tejidos, moléculas y átomos. Desde este punto de vista, algo no físico, como la intención, no es lo que mueve tu cuerpo fuera de la cama, sino que es la manifestación física de esa intención, el conjunto de señales eléctricas que pulsan a través del cerebro, lo que hace que el cuerpo salga de la cama.

El budismo rechaza la reductibilidad de la mente a la materia, y esta creencia actúa como un impedimento importante cuando se trata de encontrar un terreno común entre el budismo y la neurociencia. En el encuentro de Mind and Life de 2004, fue un elefante en la habitación. Los científicos estaban tan seguros de que todo lo de la mente se puede reducir al cerebro, y que la mente es exactamente lo que hace el cerebro, que ni siquiera se molestaron en involucrar a los budistas en el tema. Pero con su inocente pregunta al neurocirujano, el dalái lama había hecho referencia a algo en lo que la neurociencia había comenzado a indagar recientemente, después de más de un siglo de considerar la idea misma del dualismo como una reliquia pintoresca de una era precientífica.

Fue René Descartes, el filósofo francés del siglo XVII, quien postuló el dualismo como un principio científico. Descartes creía que el ámbito mental de los pensamientos fugaces y los sentimientos evanescentes, y el mundo material de las rocas y las mecedoras, son dos dominios de la realidad paralelos pero distintos, lo que hoy llamamos mente y materia. Eso estaba perfectamente en consonancia con las ideas de su época, en la que los científicos no tenían la menor idea de cómo funcionaba el cerebro. Como escribió el filósofo inglés Henry More, el cerebro «no muestra más capacidad para el pensamiento que un pastel de manteca o un tazón de cuajada».[5] Suponer que la carne viscosa de dentro del cráneo era capaz de pensar, de tener fe, de alcanzar el genio o de sentir amor era ridículo. Pero a mediados del siglo XVII, un grupo de filósofos naturales –alquimistas, médicos y hombres de fe–, conocido como el Círculo de Oxford y encabezado por Thomas Willis, emprendió la primera investigación científica del cerebro y del resto del sistema nervioso.

Considerado el padre de la neurología moderna, Willis estaba convencido de que la miríada de pliegues y fisuras del cerebro genera pensamientos y recuerdos, sentimientos y percepciones.[6] Todo lo que hace la mente, insistía, refleja esa intrincada danza de sustancias químicas a lo largo de los nervios que tan minuciosamente diseccionó. Willis llamó a su trabajo neurología. Dio el pistoletazo de salida a una manera materialista y reduccionista de pensar sobre el pensamiento, que ha llegado hasta el día de hoy: que todo lo que llamamos «mental» (incluido lo «emocional») es sólo una manifestación de la actividad cerebral y que todo en el ámbito mental puede reducirse a acontecimientos físicos. La mente y el cerebro, lo mental y lo físico, se consideran idénticos. No se trata simplemente de que los procesos neuronales *provoquen* procesos conscientes, como dice el filósofo Colin McGinn al describir la visión reinante en la neurociencia: «Los procesos neuronales son procesos conscientes. Tampoco es simplemente que los procesos conscientes sean un aspecto de los procesos neuronales; es más bien que no hay nada más en un estado consciente que su correlato neuronal».[7] Creer lo contrario –en la idea dualista de que la mente tiene algún tipo de independencia del cerebro– es suficiente para que no te inviten a las mejores fiestas de la neurociencia.

Pero en la década de 1990, una oleada de incertidumbre sobre la identidad de la mente y el cerebro comenzó a penetrar en los límites de la neurociencia. El filósofo John Searle, que ha investigado los misterios de

5. ZIMMER, C.: *Soul Made Flesh.* Free Press, Nueva York, 2004, p. 3.
6. Ibíd.
7. MCGINN, C.: *The Mysterious Flame: Conscious Minds in a Material World.* Basic Books, Nueva York, 1999, pp. 18-19.

la mente y el cerebro tan profundamente como cualquier académico contemporáneo, describió el problema de esta manera: «Hasta donde sabemos, los rasgos más fundamentales de ese mundo [el físico] están descritos por la física, la química y el resto de las ciencias naturales. Pero la existencia de fenómenos que no son físicos o químicos en ningún sentido obvio da lugar a la perplejidad [...] ¿Cómo casa una realidad mental, un mundo de consciencia, intencionalidad y otros fenómenos mentales, con un mundo que consiste exclusivamente en partículas físicas en campos de fuerza?».[8]

Este rompecabezas acerca de cómo los patrones de actividad neuronal se transforman en conciencia subjetiva, «sigue siendo el misterio cardinal de la existencia humana», argumentó el neurobiólogo Robert Doty en 1998.[9] Porque, aunque los científicos se han vuelto notablemente expertos en comprender los mecanismos fisiológicos de la percepción, sus investigaciones no consiguen explicar por qué la percepción *se siente* de la forma en que lo hace. Podría ofrecerte la explicación neurofisiológica más detallada de lo que hace el cerebro cuando te sientes triste, pero si nunca te has sentido triste, esta explicación no te permitiría comprender la tristeza. De manera similar, si tienes la forma de daltonismo que hace que los tonos desde el rosa y el escarlata hasta el granate y el herrumbre los veas todos con el mismo tono pardusco, mi explicación neurona por neurona de cómo surge la percepción del rojo en el cerebro te dejará igual de ignorante sobre la *sensación* del rojo. Un estado mental, ya sea una sensación del color rojo o el sonido de un *si* agudo o la emoción de la tristeza o la sensación de dolor, es algo más que sus correlatos neurales. Esto es lo que los neurocientíficos denominan la brecha explicativa, que nunca se ha conseguido superar. Como dijo McGinn, «el problema con el materialismo es que intenta construir la mente a partir de propiedades que se niegan a sumarse a la mentalidad».[10]

Algunos iconoclastas han comenzado a tomarse este «problema» en serio. Si bien parten de la premisa básica de que la mente surge a partir del

8. Searle, J. R.: «A Philosopher Unriddles the Puzzle of Consciousness», *Cerebrum*, vol. 2, pp. 44-54 (2000).
9. Doty, R. W.: «The Five Mysteries of the Mind, and Their Consequences», *Neuropsychologia*, vol. 36, pp. 1069-1076 (1998).
10. McGinn, C.: *The Mysterious Flame: Conscious Minds in a Material World*. Basic Books, Nueva York, 1999, pp. 28.

cerebro, se separan de la corriente dominante argumentando que hay algo más en la mente que la actividad física del cerebro. Para nuestros propósitos, es el corolario de esa posición lo que resulta particularmente interesante: que lo que hace la mente puede cambiar el cerebro. Según los «emergentistas», una propiedad de orden superior como la mente puede afectar los procesos de orden inferior que la crearon. Lo que emerge tiene el poder de actuar sobre aquello de lo que emerge.

El neurocientífico Roger Sperry, ganador del Premio Nobel y profesor en el California Institute of Technology desde 1954 hasta su muerte en 1994, desarrolló la forma científicamente más rigurosa de esta posición, a la que denominó «mentalismo» o «mentalismo emergente».[11] Incómodo con la ascendencia de lo que él veía como una «determinación exclusiva "de abajo hacia arriba" del todo por las partes, en la que los eventos neuronales determinan lo mental, pero no viceversa», teorizó que existe un «control descendente por parte de los eventos mentales sobre los eventos neuronales inferiores». Los estados mentales pueden actuar directamente sobre los estados cerebrales, sugirió, incluso afectando la actividad electroquímica en las neuronas. Por el contrario, como se ha mencionado antes, la opinión generalizada tanto entonces como ahora sostiene que los estados mentales pueden influir sobre otros estados mentales sólo porque en realidad son estados cerebrales.

Sperry se esforzó en reconocer que la conciencia no puede existir sin el cerebro y que las «fuerzas mentales» que consideraba causalmente eficaces no son «fuerzas sobrenaturales incorpóreas independientes del mecanismo cerebral», sino que están «inseparablemente ligadas a la estructura cerebral y su organización funcional». Pero no ayudó mucho a su causa (ni a su reputación). Como dijo un profesor invitado en Caltech sobre Sperry en 1970, «si continúa en esta línea, es probable que disminuya el impacto de sus muchos y maravillosos logros». Se fue a la tumba convencido de que la actividad mental de «nivel superior» ejerce un efecto causal sobre las neuronas y las sinapsis de «nivel inferior» y que la sustancia del cerebro puede cambiar en respuesta a los susurros de la mente. Como iban a demostrar los descubrimientos de la década de 1990 y de los primeros años del nue-

11. Sperry, R. W.: «Perception in the Absence of the Neocortical Commissures», *Research Publications Association for Research in Nervous and Mental Disease*, vol. 48, 123-138 (1970).

vo siglo, estaba adelantado a su tiempo, y la pregunta del dalái lama al neurocirujano sobre que la mente afecta al cerebro era acertada.

Silenciar el circuito TOC

Como se ha comentado en los dos capítulos anteriores, los científicos estaban acumulando ejemplos de cómo el input *sensorial* –señales transportadas hasta el cerebro desde el mundo exterior– puede alterar la estructura del cerebro humano adulto. Gracias a la neuroplasticidad, el input sensorial adicional que experimenta un violinista hace que la representación cerebral de los dedos se expanda y el input sensorial adicional que experimenta un paciente con accidente cerebrovascular en la terapia de movimiento inducido por restricción hace que la representación cerebral del brazo y de la mano dañados se desplace hacia tejido sano. Gracias a la neuroplasticidad, privar al córtex visual de señales visuales hace que busque otras «oportunidades laborales», como el manejo de sonidos o del tacto, o incluso el lenguaje. Todos estos cambios surgieron del mundo de fuera del cerebro. El neuropsiquiatra Jeffrey Schwartz, de UCLA, sospechaba que las señales capaces de cambiar el cerebro podrían llegar no sólo del mundo exterior a través de los sentidos, sino que podían provenir de la propia mente.[12]

Schwartz y su colega Lewis Baxter habían puesto en marcha un grupo de terapia conductual para estudiar y tratar el trastorno obsesivo compulsivo (TOC). En esta enfermedad neuropsiquiátrica, los pacientes son bombardeados por pensamientos molestos, intrusivos y no deseados (obsesiones) que desencadenan impulsos intensos de realizar conductas ritualistas (compulsiones). Dependiendo del paciente, la compulsión puede ser desde lavarse las manos o revisar las cerraduras de las puertas o los fogones de la cocina hasta contar las señales de stop, las ventanas, las palomas o cualquier otra cosa en la que la persona se haya fijado. Juntas, las obsesiones y las compulsiones pueden ser devoradoras y hacer que salir de

12. El descubrimiento de Schwartz del poder de la meditación basada en el mindfulness para tratar los circuitos disfuncionales en el TOC, así como la historia de los intentos de tratar el TOC, se describen detalladamente en Schwartz, J. M. y Begley, S.: *The Mind and the Brain: Neuroplasticity and the Power of Mental Force.* Regan Books, Nueva York, 2002, capítulo 2.

casa, tener un trabajo o establecer relaciones serias sea casi imposible. Curiosamente, sin embargo, en todos los casos excepto en los más graves, los pensamientos intrusivos y las fijaciones se sienten como si surgieran de una parte de la mente que no es el verdadero yo. Las víctimas describen la sensación de que un secuestrador se ha apoderado de los controles de su cerebro. Como resultado de ello, los pacientes con TOC que se sienten obligados a lavarse las manos saben muy bien que sus manos no están sucias; aquellos que se sienten obligados a correr a casa para comprobar que la puerta de entrada está cerrada con llave saben que está bien cerrada. El TOC tiene una prevalencia de por vida de entre el 2 y el 3 %. En números redondos, se estima que afecta a una persona de cada cuarenta, por lo general aparece en la adolescencia o en la edad adulta temprana y no muestra una preferencia marcada por hombres o mujeres.

Según los estudios de las imágenes cerebrales, el TOC se caracteriza por hiperactividad en dos regiones: el córtex frontal orbital y el cuerpo estriado. El trabajo principal del córtex frontal orbital, que está escondido en la parte inferior de la parte frontal del cerebro, parece notar cuando algo anda mal. Es el detector de errores del cerebro, su corrector neurológico. Cuando es hiperactivo, como sucede en los pacientes con TOC, se dispara repetidamente, bombardeando el resto del cerebro con la aplastante sensación de que algo anda mal. La segunda estructura hiperactiva, el cuerpo estriado, se encuentra en el centro del cerebro, justo delante de los oídos. Esta parte recibe información de otras regiones, incluidas el córtex frontal orbital y las amígdalas, dos estructuras gemelas donde se alojan las sensaciones del miedo y el temor. El circuito que une el córtex frontal orbital y el cuerpo estriado se ha denominado «el circuito de la preocupación» o «el circuito del TOC».

Hasta mediados de la década de 1960, los psiquiatras creían que el TOC era un «desorden intratable». Probaron todo tipo de terapias, desde el electroshock y la cirugía cerebral hasta fármacos y terapia de conversación en el diván. Sin embargo, a finales de la década de 1960 y principios de la de 1970, los psiquiatras se dieron cuenta de que cuando los pacientes con TOC que también sufrían depresión tomaban el antidepresivo tricíclico clomipramina, algunos experimentaban alivio de uno o más de los síntomas del TOC. Los antidepresivos más recientes, incluidos Prozac, Paxil y Zoloft, también ayudan a algunos pacientes: alrededor del 60 % responde al menos parcialmente al tratamiento, y entre los respondedores se observa una reducción de entre el 30 y el 40 % en los síntomas, medida por la frecuencia con la que el paciente siente un impulso para realizar una compulsión. Pero con aproximadamente el 40 % de los pacientes sin recibir ayuda y con aún el 60 % de los síntomas en aquellos que sí pueden ser ayudados, claramente hay margen de mejora.

Casi al mismo tiempo que los investigadores encontraron que los antidepresivos ayudaban a algunos pacientes con TOC, un psicólogo británico que trabajaba en un pabellón psiquiátrico de Londres comenzó a desarrollar lo que se convertiría en la primera terapia conductual eficaz para la enfermedad. En lo que llamó «prevención de exposición y respuesta» (PER), Victor Meyer hizo que los pacientes se enfrentaran a sus miedos. Primero los exponía al «desencadenante» de sus pensamientos obsesivos. Por ejemplo, podía hacer que un paciente que estuviera convencido de que el mundo está cubierto de gérmenes tocara todos los pomos de las puertas de un edificio público, pero después no le permitía lavarse las manos (la parte de «prevención» del PER puede ser cualquier cosa, desde la coerción suave hasta la restricción). Aunque Meyer informó una mejoría en sus pacientes, algunos de ellos (las estimaciones van desde el 10 hasta el 30 %) están tan angustiados por el tratamiento que no lo completan nunca y no mejoran.

A finales de la década de 1980, Schwartz, de UCLA, tenía otra objeción al PER: su crueldad. «Simplemente, no podría imaginarme a mí mismo arrastrando a los pacientes hasta un baño público, obligándolos a pasar las manos por todos los asientos del inodoro y luego evitando que se las lavaran», recuerda. Mientras buscaba alternativas que fueran más humanas y efectivas, Schwartz, un budista practicante, se sintió intrigado por el potencial terapéutico de la meditación consciente. El mindfulness, o atención plena, es la práctica de observar las experiencias internas de una persona de una manera totalmente consciente, pero sin juzgar. Te quedas fuera de tu propia mente, observando los pensamientos y sentimientos espontáneos que arroja el cerebro, observándolo todo como si le estuviera pasando a otra persona. En *The Heart of Buddhist Meditation*, el monje budista de origen alemán Nyanaponika Thera lo describió como «la conciencia clara y singularizada de lo que realmente nos sucede a nosotros y en nosotros en los sucesivos momentos de percepción. [...] se ocupa precisamente de los hechos desnudos de la percepción, ya sean presentados a través de los cinco sentidos físicos, ya a través de la mente [...] sin reaccionar ante ellos por medio de actos, palabras o comentarios mentales que pueden ser autorreferencia (gusto-disgusto, etc.), juicio o reflexión».[13]

Schwartz decidió ver si el mindfulness podía ayudar a sus pacientes con TOC. Tenía dos objetivos para ellos: experimentar un síntoma de TOC sin reaccionar emocionalmente y darse cuenta de que la sensación de que algo anda mal es sólo una manifestación de un defecto de la programación del cerebro, producto de una hiperactividad en el circuito del TOC. La práctica del mindfulness, pensó, podría hacer que los pacientes con TOC reconocieran la verdadera naturaleza de sus obsesiones y, por lo tanto, que pudieran centrar mejor su atención lejos de ellos. «Me pareció que valía la pena investigar si aprender a observar tus sensaciones y pensamientos con la serenidad de un testigo externo podía fortalecer la capacidad de resistir los pensamientos insistentes del TOC», dice Schwartz. «Creí que si podía lograr que los pacientes experimentaran el síntoma del TOC sin reaccionar emocionalmente a la incomodidad que les causaba, y comprendieran mejor que incluso el más visceral de los impulsos del TOC en realidad no es más que la manifestación de un defecto en la programación cerebral que no tiene realidad en sí mismo, podría ser tremendamente terapéutico». Si era así, la terapia cognitiva basada en el mindfulness, en la que los pacientes aprenden a pensar en sus pensamientos de manera diferente, podría tener éxito allí donde habían fracasado los fármacos, la terapia cognitiva rasa y la prevención de exposición y respuesta.

La toma de notas mental fundamental para el mindfulness sería algo como lo que sigue. Cuando surgiera un pensamiento obsesivo, el paciente pensaría: «Mi cerebro está generando otro pensamiento obsesivo. ¿No sé que no es real, sino alguna porquería producto de un circuito defectuoso?». Entonces el paciente pensaría que no tiene realmente una necesidad de lavarse, sino un problema de la programación cerebral.

En 1987, Schwartz realizó una sesión de terapia de grupo junto con un estudio continuado de las anomalías cerebrales responsables del TOC. Los pacientes acudieron a la terapia y los científicos monitorearon su progreso utilizando la técnica de imágenes cerebrales por PET. Schwartz comenzó a mostrar a los pacientes las imágenes para enfatizar que sus síntomas surgían de un circuito neurológico defectuoso. Un paciente lo entendió de

13. Thera, N.: *The Heart of Buddhist Meditation.* Samuel Weiser. York Beach, Maine, 1973. (Trad. español: *El corazón de la meditación budista.* Edicions Cedel, Barcelona, 1992.)

inmediato: «¡No soy yo, es mi TOC!», exclamó un día. Pronto, otros pacientes también vieron que sus obsesiones y compulsiones no eran realmente «suyas», sino que eran los desechos electrónicos de los circuitos cerebrales. Schwartz se preguntaba si conseguir que los pacientes respondieran de una manera nueva a los pensamientos obsesivos característicos de su TOC cambiaría sus cerebros. Por lo tanto, enseñó a los pacientes a utilizar el mindfulness para agudizar la conciencia de que en el fondo no creían que se hubieran dejado los fogones de la cocina encendidos o que tuvieran que volver a lavarse las manos. En cambio, les dijo que se dijeran a ellos mismos que estaban experimentando la llegada de un pensamiento obsesivo y que aquello que percibían como una necesidad de comprobar en realidad sólo era un problema del cerebro.

«La semana después de que los pacientes comenzaran a reetiquetar sus síntomas como manifestaciones de procesos patológicos del cerebro, informaron que la enfermedad ya no los controlaba y que sentían que podían hacer algo al respecto. Sabía que iba por el camino correcto», explica Schwartz.

Para averiguar si los beneficios que comunicaban los pacientes iban acompañados de cambios cerebrales, los científicos de UCLA iniciaron el que sería un estudio de referencia sobre cómo la mente puede dar forma a la biología fundamental del cerebro. Realizaron exploraciones PET en dieciocho pacientes con TOC antes y después de diez semanas de terapia cognitiva basada en el mindfulness.[14] Ninguno de los pacientes tomó medicamentos para tratar el TOC y todos tenían síntomas de moderados a graves. Doce de ellos mejoraron significativamente. En éstos, las exploraciones PET después del tratamiento mostraron que la actividad en el córtex frontal orbital, el centro del circuito del TOC, había disminuido drásticamente en comparación con cómo era antes de la terapia basada en el mindfulness.

«La terapia había alterado el metabolismo del circuito del TOC», comenta Schwartz. «Éste fue el primer estudio que demostró que la terapia cognitivo-conductual tiene el poder de cambiar sistemáticamente la química cerebral defectuosa en un circuito cerebral bien identificado. Los cambios cerebrales subsiguientes ofrecieron una fuerte evidencia de que el

14. SCHWARTZ, J. M., *et al.*: «Systematic Changes in Cerebral Glucose Metabolic Rate after Successful Behavior Modification Treatment of Obsessive-Compulsive Disorder», *Archives of General Psychiatry*, vol. 53, pp. 109-113 (1996).

esfuerzo consciente y voluntario puede alterar la función cerebral, y que estos cambios cerebrales autodirigidos –neuroplasticidad– son una realidad genuina». Llamándolo «una vía hacia la neuroplasticidad autodirigida», llegó a la conclusión de que Roger Sperry, sin mencionar al dalái lama, aplaudiría: «La acción mental puede alterar la química cerebral de un paciente con TOC. La mente puede cambiar el cerebro».

Pensar la depresión

Justo cuando los científicos de UCLA descubrían que una terapia cognitiva basada en la mente puede cambiar el cerebro –que pensar en tus pensamientos en cierta manera puede alterar la actividad eléctrica y química de un circuito cerebral–, la ciencia se vio envuelta en un amargo debate sobre si realmente la psicoterapia tiene algún efecto, y mucho menos sobre la estructura física y la actividad del cerebro. La controversia se centró en la depresión. El 29 de diciembre de 1987, la U.S. Food and Drug Administration autorizó al gigante farmacéutico Eli Lilly and Company a vender el clorhidrato de fluoxetina como tratamiento para la depresión. Comercializado como Prozac, el medicamento apareció en portadas de revistas, protagonizó historias en periódicos, inspiró libros y acumuló en muy poco tiempo 2000 millones de dólares en ventas anuales. Prozac no era únicamente un fármaco más para la depresión; fue aclamado como un compuesto que se dirigía específicamente a la causa neuroquímica subyacente de la enfermedad, supuestamente una escasez del neurotransmisor serotonina en las sinapsis del cerebro. El auge de Prozac coincidió con la continua caída en desgracia de la psicoterapia. La psicoterapia, costosa, lenta y objeto de más bromas que de rigurosos estudios científicos, empezaba a desprender un tufillo tan antediluviano como el diván de Freud.

Esto no quiere decir que los psicoterapeutas estuvieran tirando la toalla. Al contrario. En 1989, los científicos comunicaron los resultados del estudio más ambicioso que se había realizado hasta la fecha para evaluar la eficacia de la psicoterapia en comparación con la medicación para tratar la depresión.[15] Este estudio de dos años, denominado Treatment of Depres-

15. Elkin, I., *et al.*: «NIMH Treatment of Depression Collaborative Research Program: General Effectiveness of Treatments», *Archives of General Psychiatry*, vol. 46, pp. 971-983 (1989).

sion Collaborative Research Project, fue financiado y organizado por el National Institute of Mental Health. Doscientos cincuenta pacientes ambulatorios con depresión mayor fueron asignados al azar para recibir uno de estos cuatro tratamientos: psicoterapia interpersonal, terapia cognitivo-conductual, imipramina (un antidepresivo común) o una pastilla inerte. En los dos últimos casos, los pacientes también recibieron lo que se conoce como gestión clínica, que a grandes rasgos significa que veían a un psiquiatra para recibir su medicación.

La terapia cognitivo-conductual, que se desarrolló en la década de 1960, no se centra en las causas de la depresión, sino en enseñar a los pacientes a gestionar sus emociones, pensamientos y comportamientos. La idea es reevaluar el pensamiento disfuncional, ver la falacia de pensamientos como «el hecho de que no me ofrecieran ese trabajo significa que estoy condenado a estar desempleado y sin hogar». Los pacientes aprenden a pensar de una manera diferente y a no rumiar una y otra vez sobre contratiempos menores. En lugar de ver una cita romántica que ha funcionado como evidencia de que «soy un fracasado total y nadie me querrá jamás», los pacientes aprenden a considerarlo sencillamente como algo que ha funcionado. En lugar de considerar que las goteras son una señal de que «nada me sale bien», lo ven como «a veces pasan estas cosas». Aprenden a reconocer su tendencia a convertir las desilusiones en calamidades y los contratiempos en tragedias, y a comprobar la exageración de sus creencias extremas. Si están convencidos de que nunca le agradarán a nadie, el terapeuta los anima a unirse a un grupo social y entablar una conversación y, posiblemente, una amistad. Este examen de la realidad demostrará a los pacientes que son irrealmente pesimistas. Con sus nuevas habilidades cognitivas, los pacientes pueden experimentar tristeza y tener contratiempos sin ser absorbidos por el agujero negro de la depresión.

La terapia interpersonal, por otro lado, reconoce que, aunque es probable que la depresión no esté causada por las relaciones o las experiencias interpersonales, sí que la afectan. Por lo tanto, se centra en disputas y conflictos interpersonales, transiciones de rol como el nido vacío o el duelo complicado y persistente.

En los cuatro grupos, los pacientes sufrieron menos síntomas de depresión durante las dieciséis semanas del estudio. Imipramina produjo las mejoras más significativas en los pacientes con depresión más grave y el placebo las menores, mientras que las dos psicoterapias quedaron en el medio. Sin embargo, para los pacientes cuya depresión era de leve a moderada, las dos psicoterapias produjeron resultados similares a los de la medicación. «El poder de las terapias cognitivo-conductuales [en la depresión] es considerable, ciertamente igual al poder de los tratamientos farmacológicos estándar para la depresión», escribió Gavin Andrews, profesor de psiquiatría en la Universidad de Nueva Gales del Sur en Australia en el *British Medical Journal* a finales de 1996.[16] «Si estos tratamientos psicológicos hubieran sido tratamientos farmacológicos, habrían sido certificados como remedios seguros y eficaces, y serían una parte esencial de la farmacopea de todo médico. Como no fueron desarrollados por empresas con fines de lucro y, por lo tanto, no se comercializan ni promueven, su uso a menudo languidece». A pesar de este y de otros estudios posteriores que validan la eficacia de la psicoterapia para la depresión, ha sido difícil deshacerse de la percepción de que la psicoterapia es ineficaz e inferior a la medicación.

Mientras se llevaba a cabo el estudio del National Institute of Mental Health, un joven psicólogo llamado Zindel Segal estaba estudiando la depresión. Recuerda el debate de los fármacos frente a la psicoterapia, en el que «las posiciones eran muy radicales y que había un ambiente tenso pero productivo, con psicólogos que afirmaban que había evidencias de la eficacia de la terapia», pero muchos científicos estaban convencidos de que la psicoterapia no tenía cabida en el mundo del Prozac. En lugar de atacar directamente la cuestión de la eficacia, Segal decidió estudiar si la psicoterapia tiene un efecto diferente, pero posiblemente incluso más importante, en un aspecto de la depresión: la tasa de recaída.

La depresión es conocida por sus frecuentes y crueles recaídas. Un paciente puede sentir que por fin se ha liberado de las cadenas de su enfermedad, y caer de nuevo en el abismo de la desesperación, como sucede en el 50 % de quienes sufren depresión. Debido a la alta tasa de recaídas, los pacientes sufren un promedio de cuatro episodios mayores de depresión que duran aproximadamente cinco meses cada uno a lo largo de sus vidas. «Muchas personas se siguen sintiendo enfermas», dice Segal. «Por desgracia, la progresión típica es que el tratamiento brinda alivio, pero el

16. Andrews, G.: «Talk That Works: The Rise of Cognitive Behavior Therapy», *British Medical Journal*, vol. 313, pp. 1501-1502 (1996).

riesgo de recaída o recurrencia sigue siendo alto. La recuperación sostenida de la depresión no es la regla». De hecho, médicos y pacientes habían comenzado a notar que los antidepresivos tienen un lado oscuro: a menos que los pacientes continúen tomando el medicamento, es muy probable que sufran una recaída dentro de los dos años posteriores al tratamiento inicial. La mayoría de los pacientes, dice Segal, «requieren tratamiento incluso después de que sus síntomas desaparecen».

Eso era decepcionante, por supuesto. Pero también era interesante por las posibilidades que sugería sobre los beneficios relativos de la psicoterapia y los antidepresivos. «En ese momento, se pensaba que la psicoterapia, especialmente la terapia cognitiva, podría provocar cambios duraderos sobre las actitudes y las creencias de los pacientes con respecto a ellos mismos, lo que los protegería una vez terminada la terapia», explica Segal. «Algunas creencias hacen que los pacientes sean vulnerables a las recaídas, como la idea de que pedir ayuda es un signo de debilidad o que tener siempre la razón es la forma de conseguir que los demás te respeten. Si una persona con estas actitudes sufre un pequeño contratiempo, incluso después de un tratamiento exitoso para la depresión, sus explicaciones acerca de lo que esto significa para ella –es débil, nunca será respetada– la hacen más propensa a volver a caer en la depresión. Lo que propusimos fue que si la terapia cognitiva podía modificar estas actitudes, entonces se reduciría el riesgo de recaída».

Esa intuición se basaba en el hecho de que la terapia cognitiva es, en esencia, una forma de entrenamiento mental. Enseña a los pacientes una forma diferente de abordar sus pensamientos. En el caso de la depresión, esos pensamientos son, con demasiada frecuencia, tristes, oscuros, sombríos o incluso «disfóricos». Por supuesto, todo el mundo tiene esos pensamientos de vez en cuando, pero lo que es diferente en los pacientes con depresión es que dichos pensamientos los arrojan al borde emocional de un abismo de pensamientos negativos y desesperanzados, lo suficientemente poderosos y sostenidos como para desencadenar un episodio completo de (típicamente) meses de depresión. Un contratiempo en el trabajo o un rechazo romántico se convierten en «nada me saldrá bien; la vida es desesperante y siempre seré un completo fracasado». Como se ha descrito antes, la terapia cognitiva les enseña a los pacientes a asumir estos pensamientos y sentimientos de tal forma que no desencadenen un torrente de pensamientos depresivos o un episodio de depresión mayor, y que sean «cortos y autolimitados», como sugirió John Teasdale, de la Universidad de Cambridge, Inglaterra.

He aquí el motivo por el cual la terapia cognitiva parecía ser más eficaz que los antidepresivos a la hora de prevenir una recaída: la facilidad con la que este tipo de pensamiento disfuncional se desencadena por la disforia predice de manera fiable la probabilidad de que un paciente sufra una recaída de la depresión. Si la terapia cognitiva puede romper la conexión entre la tristeza y las extrapolaciones aberrantes y tremendamente exageradas, tal vez pueda vencer el propio mecanismo que conduce a la recaída. Era análogo a cómo Schwartz enseñó a sus pacientes con TOC a asumir sus obsesiones como error accidental de su cerebro sobre el cual tenían la capacidad de evitar que desencadenaran compulsiones absurdas y disruptivas. Pero antes Segal tenía que ver si la hipótesis básica era correcta: que los pensamientos tristes desencadenan creencias que hacen que las personas sean vulnerables a una recaída depresiva.

Así pues, hizo que la gente se pusiera triste.[17] En aquel entonces director de la Cognitive Behaviour Therapy Clinic en el Center for Addiction and Mental Health en Toronto, reclutó a treinta y cuatro personas que habían sido tratadas con éxito por depresión en los últimos veinticuatro meses. Para inducir la tristeza, tenía dos métodos infalibles: pedir a los voluntarios que pensaran en un momento en el que se sintieron tristes y hacer que escucharan «Rusia bajo el yugo mongol», de Serguéi Prokófiev. En opinión de Segal, tocada a la mitad de la velocidad induce de cinco a diez minutos de profunda tristeza con tanta fiabilidad como la escena de la muerte de Beth en *Mujercitas*.

Cuando los voluntarios se sintieron tristes, Segal les pidió que indicaran hasta qué punto estaban de acuerdo o en desacuerdo con sentencias como «Si fallo en mi trabajo, entonces soy un fracaso como persona», «Si alguien no está de acuerdo conmigo, es probable que indique que no le gusto» o «Si no me marco los estándares más altos, es probable que termine siendo una persona de segunda categoría»…, todas ellas conocidas por revelar si alguien tiene actitudes que lo hacen vulnerable a una recaída depresiva.

---

17. SEGAL, Z. V.: «Cognitive Assessment of Unipolar Depression: Measuring Products, Processes and Structures», *Behaviour Research and Therapy*, vol. 32, pp. 147-158 (enero de 1994).

Segal descubrió que cuando las personas se volvían melancólicas al recordar un episodio triste de sus vidas o al escuchar la taciturna melodía eslava, era mucho más probable que mantuvieran estas actitudes. «La experiencia de la depresión puede establecer fuertes vínculos en la mente entre los estados de ánimo tristes y las ideas de desesperanza e ineptitud. A través del uso repetido, ésta se convierte en la opción predeterminada para la mente: es como *kindling*[18] mental. Incluso entre los pacientes deprimidos recuperados, el grado en el que los estados de ánimo tristes "activan" estas actitudes es un predictor significativo de si el paciente recaerá dieciocho meses después», explica. En algunas personas, los pensamientos tristes desencadenan creencias que las ponen en riesgo de depresión.

Para estas almas desafortunadas, el tratamiento exitoso para la depresión ayuda con el insomnio y otros síntomas, pero deja intactas sus dudas personales. Mientras las cosas vayan bien, pueden esquivar las dudas. Pero si sufren un revés o un contratiempo y se ponen tristes, vuelve a aparecer esta forma de pensar: «Sí, las cosas están imposibles; he sido estúpido al creer lo contrario» o «De verdad no puedo mantener una relación; debería aceptarlo». El contratiempo agudo los hace sentir desesperados, inútiles, abandonados…, exactamente el estado mental que caracteriza la profunda desesperación e incluso la parálisis de la depresión. Su memoria funciona de tal manera que activa estos conceptos con más fuerza y con mayor probabilidad una vez que surge la emoción de la tristeza. Esto hace que sea más probable que se active toda la red de depresión del cerebro. «La experiencia de la depresión imprime una tendencia a recurrir a ciertos patrones de pensamiento y a activar ciertas redes en la memoria de trabajo», explica Segal.

Se dio cuenta de que lo que estos pacientes necesitaban era una forma diferente de relacionarse con la inevitable tristeza que todo el mundo experimenta en un momento u otro, una forma que no permitiera que una sensación pasajera de infelicidad (por culpa de la música sentimentaloide, por increíble que parezca) los hiciera caer en la madriguera de depresión. Y para eso, necesitaban forjar nuevas conexiones neuronales.

---

18. El *kindling*, que a veces se traduce como «activación propagada», es un modelo experimental según el cual la repetida estimulación eléctrica o química de baja intensitad de determinadas zonas del cerebro puede provocar una sensibilización progresiva de la estructura cerebral y llegar a generar convulsiones y crisis epilépticas. *(N. del. T.)*

Mindfulness y depresión

En 1992, Segal se reunió con John Teasdale y Mark Williams, de Cambridge, para convertir su teoría de la recaída depresiva –que las personas que tienen actitudes desesperadas son más vulnerables a volver a caer en la depresión como resultado de contratiempos menores– en un tratamiento. Teasdale, que llevaba años practicando la meditación de mindfulness, había estado aprendiendo un programa de mindfulness desarrollado por Jon Kabat-Zinn, de la Universidad de Massachusetts, un participante veterano en los encuentros del Mind and Life Institute con el dalái lama. Aunque Kabat-Zinn lo utilizaba sobre todo para reducir el estrés, Teasdale vio otras posibilidades: aprovechar el poder de la mente para tratar la depresión. Sospechaba que los pacientes podrían escapar de repetidas caídas en la depresión clínica si aprendían a considerar los pensamientos depresivos «simplemente como eventos mentales», como él mismo lo expresaba. La clave sería ayudar a los pacientes a tomar conciencia de sus pensamientos y a relacionarse con ellos como meros eventos cerebrales en lugar de verdades absolutas. En lugar de dejar que una experiencia o un pensamiento desalentador encienda otro episodio de depresión tan predeciblemente como una chispa prende fuego en una pila de leña seca, en lugar de dejar que sus sentimientos los arrastren al pozo de la depresión, los pacientes aprenderían a responder con «los pensamientos no son hechos» o «puedo ver este pensamiento llegar y marcharse sin tener que responderle». Eso, sospechaba Teasdale, podría romper la conexión que el cerebro había establecido entre los pensamientos infelices momentáneos y los recuerdos, las asociaciones y los patrones de pensamiento que inflan la tristeza en depresión. Sería como poner un muro de amianto entre la chispa y la leña. Sería, literalmente, reprogramar el cerebro.

El programa que desarrollaron los científicos, conocido como terapia cognitiva basada en el mindfulness, consistía en ocho sesiones individuales semanales, cada una con una duración de dos horas. Utilizando el entrenamiento de mindfulness iniciado por Kabat-Zinn, los pacientes dirigían su atención a una región del cuerpo tras otra, tratando de concentrarse intensamente en las sensaciones que su mano, su rodilla o su pie estaban sintiendo en ese momento. Luego aprendieron a concentrarse en su respiración. Si su mente divagaba, debían reconocerlo con «conciencia amistosa» –no con frustración o ira– y concentrarse de nuevo en la respiración, que servía como un imán que los atraía hacia la conciencia de mindfulness del momento. Los pacientes también practicaban en casa, tratando de notar sus pensamientos de manera imparcial en lugar de reaccionar a ellos, y considerando sus sentimientos y pensamientos (especialmente los tristes y desesperanzados) como simples eventos mentales transitorios que «van y vienen por la mente» y que no son más importantes que una mariposa revoloteando en el campo de visión. Y lo que es más importante, seguían diciéndose a sí mismos que los pensamientos no reflejaban la realidad.

Para evaluar el poder del mindfulness para prevenir la recaída de la depresión, Teasdale, Segal y Williams asignaron al azar a la mitad de sus 145 pacientes (todos los cuales habían sufrido al menos un episodio anterior de depresión mayor en los cinco años anteriores) para que recibieran terapia cognitiva basada en el mindfulness y a la otra mitad para que recibieran su tratamiento habitual. Después de ocho semanas de tratamiento basado en el mindfulness, los científicos siguieron a los pacientes durante un año más.

El tratamiento habitual dejó al 34 % de los pacientes libres de recaídas.[19] Con la terapia cognitiva basada en el mindfulness, el 66 % permaneció libre de recaídas, informaron Teasdale y sus colegas en 2000. Eso se traduce en una reducción del 44 % en el riesgo de recaída entre los que recibieron terapia cognitiva basada en el mindfulness en comparación con los que recibieron el tratamiento habitual. Curiosamente, el efecto preventivo del mindfulness se encontró sólo en pacientes que habían sufrido tres o más episodios anteriores de depresión, que constituían las tres cuartas partes de la muestra. No eran pacientes fáciles, ya que tenían una forma recurrente de depresión y habían sufrido muchísimos episodios depresivos. Sin embargo, la terapia cognitiva basada en el mindfulness redujo casi a la mitad la tasa de recaídas. Ésta fue la primera evidencia de que el entrenamiento mental puede reducir la tasa de recaída en la depresión.

En 2004, Teasdale y su colega Helen Ma replicaron los hallazgos, demostrando nuevamente que la terapia cognitiva basada en el mindfulness

---

19. Scott, J., *et al.*: «Effects of Cognitive Therapy on Psychological Symptoms and Social Functioning in Residual Depression», *British Journal of Psychiatry*, vol. 177, pp. 440-446 (2000); Teasdale, J. D., *et al.*: «Prevention of Relapse/Recurrence in Major Depression by Mindfulness-Based Cognitive Therapy», *Journal of Consulting and Clinical Psychiatry*, vol. 68, pp. 615-623 (2000).

reducía las recaídas.[20] Esta vez, en un estudio con 55 pacientes, encontraron que para los pacientes con tres o más episodios de depresión mayor, la tasa de recaída se redujo del 78 % en el grupo de tratamiento habitual al 36 % en el grupo de terapia cognitiva basada en el mindfulness. «La terapia cognitiva basada en el mindfulness es una forma eficaz y eficiente de prevenir la recaída/recurrencia en pacientes deprimidos recuperados con tres o más episodios anteriores», concluyeron, O, como dijo Segal, «hay modos de pensar que se activan más fácilmente cuanto más se accede a ellos. El mindfulness funciona para evitar que desencadenes la red de depresión». Al monitorear sus propios pensamientos, los pacientes que practican el mindfulness pueden evitar que los productos disfuncionales de su mente caigan en cascada en una depresión en toda regla.

No es necesario creer en ningún poder raro de la mente sobre el cerebro para adivinar lo que podría estar pasando en estos pacientes. De alguna manera, el entrenamiento mental estaba alterando los circuitos cerebrales, en lo que podríamos llamar plasticidad de arriba hacia abajo, ya que se origina en los procesos cognitivos del cerebro. (La plasticidad «de abajo hacia arriba» es del tipo que surge cuando los inputs sensoriales simples y viejos remodelan el cerebro, como sucede cuando los niños disléxicos escuchan sonidos especialmente elaborados o los monos de laboratorio realizan un movimiento repetitivo de los dedos). La tecnología de imágenes cerebrales mostraría precisamente cómo la meditación de mindfulness estaba entrenando la mente para alterar los circuitos cerebrales.

Cambiar el cerebro deprimido

La neurocientífica Helen Mayberg no se había ganado precisamente el cariño de la industria farmacéutica cuando en 2002 descubrió que los antidepresivos y las píldoras inertes (placebos) tenían efectos idénticos en el cerebro de las personas deprimidas.[21] En los pacientes que se recuperaron, ya sea porque su tratamiento incluía uno de los inhibidores selectivos de la

20. Ma, S. H., y Teasdale, J. D.: «Mindfulness-Based Cognitive Therapy for Depression: Replication and Exploration of Differential Relapse Prevention Effects», *Journal of Consulting and Clinical Psychiatry*, vol. 72, pp. 31-40 (2004).

21. Mayberg, H. S., *et al.*: «The Functional Neuroanatomy of the Placebo Effect», *American Journal of Psychiatry*, vol. 159, pp. 728-737 (mayo de 2002).

recaptación de serotonina (ISRS) ampliamente recetados como Paxil o un placebo que *pensaban* que era un antidepresivo, la actividad cerebral cambió de la misma manera, encontraron ella y sus colegas del Health Science Center en la Universidad de Texas, San Antonio: según los escáneres de fMRI, la actividad en el córtex aumentó y la actividad en las regiones límbicas disminuyó. Basándose en este hallazgo, pensó que la terapia cognitivo-conductual actuaría a través del mismo mecanismo. Cuando poco después la Universidad de Toronto la contrató, le pidió a Zindel Segal que colaborara en un estudio para ver si existen diferencias entre cómo la terapia cognitivo-conductual y los antidepresivos afectan al cerebro.

«Definitivamente esperaba que hubiera una vía común. Había pensado en hacer psicoterapia mientras estaba en Texas, pero no había nadie cualificado para trabajar conmigo en un estudio como ése. Pero en Toronto, conocí a Zindel. Fue como un regalo», dijo Mayberg.

Los científicos de Toronto utilizaron por primera vez imágenes de PET para medir la actividad cerebral de pacientes deprimidos. A continuación, catorce adultos deprimidos se sometieron a quince o veinte sesiones de terapia cognitivo-conductual y otros trece pacientes recibieron paroxetina (el nombre genérico del antidepresivo vendido como Paxil por GlaxoSmithKline). Los veintisiete tenían depresión de aproximadamente la misma gravedad y experimentaron una mejoría comparable después del tratamiento. Entonces, los científicos volvieron a escanear los cerebros de los pacientes. «Nuestra hipótesis era que, si te va bien con el tratamiento para la depresión, tu cerebro habrá cambiado de la misma manera sin importar qué tratamiento has recibido», explica Segal.

El estudio de Mayberg, que muestra que la respuesta del cerebro al placebo y al antidepresivo tiene la misma vía, la había llevado a suponer que hay una única vía a través de los circuitos cerebrales desde la depresión hasta la recuperación. Pero no. «Estábamos totalmente equivocados», dijo. Los cerebros deprimidos respondieron de manera diferente a los dos tipos de tratamiento:[22] la terapia cognitivo-conductual eliminó la hiperactividad en el córtex frontal, la sede del razonamiento, la lógica, el análisis y el pensamiento superior, así como de la reflexión interminable sobre esa fecha desastrosa, mientras que paroxetina, por el contrario, aumentó la ac-

---

22. Goldapple, K., *et al.*: «Modulation of Cortical-Limbic Pathways in Major Depression: Treatment-Specific Effects of Cognitive Behavior Therapy», *Archives of General Psychiatry*, vol. 61, pp. 34-41 (enero de 2004).

tividad en esa zona del córtex; y la terapia cognitivo-conductual aumentó la actividad en el hipocampo del sistema límbico, el centro de las emociones del cerebro, mientras que paroxetina redujo la actividad en dicha zona.

Las diferencias fueron tan drásticas que Mayberg pensó «que estábamos haciendo algo mal en la forma en que analizamos los datos. Con la terapia cognitivo-conductual, se redujo la actividad en el córtex frontal, se incrementó la actividad en el hipocampo; era el patrón opuesto de los antidepresivos. La terapia cognitiva se dirige al córtex, el cerebro pensante, modificando la forma en que procesa la información y cambiando su patrón de pensamiento. Finalmente nos convencimos de que no se trataba de un error técnico».

Expresándolo en términos de la mente en lugar del cerebro, la terapia cognitivo-conductual «disminuye la reflexión, disminuye la relevancia personal de los factores desencadenantes que una vez te llevaron a la depresión y aumenta la reevaluación de los pensamientos», explica Mayberg. «¿Una cita que ha funcionado realmente significa que soy un fracaso como ser humano y que nunca encontraré a alguien que me quiera? La terapia cognitivo-conductual también aumenta los nuevos patrones de aprendizaje, como se refleja en el aumento de la actividad en el hipocampo, la estructura cerebral asociada con la formación de nuevos recuerdos. Entrena al cerebro para que adopte diferentes circuitos de pensamiento, apague los modos de pensar reflexivos y practique relacionarse de manera diferente con los pensamientos y los sentimientos negativos. La terapia cognitivo-conductual funciona de arriba hacia abajo; en cambio, los fármacos funcionan de abajo hacia arriba», modulando diferentes componentes del circuito de la depresión. La terapia cognitiva basada en el mindfulness evita que se complete el circuito de la depresión.

Puede parecer sorprendente que la terapia cognitiva basada en el mindfulness funcione tan bien en la depresión dirigiéndose a un sistema bastante diferente del que una avalancha de anuncios y una cobertura de medios de comunicación afables han insistido en que se encuentra en la base de la depresión, es decir, una escasez de serotonina neuroquímica. Desde el desarrollo del primer fármaco, Prozac, que aparentemente actuaba impidiendo la eliminación de serotonina de las sinapsis cerebrales, se nos ha inculcado que la depresión refleja un desequilibrio bioquímico y que Prozac o cualquier otro ISRS es la vía hacia la recuperación. Sin embargo, después de que la llegada de Prozac fuera recibida como la segunda llegada de la penicilina, se impuso la realidad: Prozac tarda varias semanas en actuar, cuando funciona (alrededor de un tercio de los pacientes con depresión no responden al fármaco), tiene una elevada tasa de recaída y muchos pacientes necesitan seguir tomando el medicamento toda la vida.

«El marketing masivo ha descrito el desafío de la depresión como el de corregir un desequilibrio químico en el cerebro. Esto puede ser cierto a nivel neuronal, pero ahora sabemos que existen múltiples vías para la recuperación, y un desequilibrio químico en sí mismo se puede restaurar de diferentes maneras», explica Zindel Segal.

Pensar lo hace así

El descubrimiento de que la práctica del mindfulness silencia el circuito del TOC tan eficazmente como la medicación, y que la terapia cognitiva basada en el mindfulness fortalece los patrones de pensamiento emocionalmente sanos y cortocircuita los que conducen a la depresión, mostró el poder de la mente sobre el cerebro en al menos un campo: alterar los patrones de actividad en circuitos específicos. Ambos también han beneficiado a los pacientes, por supuesto. Pero un estudio mucho más modesto, realizado casi como una broma, se acercó aún más a abordar la pregunta que el dalái lama le planteó al neurocirujano: ¿puede la mente alterar físicamente el cerebro? A mediados de la década de 1990, Pascual-Leone realizó un experimento que, visto en retrospectiva, parece un puente entre el descubrimiento de que los estímulos externos pueden alterar el cerebro y un trabajo más reciente que muestra que los estímulos autogenerados –pensamientos y meditación– también pueden.[23] Lo que hizo fue enseñar a un grupo de voluntarios un ejercicio de cinco dedos con el teclado de un piano. Les indicó que tocaran con la mayor fluidez posible, sin pausas, tratando de mantener las sesenta pulsaciones por minuto del metrónomo. Todos los días durante cinco días, los voluntarios practicaron durante dos horas. Luego hicieron una prueba en la que tocaron el ejercicio veinte veces mientras un ordenador contaba sus errores. Durante los cinco días, los músicos cometieron cada vez menos errores mientras mejoraban sus

---

23. Pascual-Leone, A., *et al.*: «Modulation of Muscle Responses Evoked by Transcranial Magnetic Stimulation during the Acquisition of New Fine Motor Skills», *Journal of Neurophysiology*, vol. 74, pp. 1037-1045 (1995).

pulsaciones, de modo que los intervalos entre notas se acercaban cada vez más a lo que exigía el metrónomo.

Los voluntarios se sometieron a una prueba más. Durante unos minutos una vez al día, se sentaron debajo de una bobina de alambre que enviaba un breve pulso magnético al córtex motor de su cerebro. Esta EMT desactiva brevemente las neuronas justo debajo de la bobina, lo que permite a los científicos inferir qué función controlan. En los pianistas, el pulso se dirigía a su córtex motor, y más específicamente, la zona que controla la flexión y extensión de los dedos. De esta manera, los científicos pudieron trazar un mapa de los límites de este tramo, discerniendo el área del córtex motor dedicada a los movimientos de los dedos necesarios para el ejercicio del piano. Lo que encontraron fue que, después de una semana de práctica, el tramo del córtex motor dedicado a estos movimientos de los dedos se extendió a las áreas circundantes como dientes de león en el césped de un parque suburbano.

Ese hallazgo estaba completamente en consonancia con el creciente número de descubrimientos, incluidos los comentados en el Capítulo 2, de que un mayor uso de un músculo en particular hace que el cerebro le dedique más espacio cortical. Pero Pascual-Leone no se detuvo ahí. Hizo que otro grupo de voluntarios *pensara* simplemente en practicar el ejercicio del piano. Tocaron mentalmente la pieza, imaginando cómo moverían sus dedos para generar las notas en la partitura. Resultado: la región del córtex motor que controla los dedos que tocan el piano se expandió en el cerebro de los voluntarios que simplemente se imaginaban tocando la pieza del mismo modo que lo hizo en el cerebro de quienes realmente la tocaban. El ensayo mental activó los mismos circuitos motores que el ensayo real, con el mismo resultado: el aumento de la activación provocó una expansión de esa parte del córtex motor.

«La práctica mental dio lugar a una reorganización similar» del cerebro, escribieron más adelante Pascual-Leone y sus colegas.[24] «La práctica mental por sí sola puede ser suficiente para promover la modulación plástica de los circuitos neuronales». Eso, por cierto, debería permitir a las personas dominar una habilidad más rápidamente. Si sus resultados son válidos para otras formas de movimiento (y hay razones para pensar que

24. Pascual-Leone, A., *et al.*: «The Plastic Human Brain Cortex», *Annual Reviews of Neuroscience*, vol. 28, p. 380 (2005).

sí), entonces practicar mentalmente un swing de golf o un pase en profundidad o un giro de natación conduciría al dominio con menos práctica física. Sin embargo, el descubrimiento fue una prueba más que respalda el poder del entrenamiento mental para cambiar físicamente el cerebro.

El cerebro budista

A lo largo de las muchas tragedias que ha sufrido el pueblo tibetano, el dalái lama ha visto de primera mano lo que cree que es el poder de la mente para transformar el cerebro. Narra la historia de Lopon-la, un monje que conoció en Lhasa antes de la invasión china.[25] Encarcelado por los chinos durante dieciocho años, Lopon-la huyó a la India después de que finalmente fuera liberado. Veinte años después de eso, el dalái lama lo volvió a ver. «Parecía el mismo», le dijo el dalái lama a su amigo Victor Chan. «Su mente todavía aguda después de tantos años en prisión. Seguía siendo el mismo monje amable... Lo torturaron muchas veces en prisión. Le pregunté si alguna vez tuvo miedo. Lopon-la me dijo entonces: "Sí, había una cosa que me asustaba. Tenía miedo de perder la compasión por los chinos". Esto me conmovió mucho, y también me sentí muy inspirado... El perdón lo ayudó en la cárcel. Gracias al perdón, su mala experiencia con los chinos no empeora. Mental y emocionalmente, no sufrió demasiado».

Los encuentros de Mind and Life suelen incluir a un filósofo aparte de científicos y eruditos budistas, y en 2004 ese papel corrió a cargo de Evan Thompson. Después de licenciarse en estudios asiáticos en el Amherst College, Thompson estudió en París con el neurocientífico Francisco Varela, fundador del Mind and Life Institute, y ambos escribieron el libro *The Embodied Mind.* Actualmente vinculado a la Universidad de York de Canadá, Thompson trabaja en las áreas de la ciencia cognitiva y de la filosofía de la mente, tratando de «profundizar nuestra comprensión de la experiencia humana», integrando a ambas.

Con los cinco científicos sentados junto al dalái lama, Thompson se centró en la visión budista de la mente y el cerebro, una de las brechas más

25. Su santidad el dalái lama y Chan, V.: *The Wisdom of Forgiveness: Intimate Conversations and Journeys.* Riverhead, Nueva York, 2004, p. 47.

profundas entre los lados budista y científico de la sala. El budismo distingue entre el mundo familiar de la materia o las cosas físicas, por un lado, y la mente y las experiencias subjetivas como los pensamientos, las percepciones sensoriales y las emociones, por el otro. «La mente disfruta de un estatus separado del mundo material. Desde la perspectiva budista, el reino mental no se puede reducir al mundo de la materia, aunque puede depender de ese mundo para funcionar», argumenta el dalái lama. Sin embargo, en lo que respecta a los científicos, la propuesta de que la mente es una entidad etérea, incorpórea e incluso sobrenatural que puede actuar sobre el cerebro para alterar su estructura física o química es, en el mejor de los casos, curiosa. No simpatizaban más con la idea que el neurocirujano a quien el dalái lama planteó la posibilidad de que la mente actuara sobre el cerebro. Como señaló Thompson cortésmente, «en la ciencia occidental hay una reacción contra ese tipo de visión dualista. El obstáculo desde la perspectiva de la ciencia ha sido cómo comprender, conceptualmente, cómo podría existir algún tipo de interacción entre una conciencia autónoma, asumiendo que esto es lo que es la mente, y el cerebro. Entonces, lo que me gustaría preguntar es: ¿cómo se explica la relación desde el punto de vista budista? ¿Cómo algo que no tiene corporeidad actúa sobre algo puramente físico?».

Después de una conversación en voz baja con el dalái lama, Thupten Jinpa lo intentó: «En realidad aquí hay dos preguntas desde el punto de vista budista. Una es que hay una categoría de estados mentales, como las experiencias sensoriales, que desde el punto de vista budista son completamente dependientes y contingentes del cuerpo físico. Cada una de estas experiencias sensoriales tiene su propia base física, su propio órgano sensorial. Pero estos órganos de los sentidos no son los órganos físicos externos que vemos. En los textos budistas, se los conoce como los órganos de los sentidos refinados. Se dice que están más allá del alcance de la visibilidad humana. No puedes verlos a simple vista. Y Su Santidad estaba especulando que las neuronas cerebrales podrían entenderse como estos órganos sensoriales refinados, que sirven como base para el surgimiento de la experiencia sensorial. Sin embargo, lo que es muy evidente es que las experiencias sensoriales dependen de los órganos de los sentidos. Entonces, cuando surge una experiencia sensorial como una percepción visual, se entiende que es el resultado de una multiplicidad de factores y condiciones, incluidos los órganos de los sentidos».

Los estados mentales más interesantes, sin embargo, incluyen aquellos como la atención y la compasión, los cuales el budismo cree que pueden cultivarse a través del entrenamiento mental. Si la ciencia occidental insiste en que todos los estados mentales son en realidad estados cerebrales, entonces la pregunta es: ¿cómo puede actuar el entrenamiento mental en el cerebro para que sea más probable que genere atención y compasión? O, como dijo Thompson, «¿cómo puede la actividad mental voluntaria y sostenida afectar al cerebro? ¿Cómo puede ser causalmente eficaz a nivel neural? ¿Cómo conceptualizamos la causalidad de lo mental a lo físico –la causalidad descendente– en la que la actividad en un nivel superior puede producir efectos en uno inferior?».

El dalái lama le preguntó seriamente a Jinpa en tibetano: «¿Cómo puede un estado mental actuar sobre la materia?».

El budismo no sólo no tiene problemas con esta posibilidad, sino que la abraza positivamente. «Hay una forma particular de meditación en la que te centras en las quintaesencias de diferentes elementos, la esencia misma de la tierra, el agua o el fuego, y de alguna manera captas esa esencia con tu mente», dijo Alan Wallace, quien, junto a Jinpa, hacía de intérprete del dalái lama al inglés, una labor que había desempeñado durante la mayoría de encuentros de Mind and Life. En 1980, Wallace había pasado cinco meses meditando en las colinas sobre Dharamsala después de estudiar budismo tibetano durante diez años en India y Suiza. Wallace se convirtió en alumno del dalái lama a principios de la década de 1970 y recibió de él la ordenación monástica en 1975. Cuatro años más tarde, el dalái lama le pidió a Wallace que fuera su intérprete.

«Captas la esencia del elemento agua, o fluidez, y luego puedes transformar algo –algo terroso, tal vez– en agua con el poder de tu mente», continuó Wallace. «Éste es un hecho ampliamente aceptado de la experiencia meditativa en múltiples escuelas budistas. Pero Su Santidad estaba preguntando, entonces, ¿qué es lo que realmente se transforma en agua en ese tipo de agua proyectada? Lo que en realidad puede suceder aquí es que con el poder del *samadhi* –concentración meditativa– manipulas el elemento tierra, por ejemplo, para que adopte la apariencia del elemento agua. Y la razón es que, en la teoría atómica budista, tienes moléculas que están compuestas por ocho partículas: tierra, agua, fuego y aire, y los elementos derivados. Así que cada molécula contiene cada uno de los cuatro elementos, que le confieren solidez, fluidez, calor y motilidad. Todos están ahí. Entonces, la persona que medita, proyectando y manipulando estas moléculas, saca el elemento agua de algo que anteriormente se manifestaba predominantemente como tierra. Suprime eso y saca de él el elemento agua».

«Su Santidad escuchó esta explicación y dijo que era muy ingeniosa».

El dalái lama le explicó a Jinpa en tibetano que lo que le interesaba «es la intersección de los procesos mentales y de los procesos físicos que sirven como base para las experiencias mentales. Lo que parece muy obvio es que, en el nivel general de la mente, la relación entre lo mental y lo físico es muy estrecha. Pero a un nivel sutil, desde el punto de vista budista, habrá un estado de conciencia que será autónomo», que no dependerá de la función cerebral.

«Lo más explícito es lo que se llama la Luz Clara de la Muerte», dijo Alan Wallace. «Es una dimensión de la conciencia que en las personas normales sólo se manifiesta en el momento de la muerte, en las etapas finales del proceso de la muerte. Y se dice que ese nivel no depende del organismo humano. Es autónomo del cerebro encarnado. Aquí es donde el budismo difiere de la visión de la neurociencia moderna de que todos los procesos mentales son funciones del cerebro. En el budismo, se dice que la ira, la alegría o el miedo, por ejemplo, no surgen del cerebro, sino de niveles cada vez más sutiles de conciencia».

Incluso en circunstancias significativamente menos extremas que la muerte, los adeptos budistas dan testimonio del poder de la mente para transformar el cerebro. Uno de los meditadores budistas más destacados en el encuentro de 2004 fue Matthieu Ricard. Nació en una familia de intelectuales franceses: su padre fue uno de los principales filósofos y teóricos políticos de Francia y uno de los cuarenta «inmortales» de la Académie Française, su madre era artista y su padrino fue el místico ruso G. I. Gurdjieff. De joven, Ricard quedó fascinado con un documental de 1966 realizado por una de las amigas de su madre, *El mensaje de los tibetanos*. Poco después de verlo, viajó a la India con la intención de conocer a algunos de los maestros de la meditación cuyas historias narra la película. En 1967, conoció a uno de esos maestros, Kangyur Rinpoche, y vivió con él durante tres semanas antes de regresar a la universidad en Francia. Ricard se doctoró en biología molecular en el Instituto Pasteur de París y trabajó con algunos de los más grandes genetistas del momento. Pero su pensamiento seguía fijado en los maestros tibetanos. En 1981, se convirtió en monje budista y desde entonces ha dedicado su vida a la práctica de la meditación, la erudición y su «trabajo cotidiano» en el Monasterio Shechen en Nepal, así como brindando servicios de salud y educación a los aldeanos empobrecidos de esa atribulada nación. También hace de intérprete de francés del dalái lama.

«Si tomas el ejemplo de un practicante durante el retiro, nada cambia en el ambiente excepto, quizás, más o menos nubes a través de la ventana», dijo Ricard. «Desde la mañana hasta la noche, la persona realizará una serie de ejercicios. Podría ser visualización. Podría ser entrenar la mente para reaccionar de diferentes maneras ante los surgimientos emocionales. No hay ninguna reacción [visible para un observador]. Nada. Permanece totalmente inexpresivo. Sin embargo, durante horas y horas, habrá una transformación constante, un enriquecimiento, un enfrentamiento con las emociones y los pensamientos momentáneos que se transformarán en estados de ánimo y quizás, después de meses y años, en rasgos. Es una experiencia muy enriquecedora y, con el tiempo, conduce a cambios más permanentes».

Con la misma obstinación que rechazan el dualismo, los científicos están empezando a apreciar el poder causal de los procesos mentales puramente internos para dar lugar a un efecto biológico. Eso intrigó a los budistas, con Alan Wallace sugiriendo que el descubrimiento del poder del pensamiento para alterar el cerebro –porque eso es lo que Schwartz encontró con sus pacientes con TOC, Segal y Mayberg con sus pacientes deprimidos, y Pascual-Leone con sus pianistas virtuales– «requiere una investigación científica sobre estos diferentes estratos de conciencia que no sólo asuma que todos dependen del cerebro».

«Desde la perspectiva científica, la respuesta honesta es que no sabemos cómo los procesos mentales influyen en el cerebro físico», dijo Richie Davidson. «Lo mismo es cierto desde la perspectiva budista», respondió Jinpa entre risas.

Se debe prestar atención

Aun sin saber exactamente cómo influye la mente sobre el cerebro, los neurocientíficos tienen evidencias de que de alguna manera implica prestar atención. Los pianistas mentales de Pascual-Leone, los pacientes con

TOC de Schwartz y los pacientes deprimidos de Segal y Mayberg se concentraron todos intensamente. Dado que una mente consciente y despierta es bombardeada por innumerables bits de información sensorial cada segundo, miles de millones de neuronas reciben estímulos todo el tiempo. En tu córtex visual, por ejemplo, millones de neuronas registran las imágenes de las letras de esta página, así como el espacio en blanco entre las letras. Presumiblemente, no estás viendo realmente los espacios en blanco, porque no les estás prestando atención, ya que te estás fijando en las líneas y curvas negras. Sin atención, la información que captan nuestros sentidos –lo que vemos y oímos, sentimos, olemos y gustamos– literalmente no se registra en la mente. Es posible que no se almacene ni siquiera brevemente en la memoria. Lo que ves está determinado por aquello a lo que prestas atención.

La forma en que el cerebro lo gestiona no se hizo evidente hasta los primeros años del siglo XXI. Básicamente, las neuronas compiten. Imagínate que estás parado en la orilla de una playa abarrotada de bañistas con las toallas prácticamente tocándose. Escaneas la arena en busca de amigos que se supone que debes conocer. Las imágenes entran en tu retina y viajan hasta tu córtex visual en forma de señales eléctricas. Aquellas que se registran están determinadas por la fuerza de la señal (quizás todos tus amigos están utilizando bañadores de color fucsia), por su novedad (tendemos a distinguir, por ejemplo, el grupo que hace volar un gran globo sobre su toalla), por sus fuertes asociaciones (en una escena de multitud, por lo general puedes elegir a alguien que conoces) o –y esto es lo que importa para nuestros propósitos– por la atención. Si tu cerebro está realizando el trabajo de «buscar amigos», afina las respuestas neuronales a las imágenes seleccionadas. La señal eléctrica asociada con el objetivo es más fuerte que la señal correspondiente a las imágenes no objetivo. Prestar atención apaga físicamente la actividad de aquellas neuronas que no están involucradas en centrarse en el objetivo de tu atención.

Por supuesto, todo lo que vemos tiene una multitud de atributos, desde el movimiento hasta la forma y el color. Resulta que diferentes partes del córtex visual se especializan en cada rasgo. Las neuronas que procesan la forma no tienen nada que ver con las que procesan el color, y viceversa, y las neuronas que procesan el movimiento son totalmente diferentes. La atención puede fortalecer la actividad de un grupo con respecto a otro. Si se enseña a los monos a buscar el color de un objeto en una pantalla, las neuronas del córtex visual que responden al color se vuelven más activas. Cuando se entrena a los monos para que perciban la dirección en la que se mueve un objeto, las neuronas que procesan el movimiento direccional se vuelven más activas. En las personas, prestar atención a los rostros aumenta la actividad de las neuronas que se especializan en escanear y analizar rostros. Prestar atención al color aumenta la actividad de las neuronas que procesan y registran el color. Prestar atención al movimiento aumenta la actividad de las neuronas que procesan y registran el movimiento. La intensidad de la actividad en un circuito que se especializa en una tarea visual en particular se ve amplificada por el acto mental de prestar atención a lo que ese circuito está especializado. Recuerda, la información visual que llega al cerebro no ha cambiado; lo que ha cambiado es a lo que está prestando atención el mono o la persona. Por consiguiente, la atención aumenta la actividad neuronal. La atención es real, en el sentido en que adquiere una forma física capaz de afectar a la actividad física del cerebro.

Da la casualidad de que la atención también es indispensable para la neuroplasticidad. En ningún otro sitio se demostró esto de manera más espectacular que en uno de los experimentos de Mike Merzenich con macacos.[26] Los científicos instalaron un dispositivo que golpeaba los dedos de los animales cien minutos al día todos los días durante seis semanas. Al mismo tiempo que esta extraña danza golpeaba sus dedos, los macacos oían sonidos a través de auriculares. A algunos de los macacos se les enseñó que no prestaran atención a los sonidos y que prestaran atención a lo que sentían en los dedos, como por ejemplo cuándo cambiaba el ritmo, porque si indicaban cuándo cambiaba, se los premiaba con un poco de zumo; a otros macacos, en cambio, se les enseñó que prestaran atención al sonido, y si indicaban cuándo cambiaba, conseguían zumo. Al cabo de seis semanas, los científicos compararon los cerebros de los macacos. Permíteme subrayar que todos los macacos, ya sean entrenados para prestar atención a lo que oían o a lo que sentían en sus dedos, tuvieron exactamente la misma experiencia física –los sonidos que llegaban a través de los auriculares y los golpecitos en los dedos– y lo único que diferenciaba a un macaco de otro era a qué prestaba atención.

---

26. Recanzone, G. H., *et al.*: «Plasticity in the Frequency Representation of Primary Auditory Cortex Following Discrimination Training in Adult Owl Monkeys», *Journal of Neuroscience*, vol. 13, pp. 87-103 (1993).

Por lo general, cuando un punto particular de la piel comienza a recibir repentinamente cantidades inusuales de estimulación, su representación en el córtex somatosensorial se expande. Eso fue lo que Mike Merzenich descubrió en sus macacos. Pero cuando los macacos prestaron atención a lo que oían en lugar de a lo que sentían, no hubo ningún cambio en su corteza somatosensorial: no se produjo expansión de la región que controla la información del dedo que siente el movimiento. La única diferencia entre los macacos cuyo cerebro había cambiado después de la estimulación táctil y los monos cuyo cerebro permaneció igual después de una estimulación idéntica es que los primeros prestaron atención a los golpecitos. La atención había captado exactamente el mismo input físico –la sensación de golpecitos en un dedo– y lo había transformado de algo que no tenía más poder para alterar el cerebro que el que tiene una mota de polvo para alterar una estatua de bronce, en algo que toma la cosa material del cerebro y la trata como plastilina, estirándola en un lugar y alisándola en otro lugar.

«Si miras las neuronas en la parte del cerebro que representa los dedos, esta región de los dedos no cambió nada en aquellos macacos que prestaron atención a los sonidos, a pesar de que sus dedos recibieron estimulación», dijo Helen Neville al dalái lama. «Toda esa estimulación no hizo ninguna diferencia porque no le estaban prestando atención». Pero en los macacos que recibieron estimulación táctil, su estado mental presentó una diferencia enorme: la cantidad de área cortical dedicada a los dedos se incrementó entre dos y tres veces.

Lo mismo se puede aplicar a los macacos que escucharon. En aquellos que prestaron atención a los sonidos, aumentó la región de su córtex auditivo que procesa la frecuencia que escucharon. Pero en los macacos que escucharon exactamente los mismos sonidos pero que prestaron atención a la estimulación táctil, su córtex auditivo no mostró cambios. «Es un experimento hermoso porque muestra el efecto puro de la atención. La estimulación fue la misma. Lo único diferente era a qué prestaban atención los macacos. El experimento nos demuestra que la atención es muy necesaria para la neuroplasticidad», dijo Neville.

Al recordar el descubrimiento de la importancia de la atención en la neuroplasticidad, Merzenich y un colega escribieron en 1996: «El patrón de actividad de las neuronas en áreas sensoriales puede ser alterado por patrones de atención [...] La experiencia, junto con la atención, conduce a cambios físicos en la estructura y el funcionamiento futuro del sistema nervioso. Esto nos deja con un hecho fisiológico claro [...] momento a momento elegimos y esculpimos cómo funcionarán nuestras mentes en constante cambio, elegimos quiénes seremos en el próximo momento en un sentido muy real, y estas elecciones quedan grabadas de forma física en nuestro ser material».[27] El budismo había enseñado durante mucho tiempo que el entrenamiento mental, en el que la atención focalizada es clave, puede alterar la mente. Los macacos de Merzenich lo confirmaron.

Neville también demostró la realidad física de la atención. «Si te digo que te sientes aquí y leas este libro, y le prestes atención, y, al mismo tiempo, reproduzco sonidos por un altavoz, entonces el cerebro tiene una respuesta neural muy pequeña al sonido», le explicó al dalái lama. «Pero luego, si digo que guardes el libro y escuches los sonidos y detectes cada vez que cambia la frecuencia, tendrás una señal mucho más potente en el córtex auditivo. Esto sugiere que la atención funciona como una puerta, que se abre y deja entrar más información neuronal. La gente piensa que la atención es una especie de construcción psicológica, pero es completamente palpable. Tiene una anatomía, una fisiología y una química».

«En los textos epistemológicos budistas, se hacen distinciones específicas entre escuchar con atención –cuando estás prestando atención– y escuchar con falta de atención», dijo Jinpa.

«El entrenamiento de la atención es muy importante en el budismo, y los científicos también lo reconocen como muy importante. En muchos sentidos, el entrenamiento de la atención se puede considerar como la puerta de entrada a la plasticidad», agregó Richie Davidson.

Neville agregó que la atención parece desarrollarse en el transcurso de muchos años. El desarrollo prolongado es la marca de un sistema cerebral que muestra altos niveles de neuroplasticidad. Por lo tanto, la atención debe ser entrenable, al igual que el largo curso de desarrollo del córtex auditivo lo hace entrenable con inputs como el Fast ForWord para niños disléxicos. «La capacidad de prestar atención de forma selectiva, ignorando las distracciones, se desarrolla durante la niñez al menos hasta la adolescencia», dijo Neville. «Y también lo hace la capacidad de cambiar la atención de manera rápida y eficiente». De hecho, la fuerza de las señales

---

27. Merzenich, M. M., y deCharms, R. C.: «Neural Representations, Experience and Change», en Llinás, R., y Churchland, P. S. (eds.): *The Mind-Brain Continuum.* MIT Press, Boston, 1996, pp. 61-81.

cerebrales asociadas con la percepción de algo a lo que *no* se está prestando atención disminuye con la edad, lo que refleja una mayor capacidad para suprimir los inputs desatendidos.

A medida que la sesión de la tarde con el dalái lama llegaba a su fin, los científicos y los budistas acordaron dejar sin responder la pregunta de si la voluntad, el esfuerzo, la atención y otros estados mentales en tanto que estados mentales pueden afectar físicamente al cerebro o si, por el contrario, sólo lo hacen los eventos cerebrales –como la actividad eléctrica o los neuroquímicos que se liberan en una neurona y son absorbidos en otra– que corresponden a estados mentales. En términos prácticos, en realidad no importa si la mente actúa directamente sobre el cerebro para cambiarlo o si lo hacen las señales eléctricas que saltan de una neurona a otra. Con o sin un intermediario físico, va quedando claro que el pensamiento, la meditación y otras manifestaciones de la mente pueden alterar el cerebro, a veces de forma duradera.

Capítulo 7

Naturaleza a través de la crianza

Activando los genes del cerebro

La caída de los regímenes totalitarios en el antiguo imperio soviético a finales de la década de 1980 reveló horrores aparentemente interminables que el Telón de Acero había ocultado al mundo exterior, si bien pocos eran tan desgarradores como la difícil situación de los huérfanos rumanos. Víctimas del decreto del dictador Nicolae Ceausescu de que cada mujer tuviera al menos cinco hijos bajo pena de fuertes multas, los niños habían sido abandonados por padres empobrecidos o abrumados al cuidado de las instituciones estatales, que, según aseguraba el Gobierno a la ciudadanía, serían formados para dirigir el futuro de Rumanía. Sin embargo, cuando científicos occidentales, funcionarios gubernamentales y personal humanitario recorrieron algunos de los orfanatos en 1990, justo después de que Ceausescu fuera derrocado del poder y ejecutado, vieron condiciones que pensaban que habían quedado atrás en la era de Dickens.[1]

Los bebés pasaban de 18 a 20 horas al día acostados en sus cunas con pocas cosas para mirar y escuchar, porque los niños apenas lloraban y las personas encargadas de cuidarlos casi nunca les hablaban, y mucho menos jugaban con ellos. Sólo cogían a los niños para moverlos de sitio, y los

1. Nacido en una familia de clase media, Charles Dickens (1812-1870) se vio obligado a los doce años a trabajar en una fábrica de betún para pagar su hospedaje después de que su padre fuera encarcelado por las múltiples deudas que había adquirido. En muchas de sus obras denuncia las deplorables condiciones bajo las cuales sobrevivían las clases proletarias y en una de sus novelas más famosas, *Oliver Twist,* hace una crítica feroz de los orfanatos de la Inglaterra victoriana. *(N. del T.)*

niños que ya deberían caminar, apenas habían puesto un pie fuera de sus cunas y tenían muchas dificultades para caminar. Los niños mayores no habían aprendido a jugar. Una avalancha de simpatía llevó a cientos de padres de América del Norte y de otros lugares del mundo a adoptar huérfanos rumanos. Y con eso, se estaba llevando a cabo un experimento sobre los efectos de la privación temprana y su reversibilidad.

Psicólogos y otros expertos en desarrollo infantil estudiaron a los niños en sus nuevos hogares.[2] Algunos esperaban que la negligencia que sufrieron los niños en la infancia se desvaneciera bajo el amor y el cuidado de sus familias adoptivas, al menos en el caso de los niños adoptados a una edad lo suficientemente temprana. En cambio, otros se preguntaban si los años de privaciones dejarían una marca duradera.

Casi todos los niños del orfanato tenían retrasos en el desarrollo, según mostraban las pruebas de cognición. Muchos progresaron rápidamente, y los adoptados a una edad más temprana lograron los mejores resultados; en cambio, los adoptados a una edad más avanzada tendieron a aprender más despacio. Sin embargo, lo que marcó más profundamente a los niños fue su desarrollo social y emocional. En la mayoría de los casos, eran retraídos y ansiosos, y realizaban movimientos repetitivos como mecerse hacia delante y hacia atrás o se quedaban mirándose las manos en silencio y sin ninguna expresión. Evitaban a otros niños. Incluso tres años después de la adopción, algunos niños huérfanos no habían olvidado su pasado. Tenían problemas para llevarse bien con los demás, y cuantos más años habían pasado en un orfanato, más problemas de comportamiento tenían. Aunque alrededor de un tercio de los niños no tenían problemas graves,

2. El ERA (English and Romanian Adoptees) Study Team, liderado por Michael Rutter, ha sido pionero en los estudios de estos niños. Entre los informes recientes se encuentran Rutter, M., *et al.*: «Are There Biological Programming Effects for Psychological Development? Findings from a Study of Romanian Adoptees», *Developmental Psychology*, vol. 40, pp. 81-94 (enero de 2004); Beckett, C., *et al.*: «Behavior Patterns Associated with Institutional Deprivation: A Study of Children Adopted from Romania», *Journal of Developmental and Behavioral Pediatrics*, vol. 23, pp. 297-303 (octubre de 2002); O'Connor, T. G., *et al.*: «Attachment Disorder Behavior Following Early Severe Deprivation: Extension and Longitudinal Follow-up», *Journal of the American Academy of Child and Adolescent Psychiatry*, vol. 39, pp. 703-712 (junio de 2000), y O'Connor, T. G., *et al.*: «The Effects of Global Severe Privation on Cognitive Competence: Extension and Longitudinal Follow-up», *Child Development*, vol. 71, pp. 376-390 (marzo-abril de 2000).

otro 30 % tenía un coeficiente intelectual por debajo de 85, problemas serios de comportamiento, vínculos emocionales más débiles que el 95 % de la población infantil general y comportamientos estereotipados persistentes, como mecerse en las sillas. Otro 35 % tenía uno o dos de los cuatro problemas. Una cosa que casi todos los padres adoptivos comunicaron fue que estos niños no establecían vínculos emocionales estrechos y seguros con sus madres. Cuando los niños adoptados tenían seis años, un estudio de 2004 sobre niños rumanos adoptados por familias británicas concluyó que «persistían grandes deficiencias importantes en una minoría sustancial» de ellos.[3] Los científicos lo atribuyeron a «algún tipo de programación biológica temprana o daño neuronal derivados de las condiciones de privación institucional a las que estuvieron sometidos en los orfanatos».

Puede parecer que hay un largo camino desde los niños abandonados de Rumanía hasta las ratas enjauladas en la Universidad McGill, en Montreal, pero el neurocientífico Michael Meaney disentía.

La experiencia de una madre

En esta mañana del encuentro de Mind and Life, Meaney se sentó en el sillón junto al dalái lama y se agachó para coger algo que estaba a su lado en el suelo. «A un icono religioso de todo el mundo, le traigo un pequeño icono que es algo religioso de mi propio país», comenzó a decir, mientras desplegaba el presente. «Se trata de una camiseta de hockey del equipo de Canadá».

Cuando las risas se calmaron, Meaney empezó a explicar su historia. Desde la década de 1980, él y sus colegas de la Universidad McGill habían estado documentando cómo el comportamiento de las ratas madres afecta a sus crías. Puede parecer bastante vulgar, pero el trabajo se centra en una de las cuestiones más inquietantes del desarrollo humano: en qué medida aquello que somos es un reflejo de los genes que heredamos de nuestros padres y cuánto refleja el entorno en el que hemos crecido. El debate entre la naturaleza y la crianza tiene un largo historial marcado por la política, ya que afirmar que los genes son la mayor influencia en las personas –su

3. Rutter, M., *et al.*: «Are There Biological Programming Effects for Psychological Development? Findings from a Study of Romanian Adoptees», *Developmental Psychology*, vol. 40, pp. 81-94 (enero de 2004).

inteligencia, su personalidad, su carácter, su bondad– equivale a minimizar la influencia que tienen los padres, la educación escolar o el entorno cultural en la determinación de estos rasgos. Pero en la década de 1990 aparecieron evidencias de que la educación en lo referente a las experiencias que tenemos y al entorno en el que vivimos influye sobre la naturaleza y sobre los genes de un organismo.

Meaney le dijo al dalái lama que pensara en una pulga de agua. En esta pequeña especie acuática, algunos individuos tienen una cola larga y espinosa, así como una especie de casco; en cambio, otros carecen de estas impresionantes estructuras. Eso puede no parecer más sorprendente que la afirmación de que algunas personas tienen sangre de tipo A y otras no, debido a diferentes genes para el grupo sanguíneo. Pero lo extraño de las pulgas de agua es que dos individuos con un material genético idéntico pueden ser completamente diferentes en lo que respecta a colas y cascos, y eso es algo que no sucede con los grupos sanguíneos: si dos personas tienen *genes* idénticos para el grupo sanguíneo, es muy probable que tengan el mismo grupo sanguíneo.

Meaney explicó que si se pone una joven pulga de agua en un acuario en el que no hay depredadores, permanecerá desarmada, es decir, no tendrá ni casco ni cola espinosa. Pero si se pone un clon genéticamente idéntico en un acuario al que le se ha añadido el olor químico de pescado, la pulga desarrollará un casco y una cola larga y espinosa. «Todo eso ha ocurrido debido a la exposición del animal a una señal ambiental, la percepción de una amenaza», dijo Meaney. Pero, además, si se mueve la pulga a un acuario libre del olor de depredador, sus estructuras defensivas desaparecen.

Hasta aquí, la historia no es demasiado sorprendente. Desarrollar un casco y una cola no parece ser tan diferente de, por ejemplo, que a un yak le crezca un pelaje más denso en respuesta a unas temperaturas muy bajas. «Pero lo fascinante de todo esto, y lo que lo hace relevante para nuestra discusión, es que si se trata de pulgas de agua hembras y si se pasan a un acuario en el que no hay depredadores y se les deja que pongan huevos, las crías nacidas de madres que antes habían visto u olido a un depredador tendrán un casco más grande, a pesar de que la descendencia nunca haya visto u olido a un depredador», explicó Meaney. «La experiencia de la madre se transmite a la descendencia».

Es un proceso que la naturaleza ha utilizado más de una vez. Los lagartos escíncidos, que las serpientes encuentran bastante apetitosos, tienen una mayor probabilidad de terminar siendo devorados si son pequeños, tienen la cola corta y reaccionan con demasiada lentitud ante el olor de una serpiente. Si una madre está expuesta al olor de una serpiente, aunque ponga los huevos en un ambiente libre de serpientes, sus crías crecerán más, tendrán la cola más larga y reaccionarán más fuertemente a los olores de serpiente que aquellas crías cuyas madres nunca hayan olido una serpiente. Tanto para la pulga de agua como para los escíncidos, «el entorno de la madre influye en la activación de las respuestas defensivas en la descendencia. Yo sugeriría que estos mismos procesos pueden ocurrir en mamíferos y, más concretamente, en humanos», dijo Meaney.

Rata: manipular con cuidado

Para descubrir cómo el comportamiento materno afecta a las crías de rata, Meaney desempolvó algunos estudios antiguos. A finales de la década de 1950 y principios de la de 1960, los psicólogos se dieron cuenta de que si se retiran de su jaula a las ratas de laboratorio recién nacidas todos los días durante los primeros veintiún días de vida, el resultado es un cambio notable de por vida de comportamiento y disposición.[4] En un experimento típico, los científicos separaban a las crías recién nacidas de sus madres y las colocaban en un contenedor de pequeño tamaño. Transcurridos unos quince minutos, las crías eran devueltas a sus madres. A la mañana siguiente, se repetía todo el proceso.

Aunque el cambio en la rutina de las ratas duraba sólo unos minutos, los científicos comenzaron a notar que tenía efectos que duraban toda la vida. Cuando las ratas «manipuladas» crecían, su respuesta al estrés era mucho más controlada que la de las ratas que no habían sido manipuladas. Cuando las ratas que habían sido manipuladas con frecuencia se estresaban, como por ejemplo con una descarga eléctrica, liberaban la esperada explosión de glucocorticoides –las hormonas del estrés–, que preparan

4. Zarrow, M. X., *et al.*: «Response of the Infantile Rat to Stress», *Endocrinology*, vol. 79, pp. 631-634 (septiembre de 1966); Haltmeyer, G. C., *et al.*: «Response of the Adrenal Cortex of the Neonatal Rat after Subjection to Stress», *Nature*, vol. 212, pp. 1371-1373 (diciembre de 1966), y Denenburg, V. H., *et al.*: «Increased Adrenocortical Activity in the Neonatal Rat Following Handling», *Endocrinology*, vol. 81, pp. 1047-1052 (noviembre de 1967).

al cuerpo para huir o luchar. Pero la liberación no iba más allá de un simple goteo. Por el contrario, las ratas que los científicos no habían manipulado cuando eran crías recién nacidas, liberaban una enorme cantidad de hormonas del estrés cuando se sometían a un estrés idéntico. Las diferencias se mantenían hasta que las ratas tenían dos años, lo que para esta especie es una edad francamente avanzada. Si bien la única diferencia entre las ratas era si habían sido manipuladas durante apenas quince minutos diarios cuando eran crías, el «efecto de la manipulación» había provocado cierta docilidad de por vida: a las ratas no les salía el corazón por la boca cuando experimentaban un factor estresante. «Las ratas recién nacidas que han sido más manipuladas son más exploradoras, tienen menos miedo y reaccionan menos ante el estrés cuando son adultas», explica Robert Sapolsky, biólogo de la Universidad de Stanford que se ocupa de estudiar la neurobiología de la respuesta al estrés.

A lo largo de los años, los científicos han investigado tenazmente la bioquímica que hay detrás del efecto de la manipulación. En 1989, Meaney y sus colegas descubrieron que las ratas manipuladas son mucho más sensibles a los efectos de las hormonas del estrés, los glucocorticoides, que las ratas no manipuladas.[5] Los glucocorticoides tienen lo que se llama un circuito de retroalimentación negativa, en el que mucho de algo hace que se produzca menos de esa sustancia y un poco de algo provoca que se produzca más. La calefacción y la caldera constituyen un circuito sencillo de retroalimentación negativa. Cuando en una casa hace calor, entonces (asumiendo que el termostato está funcionando correctamente) disminuye la producción de calor. Lo mismo ocurre con los glucocorticoides; es decir, cuando en el cuerpo hay una concentración elevada, se produce menos. Meaney descubrió que, en las ratas manipuladas, el circuito de retroalimentación negativa es mucho más sensible que en las ratas no manipuladas: sólo una pequeñísima concentración de glucocorticoides en el primero y la producción de más glucocorticoides se desploma. Era como si el termostato de estrés de las ratas estuviera en cincuenta y cinco grados: tan pronto como emana la primera ola de calor del radiador, la caldera se apaga. Gracias a este circuito de retroalimentación negativa, la respuesta al estrés se va apagando.

---

5. Meaney, M. J., *et al.*: «Neonatal Handling Alters Adrenocortical Negative Feedback Sensitivity in Hippocampal Type II Glucocorticoid Receptor Binding in the Rat», *Neuroendocrinology*, vol. 50, pp. 597-604 (1989).

Meaney incluso descubrió cómo el «termostato de estrés» se ajusta a un nivel tan bajo. En las ratas manipuladas, hay una profusión de «receptores» de glucocorticoides en el cerebro de las crías, en la región llamada hipocampo. Los receptores hacen lo que su nombre indica, actuando como «estaciones de acoplamiento molecular» para los glucocorticoides. Cuando pasa una molécula de glucocorticoide, el receptor la atrapa y la introduce dentro de la célula. Allí, el glucocorticoide desencadena una cascada de reacciones bioquímicas que se suman a la respuesta de lucha o huida. «Los receptores interpretan las señales del exterior de la célula. Es, por así decirlo, la forma en que la célula escucha lo que sucede a su alrededor. Entonces, cuantos más receptores tenga, más sensible será la detección de esa señal», explicó Meaney al dalái lama.

«Es como cuántas antenas tienes», dijo Jinpa.

En la analogía del calor y el termostato, sería como tener una docena de termostatos en cada habitación de la casa. Tan pronto como uno percibe el menor indicio de calor, le indica a la caldera que se apague. Cuantos más termostatos tengas, más probable será que uno de ellos note una ráfaga de calor, aunque sólo sea por la proximidad a un radiador. Esto es lo que sucede en el cerebro de las ratas: con una gran profusión de receptores de glucocorticoides, sólo basta unas pocas moléculas extraviadas de glucocorticoides fluyendo por el hipocampo para detener la producción de dicha hormona. Con numerosos receptores, el mensaje llega hasta el hipotálamo, el cual se encarga de enviar órdenes para liberar más glucocorticoides: estamos entrando bien en estas células, no hace falta seguir liberando más. Y lo contrario también es aplicable. Si el hipocampo tiene una escasez de receptores de glucocorticoides, llega un mensaje muy diferente: muy pocas moléculas están entrando en las células, por lo que es mejor enviar refuerzos. La señal de «¡Genera hormonas del estrés!» permanece en un nivel elevado.

Este circuito de retroalimentación es una adaptación inteligente en términos evolutivos. Cuando entran suficientes glucocorticoides en las células del hipocampo, no hay necesidad de anegar el cerebro con hormonas del estrés gracias a la abundancia de receptores de glucocorticoides; se ha cumplido la misión de introducir suficientes glucocorticoides en las células del hipocampo. Por el contrario, si hay escasez de receptores de glucocorticoides, entonces es buena idea anegar el hipocampo con glucocorticoides para responder a un factor estresante de una manera que pueda llegar a salvar la vida del animal. Así, al menos algunos glucocorticoides entrarán en las células.

Lamer y acicalar

Meaney pensaba que las diferencias que se dan a lo largo de toda la vida en la respuesta de las ratas al estrés y las diferencias permanentes que se observan en sus cerebros parecen una consecuencia tremendamente exagerada de ser manipuladas sólo unos minutos todos los días. Después de todo, la única diferencia entre las ratas manipuladas y las no manipuladas era que a las primeras las dejaban descansar en un contenedor y luego las devolvían a la jaula en la que habían nacido. Eso parecía demasiado intrascendente y fugaz para tener efectos tan fuertes y duraderos. Pero desde la década de 1960, varios científicos habían especulado que las madres tratan a las crías manipuladas y a las no manipuladas de manera diferente; es decir, aunque las crías sólo eran manipuladas durante unos segundos y permanecían lejos de su madre sólo quince minutos, cuando ésta las recuperaba, las trataba de manera diferente a cómo trataba a las crías que nunca habían abandonado la jaula.

Y eso es lo que a mediados de la década de 1990 Meaney se propuso investigar. Todos los días durante los primeros doce días de vida de las ratas recién nacidas, él o un colega sacaban las crías de la jaula en la que habían nacido, las dejaban en un contenedor durante quince minutos y luego se las devolvían a la madre… y observaban qué hacía. «La forma en que estudiamos las diferencias individuales en la interacción entre la madre y la cría es observándolas. Hacemos esto ocho horas todos los días durante los primeros doce días después de su nacimiento. Es una actividad perfecta para los largos inviernos canadienses», le dijo Meaney al dalái lama.

Pero ésta no era una actividad que ofreciera muchas oportunidades para soñar despierto. Los científicos «puntuaban» el comportamiento de cada madre una vez cada cuatro minutos, es decir, quince veces por hora, durante cada una de las ocho horas y cada uno de los doce días, fijándose en si estaba amamantando a las crías, lamiéndolas, acicalándolas o ignorándolas. (Doce días es el llamado periodo crítico en el que se ha demostrado que la manipulación afecta el sistema de estrés de una rata y todos los complicados equilibrios de los receptores de glucocorticoides y de otras hormonas que intervienen en él). Algunas madres lamían y acicalaban concienzudamente a sus crías recién nacidas, mientras que otras adoptaban un enfoque de la responsabilidad materna mucho más pasota y se limitaban a amamantar a sus crías y poco más.

«Lo que ves cuando observas este comportamiento durante mucho tiempo es que, si bien todas las madres lamen y acicalan a sus crías, algunas madres lo hacen mucho menos que otras», explicó Meaney. Surgió un patrón. Las madres de crías manipuladas, reportó en 1997, recogen con frecuencia a sus crías que se liberan y las colocan debajo de su cuerpo, y no dejan de lamerlas y acicalarlas.[6] Y ésa fue la solución al misterio. No se trataba únicamente de que los científicos hubieran manipulado a las ratas lactantes, sino que este manejo hizo que las madres de las ratas las trataran de manera diferente cuando regresaban a la jaula, lamiéndolas y acicalándolas locamente como si quisieran recuperar el tiempo perdido. (Si te estabas preguntando qué tienen las crías manipuladas que hace que su madre las lama y las acicale tanto, es esto: cuando se saca a una cría de rata de su nido, cálido y agradable, y se la mete en un contenedor, emite vocalizaciones ultrasónicas que los seres humanos no pueden oír, pero la madre sí; ésta responde como lo haría una madre humana ante el llanto de un bebé). Así pues, esto es en lo que se centró Meaney: en cómo el comportamiento materno influye sobre sus crías cuando llegan a la edad adulta.

Es un hecho natural del mundo de las ratas que algunas madres tienden a lamer y acicalar a sus crías con asiduidad, mientras que otras se muestran más distantes. Esta diferencia en el comportamiento materno es independiente de si sus crías han sido manipuladas y agarradas por científicos entrometidos. En un laboratorio con muchas camadas y que ninguna de sus crías ha sido manipulada, algunas madres lamen y acicalan mucho a sus crías, mientras que otras lo hacen con menos frecuencia. «La variabilidad es sustancial. Para estudiarlo, tomamos madres que lamían a tasas muy bajas y madres que lo hacían a tasas muy altas, y estudiamos a sus crías cuando llegaron a la edad adulta. En esta etapa, simplemente correlacionamos las diferencias individuales en el cuidado materno durante la primera semana de vida con la respuesta de las crías al estrés en la edad adulta. Lo que encontramos fue que esta respuesta se ve alterada por

6. Liu, D., *et al.*: «Maternal Care, Hippocampal Glucocorticoid Receptors, and Hypothalamic-Pituitary-Adrenal Responses to Stress», *Science*, vol. 277, pp. 1659-1662 (12 de septiembre de 1997).

el nivel de lamido y acicalamiento recibido por la cría», explicó Meaney al dalái lama.

Ratas dóciles

Las crías de rata que habían sido lamidas y acicaladas por sus madres con atención cuando acababan de nacer tenían una respuesta silenciosa al estrés, informó Meaney en 1997. Eran unos pequeños roedores dóciles y curiosos. Exploraban nuevos entornos y resistían el estrés. Por el contrario, las crías amamantadas por madres negligentes se convirtieron en neuróticas ratas temerosas y estresadas. Se asustaban ante el más mínimo estrés, se sobresaltaban con facilidad, tenían miedo en entornos desconocidos, reaccionaban a entornos extraños quedándose bloqueadas, mostraban muy poca inclinación por explorar y tenían más hormonas del estrés corriendo por sus venas que alcohol un borracho. «Cuanto mayor sea la frecuencia de lamidos y acicalamientos maternos durante la infancia, menor será la respuesta al estrés en la edad adulta», reportaron Meaney y sus colegas.

Las diferencias se extendieron al comportamiento de las ratas cuando fueron madres. Aquellas ratas criadas por madres desatentas fueron igualmente negligentes con sus propias crías, perpetuando así el ciclo de negligencia materna y angustia infantil. En cambio, la descendencia de madres atentas lamió y acicaló diligentemente a sus propias crías. Cuando estas crías llegaron a la edad adulta, los resultados repitieron lo que una larga línea de estudios había encontrado sobre los efectos del comportamiento materno: que las madres temerosas engendran descendencia temerosa y fácil de estresar. (Los padres no tienen nada que ver con la crianza de las crías). «Te conviertes en tu madre», le dijo Meaney al dalái lama, y añadió con una sonrisa que esta afirmación siempre «hace que los escalofríos recorran la habitación».

«Es una plasticidad natural», dijo Meaney. Parece ser la forma en que la naturaleza esculpe a los animales mejor equipados para el mundo en el que vivirán. Dado que la mayoría de los animales pasan su vida adulta en un entorno muy similar al que nacieron, tiene sentido «programar» la respuesta al estrés. Una madre nerviosa y que se sobresalta con facilidad que vive en un entorno peligroso no presta atención a sus crías, lo que pone en funcionamiento la cascada que reduce la cantidad de receptores de glucocorticoides en el cerebro y da como resultado una descendencia nerviosa y que se sobresalta con facilidad, ideal para un mundo amenazador, peligroso y con pocos recursos. Una madre dócil y relajada que vive una existencia protegida está encima de sus crías, a las que lame y acicala, activando así la cascada que conduce a una profusión de receptores de glucocorticoides en el cerebro y da como resultado una descendencia dócil y relajada: una manera razonable de estar en un mundo seguro y rico en recursos.

Quizás te preguntes ¿y qué? Todo el mundo sabe lo poderosa que es la herencia genética. Seguramente no es de extrañar que las madres que son nerviosas y distantes, y que descuidan a sus crías recién nacidas, tengan crías que crecen para ser de la misma manera. En una época enamorada del determinismo genético, sería natural suponer que lo que estaba viendo Meaney era el resultado de genes heredados. Es decir, algunas ratas portan genes que las hacen nerviosas y temerosas, así como (en el caso de las hembras) madres negligentes. Y transmiten esos genes a sus crías, que se convierten en madres nerviosas, temerosas y negligentes.

La forma de probar esta posibilidad era obvia: coger crías nacidas de madres poco receptivas y atentas y dárselas a madres adoptivas concienzudas para que las críen, y entregar crías nacidas de madres atentas y dárselas a madres negligentes para que las críen. Este tipo de estudio de adopción separa claramente los efectos de los genes de los efectos del medio ambiente, los efectos de la naturaleza de los de la crianza. Cuando Meaney hizo exactamente esto, descubrió que los genes no son el destino.[7] Una vez que las ratas crecieron, las que habían nacido de madres desatendidas y que lamían y acicalaban poco, pero que fueron adoptadas y criadas por madres atentas y que lamían y acicalaban mucho, eran indistinguibles de la descendencia biológica de madres atentas y que lamían y acicalaban mucho. Tenían mucho menos miedo cuando se las colocaba en un entorno desconocido y eran tan capaces de soportar el estrés como las ratas nacidas de madres atentas y criadas por éstas. Y lo contrario también se cumplió: las ratas nacidas de madres atentas, pero criadas por madres adoptivas negligentes y que lamían y acicalaban poco, se convirtieron en ratas adultas neuróticas y estresadas.

---

7. Francis, D. D., *et al.*: «Nongenomic Transmission across Generations in Maternal Behavior and Stress Responses in the Rat», *Science*, vol. 286, pp. 1155-1158 (1999).

La razón, como mostró su «agencia de adopción» de roedores, fue una vez más la cantidad de receptores de glucocorticoides en el cerebro de las ratas. Los cerebros de las ratas nacidas de madres negligentes, pero criadas por madres atentas y que lamían y acicalaban mucho, tenían tantos receptores de glucocorticoides como las ratas nacidas de madres atentas con sus crías y criadas por éstas. De manera similar, las ratas nacidas de madres atentas que lamían y acicalaban mucho, pero que fueron criadas por madres negligentes que lamían y acicalaban poco, tenían receptores de glucocorticoides típicos de las ratas nacidas de madres desatentas que lamían y acicalaban poco, y que fueron criadas por éstas, informaron Meaney y sus colegas en 1999. Cualquier tendencia a la docilidad que las ratas nacidas de madres atentas y bien adaptadas pudieran haber heredado fue sofocada por el efecto de la crianza: la falta de cuidados maternos se tradujo en menos receptores de glucocorticoides en el hipocampo y una reacción fisiológica notablemente mejorada ante eventos estresantes. La madre biológica no tuvo ningún efecto sobre los receptores de glucocorticoides de la descendencia. Lo que importaba era quién las crio, y cómo: mamá atenta, muchos receptores y respuesta al estrés silenciosa; mamá negligente, pocos receptores y una respuesta al estrés que se activa con facilidad.

Las ratas madre literalmente preparan a sus crías para que tengan el temperamento adulto y los estilos de maternidad que ellas tienen. Las ratas jóvenes heredan el *comportamiento* materno. Independientemente de cómo sea la madre de una cría, si es criada (adoptada) por una madre que lame y acicala mucho, crece y acaba comportándose de esa manera con sus propias crías. Y al revés: las ratas nacidas de madres que lamen y acicalan poco se convierten en madres que lamen y acicalan mucho si son criadas por una madre que es así.

«Esto significa que no está fijado», intervino el dalái lama.

«Definitivamente no está fijado», dijo Meaney con énfasis. Es el comportamiento materno con la descendencia durante el transcurso de semanas, no los genes maternos transmitidos a la descendencia a través del proceso aleatorio de concepción, lo que altera permanentemente la respuesta de la descendencia al estrés.

Dado que uno de los objetivos de este experimento era investigar la transmisión del comportamiento materno a través de generaciones, los científicos dejaron que algunas de las hembras adoptadas se aparearan y parieran para ver qué tipo de madres eran. Las nuevas madres que habían nacido de madres desatentas pero que habían sido criadas por madres que lamían y acicalaban mucho se parecían más a su madre adoptiva en comportamiento materno que a su madre biológica. De hecho, eran indistinguibles de las hembras nacidas de madres que lamían y acicalaban mucho, y que fueron criadas por éstas. Por el contrario, las hembras nacidas de madres atentas, pero que fueron criadas por madres desatentas, fueron tan negligentes y desatentas como lo habían sido sus propias madres adoptivas. Y así, el ciclo se perpetuó, con la siguiente generación de ratas criadas por madres desatentas que se convirtieron en ratas adultas temerosas y estresadas que descuidaron a sus crías, y la siguiente generación de ratas criadas por madres atentas que se convirtieron en ratas adultas dóciles y bien adaptadas que cuidaron atentamente a sus propias camadas.

El dalái lama se preguntaba cómo es que lamer y acicalar tiene tanto efecto sobre las crías. ¿Es el proceso puramente físico del contacto de la lengua de la madre con el cuerpo de la cría? ¿O es algo químico, quizás debido a que la saliva toca la piel? ¿Es necesario el afecto?

«Si observas las áreas del cerebro que se activan al lamer a la cría, incluyen áreas que se activan cuando, por ejemplo, un animal normal experimenta un evento placentero. Es razonable sospechar que la experiencia de la cría de ser lamida vaya más allá de un simple toque», explicó Meaney.

«Así que no es sólo una función de la transferencia de moléculas en la saliva», tradujo Jinpa.

«No. La evidencia sugeriría que el tacto y la interpretación de esa experiencia sensorial es lo fundamental», respondió Meaney.

«Sería interesante ver si el componente mental de la madre es realmente crucial o si se puede tener algún tipo de dispositivo robótico que dé una estimulación de lamido y una estimulación de acicalamiento, y obtenga los mismos resultados. Ésta es la esencia de lo que Su Santidad quiere decir», intervino Alan Wallace.

Comportamiento heredado

«La pregunta crítica era ¿cómo estos efectos maternos no genéticos no sólo se mantienen durante la vida de la descendencia, sino que se transmiten de generación en generación?», continuó Meaney. Para averiguarlo, él y sus colegas comenzaron a medir meticulosamente la actividad del gen que produce el receptor de glucocorticoides en el hipocampo. «Lo que se observa es que, en el hipocampo de ratas adultas, el gen es aproximadamente dos veces más activo en aquellas ratas que de pequeñas fueron criadas por una madre que lamía mucho que en aquellas que fueron criadas por una madre que lamía poco. Entonces, el gen produce más receptores», siguió explicando. A más receptores, por supuesto, más dóciles serán las ratas. «Lo que sugieren estos estudios es que la calidad de la atención materna altera la actividad de un gen específico en una región del cerebro en particular, lo que luego influye en cómo la descendencia, una vez llega a la edad adulta, responde al estrés», dijo Meaney al dalái lama.

Sólo unos meses antes de sentarse en Dharamsala, Meaney había descubierto precisamente cómo el cuidado materno influye sobre la actividad del gen que produce el receptor de glucocorticoides.[8] El lamido de una madre provoca un aumento de una molécula, llamada factor de transcripción, que a su vez aumenta la producción de los receptores de glucocorticoides en el hipocampo. «En realidad, parece ser una explicación bastante decente de cómo el lamido de la madre puede incrementar la producción de receptores de glucocorticoides. Las crías que son criadas por madres que lamen mucho producen más factor de transcripción. Y el factor de transcripción hace que el cerebro de la cría produzca más receptores de glucocorticoides», le dijo al dalái lama.

Otro punto a favor de la crianza sobre la naturaleza. Los genes de las ratas dóciles son idénticos a los genes de las ratas neuróticas, al menos en los términos en los que la genética define tradicionalmente «idéntico»: la secuencia de moléculas que eran el santo grial del Proyecto Genoma Humano. Sin embargo, esta secuencia no representa las órdenes de la naturaleza y más bien es como una sugerencia. Dependiendo del tipo de ambiente en el que se encuentre una criatura, esta secuencia puede silenciarse o amplificarse, con efectos diametralmente diferentes sobre el comportamiento y el temperamento.

«Los genes pueden ser silenciosos o pueden ser muy activos. Lo que determina la actividad del gen es el ambiente, que es precisamente lo que es modificado por el cuidado materno: el ambiente químico en el

8. Weaver, I. C. G., *et al.*: «Epigenetic Programming by Maternal Behavior», *Nature Neuroscience*, vol. 7, pp. 847-854 (agosto de 2004).

que funciona el gen. En el debate entre naturaleza y crianza, la gente sospecha desde hace mucho tiempo que el ambiente regula de alguna manera la actividad de los genes, pero la pregunta siempre ha sido ¿cómo? Hemos necesitado cuatro años, pero hemos acabado demostrando que el cuidado materno altera la actividad del gen en el cerebro de su descendencia. Y eso influye en la forma en que sus crías responden al estrés», explicó Meaney al dalái lama. Como resultado de las alteraciones en la expresión genética, continuó, «la influencia de las madres puede persistir a lo largo de la vida de la cría. Esta plasticidad no implica conexiones entre neuronas, sino que las modificaciones ocurren al nivel del gen mismo. Si la rata fue criada por una madre que lamía poco, el gen del receptor de glucocorticoides siempre está silenciado. Si en cambio fue criada por una madre que lamía mucho, rara vez se silencia. Eso significa que podemos hablar de la creación de un ambiente que afectará al ADN y, por lo tanto, a cómo el animal responde al estrés».

Padres y madres transmiten rasgos a sus hijos de dos formas. La primera, por supuesto, es a través de los genes presentes en el espermatozoide y el óvulo, a partir de los cuales se desarrolla el niño, la parte «naturaleza» de la dicotomía crianza/naturaleza. La segunda forma es a través del comportamiento. Desde que los científicos llevan estudiando esta transmisión social de rasgos, han asumido que ésta ocurre cuando los niños, consciente o inconscientemente, se modelan a sí mismos como sus padres, adoptando (o rechazando) el amor de los padres por el béisbol o la adhesión a una fe en particular, su generosidad o su paciencia, sus valores o su personalidad. Ahora está claro que la forma en que se comportan los padres puede moldear a su descendencia al alterar la química de los genes. Meaney había descubierto que el comportamiento de una rata madre puede alterar la expresión génica en su descendencia, con un efecto a largo plazo sobre el comportamiento y el temperamento. La experiencia temprana puede tener consecuencias que duran toda la vida. «Éste es un mensaje optimista, creo. Uno sólo puede imaginar qué tipo de eventos pueden dar lugar a alteraciones en la química del ADN. Quizás algún día hablemos de tales cambios en los mismos términos que hablamos de los cambios que ocurren entre las conexiones de las neuronas», dijo Meaney.

A estas alturas debería quedar claro que poco es para siempre, incluso el estado de un gen que lleva a las ratas a ser dóciles y curiosas, o neuróticas y temerosas. De hecho, Meaney pudo revertir el estado de encendido y apagado del gen del receptor de glucocorticoides inyectando a las ratas una sustancia química que lo silencia. Por artificial que sea, esa intervención es una prueba crucial de que el sistema que actúa como un termostato para el temperamento de las ratas es plástico, no está esculpido en piedra (o en ADN). Pero ¿hay eventos en el mundo real de una rata –o de un niño– que puedan conducir al mismo resultado, revirtiendo los efectos perjudiciales de la negligencia materna temprana o los efectos beneficiosos del cuidado materno?

No es de extrañar que la respuesta sea sí. Como he mencionado antes, las ratas hembra cuya madre las lamió y acicaló, crecen y tratan a sus propias crías de la misma manera, al igual que las ratas hembra cuya madre actuó sin mucho esmero. Puedes pensar en ello como el efecto abuela, en el sentido de que el comportamiento de la rata abuela afecta a su descendencia de una manera que hace que ésta trate a sus propias crías de una manera que provoca el mismo comportamiento que mostró la abuela. Pero cuando Meaney cogió ratas hembra adultas que habían sido criadas por madres atentas y que trataron a sus propias crías con la misma atención y cuidado, y las expuso al estrés, fue como si les hubiera hecho un trasplante de personalidad. Las madres que habían sido muy atentas con su primera camada, lamiendo y acicalando todo el tiempo a sus crías, se convirtieron en las Joan Crawfords[9] de las ratas. Y sus crías lo sintieron: produjeron pocos receptores de glucocorticoides, convirtiéndose en un caos neurótico.

«La calidad del ambiente influye directamente en la calidad del cuidado maternal. Entonces, el cuidado materno influye sobre el desarrollo del cerebro y, en particular, altera el desarrollo de genes concretos. Esto sienta las bases para las diferencias en cómo los individuos responden al estrés y cuidan a su descendencia. El mensaje que surge de nuestros estudios es que cuando expones a las madres al estrés o la adversidad, la descendencia muestra respuestas incrementadas al estrés en la edad adulta», dijo Meaney.

9. De nombre real Lucille Fay Le Sueur (1904-1977), la actriz estadounidense Joan Crawford no tuvo hijos biológicos a pesar de haberse casado cuatro veces. Sin embargo, adoptó cuatro, la mayor de los cuales, Christina, escribió un libro, *Mamita querida*, publicado un año después de la muerte de su madre, en el que la describe como una persona egoísta, alcohólica, neurótica y obsesionada con la fama, el sexo y el poder. *(N. del T.)*

Irónicamente, ése puede ser el camino correcto que hay que seguir en el juego de la supervivencia. Las ratas madres reducen su atención a sus crías en condiciones estresantes, como cuando la comida es escasa. Este comportamiento de *laissez-faire* –lamidos y acicalamientos de sus crías muy escasos– da como resultado una descendencia nerviosa y neurótica. ¿Pero eso es necesariamente algo malo? En una era obsesionada con la reducción del estrés, puede parecer que sí. Pero hay condiciones en las que un cerebro y un cuerpo cargados de hormonas del estrés tienen ventajas sobre un cerebro y un cuerpo más dóciles. Las hormonas del estrés aumentan el miedo y la vigilancia, y hacen que un animal aprenda mejor y más rápido qué es peligroso o qué signos preceden a una amenaza letal (conocidos como aprendizaje de evitación y condicionamiento del miedo, respectivamente). Las ratas nacidas en un entorno de estrés elevado tienen más posibilidades de sobrevivir si son hipervigilantes, si saltan ante la menor señal de peligro y si sienten una descarga de adrenalina cuando otra rata las mira con los ojos bizcos. Un ambiente de mucho estrés también moldea a las madres para que laman poco. Es una combinación perfecta: las madres, agotadas por el estrés, descuidan a sus crías, las cuales, como consecuencia de ello, se vuelven hipervigilantes y temerosas, y, por lo tanto, se adaptan bien a un mundo difícil.

La naturaleza también lo ha dispuesto para que las principales hormonas del estrés, los glucocorticoides y la noradrenalina, protejan a los animales contra el hambre (la escasez de alimentos es un sello distintivo de los entornos de alto estrés). En los animales privados de comida durante largos periodos de tiempo, las hormonas del estrés aumentan la disponibilidad de energía producida por el metabolismo de las grasas y los azúcares, lo que les permite sobrevivir más tiempo, idealmente hasta que la comida vuelva a aparecer. Es cierto que los niveles crónicamente altos de hormonas del estrés también aumentan los azúcares y las grasas en la sangre, e interrumpen el sueño y la función cognitiva y emocional normal, lo que predispone a una rata, así como a una persona, a enfermedades crónicas como la diabetes y las enfermedades cardiovasculares. Sin embargo, por malos que sean, se puede argumentar que son mejores que ser mordidos por un gato porque no estabas lo suficientemente alerta, o morir de hambre porque tu cuerpo no puede cambiar a un metabolismo ahorrador de energía ante la escasez de alimentos, situaciones que tienden a matarte antes de tiempo. Una diabetes o una enfermedad cardíaca puede afectarte o no, ya seas un hombre o un ratón. En un mundo de privaciones y escasez, de peligros y amenazas, tal vez la docilidad sea un lujo que ni una cría de rata ni un niño puedan permitirse. «En condiciones de pobreza, los animales que tienen más probabilidades de sobrevivir son aquellos que tienen una respuesta de estrés exagerada. Entonces se vuelve importante reinterpretar el comportamiento de la madre. Su bajo nivel de lamido puede ser una adaptación, por así decirlo, para preparar a su descendencia para lo que anticipa que será un entorno muy estresante. Creemos que la selección natural ha dado como resultado una descendencia que interpreta el comportamiento materno –lo interpreta fisiológicamente, no conscientemente– como una indicación de las condiciones ambientales a las que es probable que se tengan que enfrentar las crías después de abandonar el nido y quedarse solas», explicó Meaney.

La pobreza se mete debajo de tu piel

Lo que se aplica a las ratas también se aplica a las personas. Entre los niños que crecen en la pobreza y en vecindarios plagados de delincuencia, aquellos que se desenvuelven mejor –que no mueren jóvenes, que terminan la escuela, que evitan el crimen– son más temerosos y más reactivos al estrés, al igual que las ratas criadas por madres negligentes. Según una interpretación, estos niños son demasiado tímidos y asustadizos para involucrarse en pandillas y actividades delictivas. Y tienen un radar interno muy sensible que les advierte del peligro, ya sea de un padrastro abusivo o de un extraño.

Tales hallazgos sugieren que, como dice Meaney, la pobreza puede meterse debajo de tu piel y dentro de tu cerebro. Es bien sabido que las personas de las clases sociales más favorecidas disfrutan de una mejor salud mental y física que las que viven en la pobreza y en hogares destrozados, donde los acreedores siempre están en la puerta y el quedarse sin hogar acecha detrás de cada pago de alquiler vencido. Los investigadores han propuesto varios mecanismos para explicar la asociación entre el nivel socioeconómico y la salud, y uno plausible es el estrés. Se ha demostrado que las personas con un nivel socioeconómico más bajo reportan una mayor exposición a eventos estresantes que las personas más acomodadas. Los niños pobres tienen niveles más elevados de hormonas del estrés que los niños que se encuentran en mejor situación, lo que puede moldear sus cerebros de formas indeseables, hasta desembocar en una cognición y un control emocional más deficientes.

«Formas específicas de la experiencia familiar temprana conducen a alteraciones en la forma en que los niños responden al estrés. Los niños que están expuestos a abusos o a negligencias son más reactivos ante los factores estresantes. Variaciones bastante sutiles dentro del rango normal del cuidado de los padres pueden alterar el desarrollo de manera muy drástica. En las ratas, la forma en que la madre cuida a su descendencia puede programar sus respuestas al estrés para el resto de sus vidas, al afectar la expresión de genes en las regiones del cerebro que median las respuestas al estrés. Creemos que esto proporciona una explicación plausible de cómo el cuidado de los padres influye en cuán vulnerables o resistentes al estrés y a las enfermedades asociadas al estrés son las ratas durante toda su vida», explicó Meaney al dalái lama.

Esto podría explicar los efectos de las pésimas condiciones sociales y económicas. Hemos estado hablando de ratas, pero a Meaney le interesan las ratas porque le interesan las personas. Está bien documentado que la adversidad aumenta los niveles de ansiedad de los padres. Las preocupaciones sobre el desempleo, la pérdida de la vivienda o sobre dónde conseguir la próxima comida no van nada bien para el cuidado parental. Todo lo contrario. La ansiedad y la depresión que inducen las condiciones difíciles tienden a convertir a los padres en personas duras e inconsistentes, e incluso negligentes y abusivos. (Esto no quiere decir que todos los padres que viven en la pobreza, en la enfermedad o en condiciones peligrosas reaccionen de esta manera). Éste es precisamente el tipo de crianza que puede mejorar la reactividad del niño al estrés, explica Meaney: «La ansiedad de los padres se transmite a los niños». Ser pobre, no tener trabajo o carecer de un hogar induce una respuesta de estrés fisiológico en los adultos, que de alguna manera se transmite a los niños. Aunque este «de alguna manera» queda por resolver en detalle, las dos décadas de estudios de Meaney sobre cómo el comportamiento materno en ratas influye en el temperamento de su descendencia apunta en una dirección: el comportamiento de los padres puede alterar la expresión de genes en sus hijos. De esta manera, dice Meaney, «los efectos de la pobreza en el desarrollo emocional e intelectual de los niños están mediados por los padres».

Sin duda, las personas son más complicadas que las ratas. Para los animales de laboratorio que pasan toda su vida en una jaula, las oportunidades de ser moldeados por algo que no sea la madre que los cría o, en menor medida, por los hermanos con los que crecen, son bastante limitadas. En cambio, incluso los niños que se encuentran en las peores situaciones familiares a menudo tienen una vía de escape: un maestro o un clérigo de confianza, un consejero de jóvenes que los protege, un abuelo u otro pariente que compensa, al menos en parte, la negligencia que sufren por culpa de su madre y de su padre. El dalái lama se preguntaba si los efectos de la pobreza y la negligencia están mediados por el contexto en el que se dan. «Por ejemplo, uno podría imaginar una diferencia entre la condición de pobreza en un país pobre donde la sensación de ser pobre no es tan dramática, en comparación con otros países más ricos donde la gente por lo general suele ser bastante rica, lo que da a las familias pobres una mayor autoconciencia de que son pobres», tradujo Jinpa.

«Los peores resultados se dan cuando eres muy pobre en un país muy rico», coincidió Meaney. «En los países donde hay una gran diferencia entre los salarios más bajos y los salarios más altos, los pobres tienen la peor salud. Las personas en países donde no existe tal discrepancia tienen una salud mucho mejor y viven más años».

«Su Santidad se pregunta si, a este nivel bioquímico y cerebral, habría una diferencia entre un niño que es concebido de forma voluntaria por parte de la madre y uno que es concebido involuntaria o accidentalmente», dijo Jinpa.

«Absolutamente. El bienestar emocional de la madre determina su estado hormonal. Las madres que están deprimidas y ansiosas producen más hormonas del estrés, que afectan al crecimiento del feto. El mejor predictor del crecimiento del bebé es preguntarle a la madre: ¿Querías este niño?», respondió Meaney.

Un legado dickensiano

En el otoño de 2005, científicos de la Universidad de Wisconsin-Madison dieron a conocer un estudio que muestra lo que les puede pasar a los niños cuyos padres responden «no» a esa pregunta.[10] Los investigadores

10. Fries, A. B., *et al.*: «Early Experience in Humans Is Associated with Changes in Neuropeptides Critical for Regulating Social Behavior», *Proceedings of the National Academy of Sciences*, vol. 102, pp. 17237-17240 (22 de noviembre de 2005).

estudiaron a niños que, según dijeron, «se criaron en entornos sociales extremadamente aberrantes donde se les privó del tipo de cuidado típico de nuestra especie». En términos más humanos, eso significaba que durante entre 7 y 42 meses después de su nacimiento, las doce niñas y los seis niños habían vivido en orfanatos rusos o rumanos que la Organización Mundial de la Salud describió de pobres a espantosos. En muchos de ellos, los huérfanos *de facto* –muchos fueron abandonados por sus padres– pasaban días enteros en cunas sin juguetes amontonadas en habitaciones completamente blancas. Sus cuidadores interactuaban con ellos con tan poca frecuencia, como dijo Seth Pollak, de la Universidad de Wisconsin, en el encuentro anual de 2003 de la American Association for the Advancement of Science, que «los entornos solían carecer de estimulación e interacción humana». En particular, los niños rara vez experimentaron el amor y el cuidado de adultos que reconocieran y respondieran a sus necesidades.

Los niños fueron adoptados por familias estadounidenses. En un año, la mayoría de sus problemas médicos –infecciones de oído y problemas estomacales, desnutrición y retraso en el crecimiento– desaparecieron. Pero el legado de la negligencia, no. A muchos de los niños se les diagnosticó trastornos del apego, una incapacidad para formar vínculos emocionales con sus seres más cercanos.

En animales de laboratorio, años de estudios habían identificado dos hormonas cerebrales como cruciales para establecer vínculos sociales y regular el comportamiento emocional. Las dos, oxitocina y vasopresina, están asociadas con el surgimiento del vínculo social y el cuidado parental. A medida que aumentan los niveles de estas hormonas, los animales forman vínculos sociales con más facilidad; los bebés se vuelven más apegados a sus padres, y los padres, más fuertemente a sus hijos. La oxitocina en particular parece ser la hormona social del cerebro. Los niveles aumentan cuando tienes un contacto físico cálido con alguien cercano, lo que genera una sensación de seguridad y protección que sienta las bases para que tú (o el animal de laboratorio) salgas y tengas interacciones sociales. En las personas, a eso lo llamamos hacer amigos y formar vínculos emocionales cercanos. En cuanto a la vasopresina, parece ser la hormona del «¡Oh, eres tú!», que aumenta cuando un animal reconoce a alguien familiar. ¿Qué sistemas más obvios para investigar en los niños del orfanato, pensó Pollak, que la oxitocina y la vasopresina?

El trabajo de Meaney había sugerido que las experiencias en la vida temprana –es decir, para la mayoría de los animales, incluido el ser humano, cuánto cuidado y atención reciben de su madre u otro cuidador principal– pueden alterar el nivel de hormonas del estrés en el cerebro. El nivel de hormonas del estrés, según habían insinuado algunos estudios, afecta a cuán bien los receptores se unen a la oxitocina y la vasopresina. Si los receptores se unen mal a estas hormonas de la sociabilidad, las hormonas no pueden tener efecto. ¿Qué podría estar sucediendo con la oxitocina y la vasopresina en los niños del orfanato, se preguntó Pollak, incluso tres años después de haber sido adoptados por familias cariñosas?

Él y sus colegas localizaron a dieciocho de los niños, todos ellos viviendo en Wisconsin. Los científicos cogieron dos muestras de orina de cada niño, con una o dos semanas de diferencia, poco después de que los niños jugaran con un juego de ordenador mientras permanecían sentados en el regazo de su madre o de un extraño (una de las científicas). A lo largo del juego, que duraba treinta minutos, la madre o la científica le susurraban al niño, le daban palmaditas en la cabeza, le hacían caricias o le contaban los dedos y se dejaban contar los suyos, convirtiendo el juego impersonal en una pequeña sesión de abrazos. En los animales de laboratorio, la estimulación sensorial y las interacciones sociales aumentan los niveles de oxitocina y vasopresina. Los científicos también recolectaron muestras de orina cuatro mañanas para evaluar los niveles iniciales de oxitocina y vasopresina de los niños, para estimar mejor si el contacto humano hacía aumentar los niveles.

Los niños del orfanato tenían niveles iniciales más bajos de vasopresina, lo que sugiere que «la privación social puede inhibir el desarrollo del sistema [de la vasopresina]», informaron Pollak y sus colegas en 2005.[11] Los niveles de oxitocina de los niños después de jugar a un juego con su madre o con una extraña arrojaron resultados aún más serios. No se esperaba que los niveles de esta hormona del vínculo social aumentaran después de la interacción con la extraña, y de hecho no lo hicieron ni en los niños del orfanato ni en los niños de control. Sin embargo, cuando los niños nacidos en familias cariñosas se sentaron en el regazo de su madre y los abrazaron, sus niveles de oxitocina aumentaron, pero no así en los niños huérfanos. La oxitocina es una sustancia que establece los vínculos entre los niños y

11. Ibíd.

las personas que los aman, produciendo una sensación de calma y bienestar que proporciona una base desde la cual lanzarse al mundo, establecer amistades durante la infancia y, finalmente, consolidar relaciones profundas en la edad adulta. En los niños huérfanos, este sistema no era cómo debería ser.

Los descubrimientos de Meaney sugieren que las vidas que llevamos y el comportamiento de quienes nos cuidan pueden alterar la propia química del ADN. Los genes no son el destino. Nuestros genes, y por lo tanto sus efectos en el cerebro, son más plásticos de lo que jamás habíamos pensado.

«Un tema importante subrayado por el trabajo de Michael es que la influencia de los padres tiene un efecto drástico en la descendencia. Su trabajo ilustra maravillosamente los mecanismos por los cuales puede ocurrir la influencia materna, y que ésta puede ocurrir de maneras que afectan la expresión génica. Se trata de una evidencia contundente del impacto de los padres en la capacidad de cambiar el cerebro y plantea la cuestión de cómo podemos promover una mejor paternidad», dijo Richie Davidson.

«Este punto, por supuesto, desde hace muchos años tengo un gran interés», dijo el dalái lama en inglés, que emplea cuando no puede esperar las traducciones. «A veces, como yo, algo fijado en nuestro cerebro, a veces quizás demasiado difícil de transformar ahora», dijo con una sonrisa. «Pero esta próxima generación, tenemos que mostrarles que se conviertan en personas pacíficas. Eso finalmente creará una familia pacífica, una comunidad pacífica y, a través de eso, un mundo pacífico».

«Así que la clave es la mente en paz. Natural y obviamente, la ira, el odio, los celos, el miedo, no ayudan a desarrollar la paz mental. Amor, compasión, afecto: éstos son los cimientos de una mente pacífica. Pero luego la pregunta, ¿cómo promover eso? Mi enfoque, no a través de la tradición budista, lo llamo ética secular. No hablando del cielo, ni del nirvana o de la budeidad,[12] sino de una vida feliz para este mundo. Inde-

12. El estado de budeidad en el budismo es el más alto de los diez reinos espirituales o estados en la vida a los que los sentimientos están sujetos en cada momento, la condición de pura e indestructible felicidad que no depende de las circunstancias personales. Quien lo experimenta está libre de toda desilusión, sufrimiento y miedo, y se caracteriza porque no permite caer en estados inferiores por causas externas y porque no confía en lo externo para conseguir la felicidad. *(N. del T.)*

pendientemente de si hay una próxima vida o no. No importa. Eso es un asunto individual».

«Su Santidad quería decir que su propio enfoque en estos asuntos, particularmente sobre la cuestión de cómo promover la apreciación por la bondad humana básica y valores como la compasión en la sociedad, no es tanto para presentar estas ideas como ideas espirituales o religiosas, sino como valores humanos universales que trascienden las divisiones de las diferentes tradiciones religiosas», dijo Jinpa, después de un intercambio en tibetano con el dalái lama.

Meaney estuvo de acuerdo. «Nuestro reto no es simplemente prevenir enfermedades. Es ayudar a las personas a ir más allá de la ausencia de patología y aumentar la capacidad humana para el bien social, para aumentar la felicidad del individuo. Es un área en la que nos vendría bien un poco de ayuda».

A pesar de lo encantadoras que son las ratas, la mayoría de los científicos las estudian no por un interés apasionado en el mundo de los roedores, sino por lo que las ratas pueden decirnos sobre las personas. Y aunque hay muchísimos casos de un descubrimiento en ratas de laboratorio que no se traduce en humanos (piensa en las muchas ratas paralizadas que han vuelto a caminar y las ratas con la versión para roedor del Alzheimer a las que se les ha restaurado la memoria), el descubrimiento de cómo las variaciones en el cuidado materno afectan a la reactividad al estrés de las crías no es, felizmente, uno de ellos.

En 2006, científicos de la Universidad de Maryland informaron de una versión humana de los estudios con ratas de Meaney.[13] Observaron a 185 parejas de madres y bebés, y las clasificaron en función de lo cariñosa que era la madre cuando alimentaba a su bebé, le cambiaba los pañales o le aplicaba loción, o simplemente cuando estaba ocupada en la cocina con su bebé cerca. Los científicos filmaron las interacciones en vídeo y analizaron la frecuencia con la que la madre abrazaba o besaba al bebé, sonreía o reía al bebé, o fruncía el ceño o lo ignoraba.

Al examinar los dos extremos del comportamiento materno –madres extremadamente cariñosas y madres extremadamente distantes, comparables a las madres de Meaney que lamían y acicalaban mucho o poco–, los

13. Hane, A. A., y Fox, N. A.: «Ordinary Variations in Maternal Caregiving Influence Human Infants' Stress Reactivity», *Psychological Science*, vol. 17, pp. 550-556 (2006).

científicos de Maryland encontraron que «los bebés que recibían un comportamiento de cuidado materno de baja calidad» mostraban mayor temor (especialmente ante imágenes, sonidos, objetos y personas que nunca antes habían visto), reaccionaban más al estrés, pasaban menos tiempo concentrándose en lo mismo que hacía mamá (como un juguete) y mostraban una mayor asimetría en la actividad eléctrica de las regiones frontales del cerebro (una marca de timidez, angustia, baja sociabilidad e infelicidad) que los bebés que recibían un comportamiento de cuidado materno de alta calidad. Las variaciones ordinarias en el nivel de cuidado que una madre muestra a su bebé, concluyeron, «pueden influir en la expresión de los sistemas neuronales involucrados en la reactividad al estrés en los bebés humanos». Igual que en las ratas. Su trabajo, concluyeron los científicos, «respalda el trabajo de Meaney y sus colegas, quienes han demostrado que las variaciones que ocurren de manera natural en el comportamiento de cuidado materno en la rata tienen consecuencias sustanciales [...] [El t] emperamento y el comportamiento materno actúan en conjunto para moldear el desarrollo».

La forma en que las personas que más nos cuidan nos tratan cuando somos bebés realmente moldea al menos algunos aspectos de nuestro temperamento. Rasgos tan básicos como el miedo, la curiosidad, la apertura a nuevas experiencias o el neuroticismo no están, a pesar del martilleo con los descubrimientos del «gen de la semana», entretejidos inmutablemente en nuestro ADN. Tampoco, como demostraría otro de los invitados del dalái lama esa semana de octubre, están estampados irrevocablemente en nuestros circuitos cerebrales.

Capítulo 8

¿Debemos culpar a mamá?

Reprogramados para la compasión

Si te acurrucaras con prácticamente cualquier número de una revista que publique estudios de psicología social, no conseguirías ver una imagen muy bonita de la humanidad. Racismo. Agresión. Conformidad sin sentido. Negación de la ayuda a alguien en peligro. Un sentido inflado de autoestima. Prejuicio contra cualquier persona que no pertenezca a tu grupo étnico, religioso o socioeconómico. Observación instintiva de los miembros de tu grupo a través de unas gafas de color rosa. Rara vez aparecen cualidades como la compasión, la simpatía, la tolerancia, la bondad y las percepciones precisas de uno mismo y de los demás.

Aún oscurece más esta imagen el hecho de que los psicólogos sociales, que estudian cómo las personas se comportan e interactúan entre sí, sean destacados expertos en dar explicaciones de por qué estos rasgos menos que nobles son naturales hasta el punto de ser casi inevitables y universales. Según su teoría, las personas tienen una necesidad innata tan fuerte de sentirse superiores que buscan los pretextos más endebles para justificar este engaño. En particular, la gente imagina que existen diferencias importantes en el carácter, la integridad, la bondad y cosas por el estilo entre «personas como yo» y «personas diferentes a mí». Imaginar lo que de hecho son diferencias ilusorias ayuda a las personas a mantener la sensación de que su grupo es mejor que los demás, allanando el camino para los prejuicios, la agresión, la autoestima poco realista y una escasez de empatía y compasión.

Phillip Shaver no se lo creía. A principios de la década de 1990, comenzó a preguntarse qué pasaría si el deprimente retrato de la humanidad que la psicología social había pintado durante mucho tiempo –que los seres humanos somos inseguros, de mentalidad cerrada, que vivimos engañados, prejuiciosos, que estamos a la defensiva y somos egoístas– no describiera en absoluto a la naturaleza humana. ¿Qué pasa si sólo se aplica a algunas personas?

Comenzó a preguntarse si la psicología social, sin saberlo, había centrado demasiado su atención en los comportamientos y las actitudes de las personas que tienen una historia problemática, y más específicamente, una historia de no poder contar con el amor y el apoyo de las personas importantes en sus vidas. Si es así, entonces el retrato pintado por la psicología social no describe a personas que tienen una historia muy diferente, aquellas que han podido recurrir a sus seres queridos en busca de consuelo, apoyo y amor. Y si esto era cierto –que la experiencia de la profunda decepción que sentimos cuando las personas más cercanas nos defraudan deja huellas tan duraderas en la mente que afectan para siempre a cómo interactuamos con los demás y cómo vemos el mundo–, entonces la pregunta era obvia: ¿pueden las nuevas experiencias o el entrenamiento mental reprogramar ese legado neuronal y dar a aquellos que portan las cicatrices mentales de decepciones pasadas una nueva circuitería mental que les permita superar lo que la psicología social ha considerado un aspecto inevitable de la condición humana?

Esto es lo que atrajo a Shaver a Dharamsala, la idea de que la neuroplasticidad podría proporcionar un medio para cambiar los circuitos cerebrales de aquellos cuyo pasado los ha conectado con el egoísmo, los prejuicios, la actitud defensiva y otros males de la humanidad. Único entre los científicos que realizaban sus viajes inaugurales a la casa del dalái lama, Shaver se había sumergido en la historia y la filosofía budista. Había leído la autobiografía del dalái lama, *Libertad en el exilio*, y su *El arte de vivir en el nuevo milenio: una guía ética para el futuro*, así como una pila de volúmenes sobre budismo, incluidos *Para no sufrir más: el Buda en el mundo*, de Pankaj Mishra; *Más allá del materialismo espiritual*, de Chögyam Trungpa; y *Los cuatro inconmensurables: prácticas para abrir el corazón*, de Alan Wallace. De todos modos, la espiritualidad no era completamente ajena a Shaver, ya que cuando era estudiante de secundaria había flirteado con la posibilidad de convertirse en monje trapense.

Casi a cada instante, las consonancias entre el budismo y su propio trabajo saltaban de las páginas que leía. La compasión es una virtud clave en todas las religiones principales, pero en ninguna más que en el budismo. En el budismo, el mayor deseo es «que se alivie el sufrimiento de todos los seres sensibles», la definición misma de compasión. Una de las formas principales de entrenamiento mental para monjes, yoguis y otros practicantes es la meditación de la compasión, en la que se entrena la mente para sentir una empatía profunda y duradera por todos los seres sensibles. Pero ya sea que se lo llame compasión, empatía, altruismo o (como hacen los psicólogos sociales) comportamiento prosocial, encajó con la cuestión que había llegado a dominar la investigación de Shaver. Estudio tras estudio, descubrió que si una persona actúa con compasión o no, refleja el sentido de seguridad emocional de la persona. Shaver descubrió que las personas que se sienten emocionalmente seguras, que sienten que hay alguien a quien pueden acudir en momentos de necesidad, son más sensibles al sufrimiento de los demás; no sólo son más capaces de percibir cuando alguien está en peligro, sino también más dispuestas a responder a ese sufrimiento. Por el contrario, las personas que carecen de esa sensación de puerto seguro, de tener a alguien a quien acudir, están menos inclinadas a sentir empatía y compasión.

Pero aquí es donde Shaver vio un rayo de esperanza. Sí, el sentido de seguridad emocional de las personas está fuertemente moldeado por las experiencias que tienen en la infancia con la persona más cercana a ellas. Pero cuando decimos «fuertemente moldeado» es más que una metáfora. Si las personas tienden a sentir y comportarse de determinada manera, es porque los circuitos de su cerebro están organizados de determinada manera. Y si algunos circuitos cerebrales se pueden modificar, como los macacos de Mike Merzenich, los pacientes con accidentes cerebrovasculares de Ed Taub o los niños ciegos o sordos de Helen Neville habían demostrado una y otra vez, entonces quizás también se puedan modificar los circuitos que reflejan o subyacen a la seguridad emocional.

En palabras de Shaver, lo que ha estado buscando es una forma de mejorar la compasión y el altruismo en el mundo real. «En un mundo atosigado por conflictos internacionales, interétnicos e interpersonales, todas las personas de buena voluntad desearían que fuera posible fomentar la compasión y la voluntad de ayudar a los demás en lugar de ignorar sus necesidades y exacerbar su sufrimiento. Mucha gente ha pensado que si las personas pudieran sentirse más seguras y menos amenazadas, tendrían más recursos psicológicos para dedicar a notar el sufrimiento de otras personas y hacer algo para aliviarlo. Pensé, si mejora la seguridad del apego, incluso temporalmente, ¿puede fomentar la compasión y el altruismo?».

Teoría del apego

La teoría del apego fue desarrollada por el psiquiatra británico John Bowlby a mediados del siglo xx para explorar las raíces infantiles de la infelicidad, la ansiedad, la ira y la delincuencia.[1] Se centra en la sensación de seguridad o inseguridad emocional que desarrolla un niño en los primeros años de vida. En pocas palabras, algunos niños llegan a sentir que la persona que los cuida es una fuente fiable de seguridad y comodidad; en cambio, otros niños descubren que esta persona es un puerto impredecible que a veces está allí para consolarlos y otras veces pasa de ellos, o incluso los rechaza por completo. Inicialmente, la teoría del apego fue un intento de explicar el comportamiento de los niños muy pequeños; en particular, cómo los bebés se apegan emocionalmente a su madre, en el sentido de depender de ella para su protección y consuelo. Aunque el «apego» es un concepto problemático en el budismo –tiene connotaciones de aferramiento, de ser dependiente de una manera emocionalmente enfermiza–, en la teoría del apego, se considera un signo de salud emocional. Connota ver a otra persona como un «refugio emocional seguro» o, como dijo el dalái lama, «aquello en lo que confías tu esperanza».

Como avanzó la psicóloga estadounidense Mary Ainsworth, la teoría del apego explica por qué diferentes niños reaccionan de manera diferente, por ejemplo, cuando se les deja a solas con un extraño.[2] En lo que ella llamó «la situación extraña», Ainsworth hizo que una madre y su bebé de entre 12 y 18 meses entraran en una habitación llena de juguetes desconocidos, una situación que se ha repetido en los laboratorios de psicología

1. Bowlby J.: *Attachment and Loss,* vol. 1, *Attachment.* Basic Books, Nueva York, 1969; vol. 2, *Separation: Anxiety and Anger.* Basic Books, Nueva York, 1973; vol. 3, *Sadness and Depression.* Basic Books, Nueva York, 1980. (Trad. español: Vínculos afectivos: formación, desarrollo y pérdida. Ediciones Morata, Madrid, 2019.)
2. Ainsworth, M. D. S., *et al.*: *Patterns of Attachment: Assessed in the Strange Situation and at Home.* Erlbaum, Hillsdale, Nueva Jersey, 1978.

muchas veces desde entonces. Al principio, el niño comienza a jugar con los juguetes, mirando a la madre de vez en cuando para asegurarse de que todavía está allí y lo aprueba. Entonces la madre se va. Entra un extraño. Ahora dos de las tendencias naturales del niño, buscar seguridad y seguir su curiosidad, están en pugna. Cuando el niño está asustado, predomina la necesidad de seguridad, con el resultado de que el niño pierde su curiosidad y los deseos de jugar. «El niño no tiene espacio mental para preocuparse por nada más. Si te sientes amenazado, primero buscas protección y todos los demás impulsos quedan inhibidos», le dijo Shaver al dalái lama. Cuando la madre regresa unos minutos después, el niño normal la saludará, la abrazará y se relajará. Si el niño vuelve a jugar con los juguetes, ha controlado su estrés y su curiosidad se ha vuelto a despertar, lo más probable es que se sienta seguro. «Al volver a conectar con su madre, ha llegado a sentir que "está bien, todo está a salvo. Ahora vuelvo a tener curiosidad". Tan pronto como te sientes seguro y protegido, no sigues aferrándote a la figura de apego, sino que eres curioso, cariñoso, gracioso, juguetón», explicó Shaver.

Lo que Ainsworth y sus estudiantes descubrieron a lo largo de los años es que los niños que parecen seguros en la «situación extraña» –que confían en que alguien siempre estará a su lado y que la persona de la que dependen es sensible, interesada y receptiva de manera apropiada– son más fáciles de consolar. Si se enfadan, una vez que ven que alguien los va a cuidar, se relajan. Esto es lo que más intrigó a Shaver: «A los tres años, estos niños ya son más empáticos y juegan de una manera más creativa. La forma en que su mente se estructura a lo largo del tiempo se manifiesta en una amplia gama de comportamientos. Creemos que la experiencia de padres y de otras personas sensibles y empáticas hace que el niño tenga más confianza, menos inclinación al estrés y muchos otros aspectos positivos».

Tres estilos de apego

Tal como se ha ido perfeccionando a lo largo de las décadas, la teoría del apego sostiene que los «estilos» de apego se forman temprano en la vida, como resultado de cómo interactúa un niño con sus cuidadores principales. (Para que no tengas la idea de que todo es inamovible al final de la infancia, ten por seguro que las interacciones a lo largo de la vida con las personas que son importantes para ti dan forma a tu estilo de apego. Lo que experimentas sobre la sensibilidad, la receptividad y la buena voluntad de tus seres queridos determinará tu visión de si puedes o no contar con ellos). Si el cuidador principal del niño –supongamos que es la madre, en aras de la simplicidad y porque las madres asumen la mayor parte del cuidado infantil en la mayoría de las sociedades– está disponible, es receptiva y lo consuela cuando está alterado, el niño adquiere la certeza de que las personas más importantes en su vida estarán disponibles y le brindarán apoyo cuando las necesite. Con toda probabilidad, desarrollará lo que se llama un estilo de apego «seguro».

Un niño que perciba con frecuencia que las personas más cercanas a él son una fuente de consuelo desarrolla la sensación de que el mundo es un lugar agradable, poblado por personas de buena voluntad.[3] Este niño es capaz de recordar, incluso décadas después, no sólo los recuerdos positivos, sino también los dolorosos, que Shaver ilustró con un pasaje de la autobiografía del dalái lama. En él, el dalái lama recuerda que, cuando era pequeño, tropezó con un libro de escrituras en el que uno de sus tíos, un monje, leía unas plegarias. «Me abofeteó con fuerza», recordó el dalái lama unos cincuenta años después. «Desde aquel entonces, sentía mucho miedo cuando lo veía».

«Es extremadamente importante poder recordar esa experiencia con libertad. Significa que no se han suprimido las experiencias negativas como un mecanismo de defensa», dijo Shaver.

Estas experiencias tempranas, así como las que se tienen a lo largo de la vida, dejan una profunda huella en la personalidad, las actitudes y el comportamiento de un niño, así como en el adulto en el que se convierte. Las personas que son emocionalmente seguras, se sienten cómodas con la cercanía y la interdependencia, y confían en que encontrarán consuelo en las personas más cercanas. Partiendo de esta base, pueden establecer relacio-

---

3. Brennan, K. A., *et al.*: «Self-Report Measurement of Adult Attachment: An Integrative Overview», en Simpson, J. A., y Rholes, W. S. (eds.): *Attachment Theory and Close Relationships.* Guilford Press, Nueva York, pp. 46-76. También puedes encontrar exhaustivas descripciones de los diferentes estilos de apego y su conexión con los diferentes tipos de crianza en Mikulincer, M., y Shaver, R.: «Attachment Theory and Intergroup Bias: Evidence That Priming the Secure Base Schema Attenuates Negative Reactions to Out-groups», *Journal of Personality and Social Psychology*, vol. 81, pp. 97-115 (julio de 2001).

nes gratificantes. Pero la sensación de seguridad emocional va más allá de las relaciones personales. Las personas que tienen un apego seguro tienden a pensar que los problemas de la vida son manejables y, por lo tanto, a ser optimistas. Creen que los obstáculos que pone la vida en su camino pueden superarse y tienden a reaccionar a los eventos estresantes de una manera menos amenazadora que las personas inseguras. Dado que de niños fueron amados y valorados, se ven a sí mismos no sólo como fuertes y competentes –la faceta del carácter de la que brota su optimismo–, sino también como valiosos, dignos de amor y especiales. Creen que sus propias acciones a menudo pueden reducir su angustia y resolver sus problemas, pero que, cuando eso falla, pueden recurrir a otras personas. En general, se sienten seguros y protegidos, tanto por su propia fuerza y competencia como por la fiabilidad y disponibilidad de quienes están más cerca de ellos.

En las personas que están muy apegadas, la autoestima es razonablemente alta y no está sujeta a los pequeños cambios de la fortuna; pueden mantenerla sin atropellar a los demás. Sus relaciones, tanto personales como profesionales, tienden a ser maduras, gratificantes, basadas en el apoyo mutuo, y son personas seguras en lugar de defensivas o llenas de sospechas. Las personas con un apego seguro tienen una visión relativamente positiva de la naturaleza humana, ven a la pareja como una persona bondadosa (a menos que encuentren pruebas irrefutables que indiquen lo contrario) y esperan que se comporte de una manera cariñosa y honesta. Creen en la existencia del amor romántico y en la posibilidad de sentir un amor profundo e intenso durante mucho tiempo, incluso hasta que «la muerte nos separe». Creen en la buena voluntad de los demás, y que deben asumir las relaciones con confianza, gratitud y afecto, así como con tolerancia y perdón al comportamiento de la pareja que ocasionalmente no alcanza el ideal esperado. Habiendo tenido la aprobación de sus seres más queridos, fácilmente pueden cuestionar creencias erróneas sin sentirse menospreciados o rechazados. Las reservas internas a las que una persona con apego seguro puede recurrir en momentos de estrés hace que sea menos necesario apelar a medios neuróticos de afrontamiento, como arremeter irracionalmente contra los demás o sucumbir al autoengaño o a una actitud defensiva.

Algunos niños tienen experiencias muy diferentes. Cuando se sienten asustados, no encuentran consuelo en aquellos que se supone que deben cuidarlos. Cuando las personas más cercanas a un niño, aquellas en quienes necesita confiar, no están disponibles de manera confiable ni son sensibles a sus necesidades, el niño se siente incómodo y solo en lugar de estar seguro y protegido en el amor y la atención de la persona que lo cuida. Sufre repetidamente el dolor y las desilusiones de la vida temprana en soledad y aprende que no puede contar con las personas más cercanas a él. Cuando esto se repite una y otra vez durante los primeros años de vida, surgen profundas dudas acerca de la existencia de puertos seguros y fiables en el mundo, o de que se pueda confiar en otras personas. «La sensación de vulnerabilidad e incertidumbre resultante puede interferir drásticamente con una amplia gama de actividades de la vida», dijo Shaver. El efecto más directo es que si el individuo aprende a través de una experiencia dolorosa que las personas más cercanas a él no son fuentes confiables de consuelo emocional, debe seguir el plan B, lo que Shaver llama «lo mejor que una persona puede hacer en circunstancias espantosas». Lo «mejor» es cualquiera de los dos mecanismos compensatorios, según años de estudios que han vinculado los comportamientos de niños mayores, adolescentes y adultos con su historial de interacciones con aquellos que fueron, o deberían haber sido, los adultos cariñosos cuando eran niños.

Si la experiencia de un niño es inconsistente, y los cuidadores a veces lo consuelan y a veces lo abandonan a sus propios recursos, es muy probable que desarrolle lo que se llama un estilo de apego ansioso. «Ese tipo de crianza pone al niño ansioso, en parte porque no es posible relajarse si no sabes si tu refugio seguro estará ahí para ti o no», dijo Shaver.

Por lo general, un niño como éste intenta de forma desesperada acercarse a las personas, tratando ansiosamente de atraer su atención y obtener su protección. En lugar de renunciar a encontrar consuelo emocional, la persona emocionalmente ansiosa intensifica sus esfuerzos, tratando de coaccionar el amor y el apoyo. Cuando llega a la edad adulta, tiene una necesidad casi palpable de cercanía y se preocupa de modo constante por si nunca la tendrá o por si está a punto de perderla. Se encuentra en un estado perpetuo de ansiedad por si su pareja no estará disponible en momentos de necesidad, por si le defraudará o, en última instancia, por si le dejará. Por lo tanto, es hipervigilante ante cualquier signo de que las personas en su vida estén a punto de apartarse e hipersensible al menor indicio de rechazo o abandono. Ve signos de distancia, rechazo e indisponibilidad en las palabras y comportamientos más inocuos, como que su pareja no esté inmediata y totalmente disponible cada vez que llama. Es dependiente e inseguro. Depende demasiado de su pareja como fuente de consuelo, suele tener poca confianza en sus propias habilidades y destrezas para superar los problemas o el dolor, reclama incesantemente atención y cuidado, y es propenso a comportamientos manipuladores diseñados para mantener su afecto y apoyo. Hace llamativas demostraciones de angustia. En palabras de Shaver, las personas que son emocionalmente ansiosas describen sus relaciones románticas «en términos de obsesión y pasión, fuerte atracción física, deseo de unión con la pareja y propensión a enamorarse rápidamente y quizás de manera indiscriminada. Al mismo tiempo, describen a sus amantes como indignos de confianza e insolidarios, y reportan intensos episodios de celos e ira hacia parejas románticas, así como preocupaciones por si son rechazadas y abandonadas».

Una persona ansiosamente apegada prefiere trabajar con otros, pero no se siente querida en el trabajo. Su aguda sensibilidad ante la posibilidad del rechazo hace que constantemente se esté regodeando en pensamientos sobre debilidades personales y recuerdos de fracasos personales, con el inevitable resultado de que tiene dudas crónicas sobre su autoestima. Siempre está a la defensiva y considera que las nuevas ideas son amenazantes y potencialmente desestabilizadoras. Detesta la confusión y la ambigüedad, y, como consecuencia de ello, reprime cualquier cosa que desafíe su visión del mundo. A diferencia de alguien que tiene un apego seguro, no confía en que si tiene un problema o se angustia, pueda encontrar la ayuda de otra persona. No confía en que pueda contar con otras personas que le brinden alivio y consuelo.

Aún hay otra forma en que las personas reaccionan y afrontan el hecho de no sentirse seguras en el amor y el cuidado de otras personas. De alguna manera, es el polo opuesto del apego ansioso y codicioso: abandonan a los demás, emocional y psicológicamente. Sus instintos para buscar el amor y la compañía se marchitan. Las personas que se las apañan de esta manera tienen un estilo llamado, de manera oximorónica, apego evitativo. En la «situación extraña», un niño que evita las emociones llora con poca frecuencia a pesar de la ausencia de la madre. Cuando la madre abandona la habitación, actúa como si no le importara, ni llora ni intenta seguirla (aunque medidas objetivas, como la frecuencia cardíaca, muestran que en realidad está experimentando un estrés intenso). «Es una especie de "No voy a extender la mano y demostrar que necesito cosas". En estos casos, a la madre no le gusta el contacto físico con el niño o tener que enfrentarse a la dependencia del niño, por lo que tiene un conjunto completo de métodos, en su mayoría no verbales, para mantenerlo alejado», explicó Shaver al dalái lama.

Una persona que evita las emociones cree que tratar de acercarse a otras personas es poco probable que alivie su angustia. No es ilógico, entonces, que tienda a mantener una gran distancia emocional con los demás y se vuelva tan bueno en no necesitarlos que a menudo se siente incómodo con la cercanía. Lucha por la independencia emocional y la autosuficiencia: «No necesito a nadie».

Para que esto funcione, también tiene que hacer la vista gorda ante sus propios defectos o debilidades personales, ya que reconocerlos amenaza con revelar una necesidad por esos mismos otros con los que ha decidido que no puede contar. Estos sentimientos lo llevan a estar emocionalmente desapegado y a formar relaciones superficiales y frías, desprovistas de afecto e intimidad reales. Dado que una persona que evita las emociones tiende a –no, más: necesita– evitar enfrentarse a los problemas en una relación, deja los conflictos sin resolver. Y dado que rechaza repetidamente las ofertas de intimidad y afecto de su pareja, sus relaciones íntimas suelen ser difíciles. Compulsivamente autosuficiente, prefiere trabajar solo y utiliza el trabajo para evitar relaciones importantes. Desconfía de la buena voluntad de sus seres más cercanos: padres y hermanos al principio, y seres queridos y amigos más tarde. Al haber sofocado su necesidad por los demás, puede ser ajeno a las señales genuinas de afecto o disponibilidad emocional.

El estilo de apego de una persona se puede medir de manera fiable con preguntas que sondeen sus creencias y expectativas, así como el historial de relaciones. En lo que se llama la Entrevista de Apego para Adultos (AAI, Adult Attachment Interview), las personas pasan aproximadamente una hora respondiendo preguntas abiertas sobre las relaciones durante su infancia con sus padres. El recuerdo de la infancia de las personas es un fuerte indicio de su estado actual de seguridad emocional y todo lo que ello conlleva. Si la persona, por ejemplo, describe las relaciones positivas con sus padres de manera clara, convincente y coherente, probablemente tenga un estilo de apego seguro, explicó Shaver al dalái lama. Un hombre recordó: «Mi madre fue sin duda una de las personas más amables que he conocido. Era realmente maravillosa y estoy seguro de que todos los que la conocieron la querían. Era muy compasiva». El dalái lama intervino, en tibetano: «¡Ésa es mi madre!».

Shaver continuó leyendo la autobiografía del dalái lama: «La vida en el monasterio me ofreció dos consuelos. Mi hermano mayor ya estaba allí y se encargó de velar por mi bienestar».

Aunque el joven dalái lama fue arrojado a un ambiente extraño e incluso aterrador, la presencia de una persona bondadosa le ofreció la sensación de un refugio seguro, una base segura; Shaver explicó: «Una vez que comienzas la vida así, tiendes a creer que los demás suelen ser bienintencionados y de buen corazón».

En el cuestionario de apego, una persona emocionalmente segura tiende a estar de acuerdo en que «Me resulta relativamente fácil acercarme a los demás», «Me siento cómodo dependiendo de los demás» y «No me preocupo a menudo por ser abandonado o porque alguien esté demasiado cerca».[4] El apego seguro caracteriza a una escasa mayoría de estadounidenses adultos jóvenes.

Si, por el contrario, la persona responde a las preguntas de una manera que parece desdeñar la importancia de las relaciones cercanas o las idealiza, es probable que tenga un estilo evitativo. Está de acuerdo con afirmaciones como éstas: «Procuro no acercarme demasiado a mi pareja», «Prefiero no mostrarle a mi pareja cómo me siento realmente» y «Rara vez recurro a mi pareja para sentirme bien y recibir consuelo». También señala: «Me siento incómodo estando cerca de los demás», «Me resulta difícil confiar ciegamente en los demás, y me cuesta depender de ellos», «Me pongo nervioso cuando alguien se acerca demasiado a mí o cuando mi pareja me pide un mayor compromiso emocional y afectivo». Describe las relaciones románticas como frías y con poca participación emocional, y cree que el amor se desvanece con el tiempo. Según Shaver, este estilo de evitación caracteriza a aproximadamente el 25 % de los estudiantes universitarios y adultos estadounidenses.

Estos porcentajes –poco más de la mitad muestra un apego seguro, aproximadamente una cuarta parte muestra un apego evitativo y una quinta parte muestra un apego ansioso– coinciden con los porcentajes que

4. Brennan, K. A., *et al.*: «Self-Report Measurement of Adult Attachment: An Integrative Overview», en Simpson, J. A., y Rholes, W. S. (eds.): *Attachment Theory and Close Relationships.* Guilford Press, Nueva York, pp. 46-76.

se dan entre los bebés en la evaluación de situaciones extrañas ideada por Mary Ainsworth.

El niño es el padre del hombre

El sistema de apego está activo durante toda la vida, dando forma a cómo interactuamos con los demás, los tipos de relaciones que formamos y cómo reaccionamos ante las amenazas y el peligro. Moldea fuertemente la estabilidad emocional, la autoimagen, las actitudes hacia los demás y –más obviamente– cómo respondemos al estrés o al trauma: si puedes recurrir a alguien cercano a ti y encontrar apoyo y consuelo en él, es mucho más probable que lo superes y te recuperes que si estuvieras emocionalmente solo. Durante la niñez, las amenazas y el estrés hacen que el niño busque físicamente su figura de apego principal, girándose hacia ella y levantando los brazos en una súplica muda (o gritando) de ayuda y consuelo. Sin embargo, cuando los adultos se sienten amenazados o incómodos, no necesariamente buscan de forma física a la persona más cercana a ellos; por el contrario, es más probable que encuentren consuelo sencillamente pensando en esa persona, evocando recuerdos de alguien que alguna vez ofreció amor, cuidado y protección, o que todavía lo sigue haciendo. Esto puede crear la misma sensación de seguridad que un niño encuentra en los brazos de su madre, con el resultado de que el adulto puede enfrentarse mejor al estrés o a la amenaza. Como dice Shaver, «las representaciones mentales de las figuras de apego pueden convertirse en fuentes simbólicas de protección».

Esta habilidad es importante por la razón evidente de que nos permite hacer frente al estrés y las amenazas. Pero importa por otra razón. Cuando nos encontramos con una amenaza, tendemos a estar tan concentrados en nuestra propia ansiedad que no somos buenos para mucho más. Todo, excepto nuestras propias necesidades, se va por la borda, mentalmente hablando: es probable que alguien con angustia emocional no se preocupe por las necesidades de nadie más, y que ni siquiera se dé cuenta de ellas. Sólo cuando encuentra consuelo y recupera su sentido de seguridad, puede dirigir su atención y energía a los demás.

La implicación es clara. Una persona que puede encontrar rápidamente consuelo en el mero pensamiento de alguien –una de las «fuentes simbólicas de protección» de Shaver– se recuperará y se comprometerá con la humanidad más rápidamente que alguien que está buscando desesperadamente algún recuerdo o idea que le alivie su angustia o su miedo. El poder de la mente para invocar la imagen de una figura de apego resultaría crucial en la búsqueda de Shaver para ver si alguien que inicialmente es incapaz de encontrar este consuelo puede, mediante entrenamiento o intervención mental, reconfigurar los circuitos de su mente para hacerlo. Eso marcaría una gran diferencia en la forma en que esa persona interactúa con los demás.

Por ejemplo, las personas que evitan las emociones reprimen los pensamientos negativos sobre ellos mismos, los sentimientos de imperfección y debilidad personal, y los recuerdos de fracasos personales. El resultado es una inflación defensiva (e, inevitablemente, ilusoria) de la autoestima. De la mano con esta estrategia van los intentos de convencer a los demás de que no los necesitan (lo mejor para evitar decepciones cuando no logran ayudar). Todos estos esfuerzos impiden ver los rasgos, las intenciones y los comportamientos positivos de los demás, ya que ninguno de ellos importa. Por lo tanto, tal información no juega ningún papel en los juicios sociales que hacen las personas que evitan las emociones; simplemente mantienen una imagen inflexiblemente negativa de la humanidad.

Un nuevo retrato de la humanidad

Ahora puedes ver por qué Shaver había comenzado a sospechar que el triste retrato de la humanidad –egoísta, mentirosa, defensiva– que pintaba la psicología social bien podría ser una generalización exagerada. Con la inclinación del investigador por estudiar lo que está mal en algo, los psicólogos sociales se dirigieron directamente al lado oscuro de la naturaleza humana. Pero había otros tipos de personas en el mundo. Shaver empezó a pensar que las generalizaciones de la psicología social se aplicaban con más precisión a las personas inseguras que a las seguras.

Si el oscuro retrato de la humanidad sólo retrata a aquellos que son emocionalmente ansiosos o evitativos, surge una pregunta obvia. La sensación de seguridad o inseguridad en el apego de una persona tiene sus raíces en las experiencias durante la infancia y en una representación mental de experiencias pasadas, como la forma en que un cuidador respondió a sus temores y necesidades emocionales de hace mucho tiempo. De hecho, la sensación de apego es tan reflexiva que debe estar estrechamente conectada al cerebro. ¿Puede algo alterar esas representaciones que, como cualquier otra representación en el cerebro, toman la forma física de circuitos neuronales? ¿Conserva incluso este sistema la neuroplasticidad? ¿Estamos atrapados en cómo éramos, o podría ser posible, ya sea a través del entrenamiento mental o del contexto experimental, cambiar?

Si es así, habría «consecuencias importantes para la salud mental y el comportamiento prosocial», dijo Shaver. Por ejemplo, las personas que son ansiosas o evitativas tienden a mantener un sentido de su propio valor al enfatizar las formas reales o imaginarias en las que su grupo demográfico –«hombre blanco americano», «mujer latina urbanita», «adolescente negro masculino»– es superior. La psicología social ha considerado durante mucho tiempo esto como un universal humano. Pero hay evidencias de que, si bien es característico de las personas inseguras, tanto las ansiosas como las evitativas, no es cierto para quienes tienen un sentido de apego seguro. Una persona que puede mantener un sentido de su valor propio recordando que fue amado y valorado, debería tener una menor necesidad de temer y menospreciar a los individuos pertenecientes a otros grupos o de mantener un sentido de autoestima criticando a los demás. El resultado debería ser una mayor tolerancia. Si es así, cuanto más fuerte sea el sentido de seguridad emocional de una persona, menor será su hostilidad hacia los miembros de grupos distintos al suyo. ¿Hay alguna forma de remodelar los circuitos cerebrales para que alguien ansioso o evitativo pueda adquirir volverse seguro, teniendo así una menor necesidad de menospreciar a los demás para mantener su sentido de la autoestima y, en términos prácticos, tener menos prejuicios y ser menos hostil hacia otros grupos étnicos?

Veamos otro ejemplo. Una tendencia relacionada, y otra que la psicología social considera un universal humano, es rechazar cualquier cosa que desafíe la validez de tus creencias y, en cambio, proteger y defender lo que crees incluso cuando te muestran pruebas de que estás equivocado. El resultado es una rigidez cognitiva y una profunda necesidad de negar que tus creencias son erróneas o has hecho algo estúpido o incorrecto.

Sentirte seguro en tus vínculos emocionales facilita la exploración de nuevas ideas y te hace más abierto a la nueva información. Las personas con apego seguro son intelectualmente más curiosas que las personas con apego inseguro (las personas evitativas huyen de las ideas nuevas por temor a que derrumben su imagen de sí mismas cuidadosamente construida, mientras que las ansiosas se aíslan de las ideas nuevas por temor a no ser capaces de enfrentarse a los desafíos). Las personas seguras tienen una mayor tolerancia a la ambigüedad y tienden a ser menos dogmáticas en su pensamiento, una manifestación de apertura intelectual. Son menos propensas que las inseguras a juzgar a las personas de manera apresurada y superficial, y es más probable que mantengan la mente abierta. Las personas inseguras rechazan la información que no se ajusta a su impresión inicial. Por su parte, es menos probable que las personas seguras emitan juicios basados en estereotipos. Es evidente que cualquier entrenamiento que trajera estos resultados después de reprogramar los circuitos mentales que codifican el sentido de apego de una persona sería de gran beneficio para la humanidad.

Ajustar el sistema de apego también podría afectar a cuán altruistas son las personas. Durante décadas, los psicólogos han pensado que el estilo de apego describe y explica sólo las relaciones cercanas, principalmente por los padres y otros cuidadores, por los amantes y posibles amantes, y por los cónyuges y posibles cónyuges. «Pero hay buenas razones para creer que el estilo de apego influye sobre todo tipo de relaciones y pensamientos vinculados con el apego, no sólo aquellos que involucran a una pareja romántica», dice Shaver. Ambas formas de apego inseguro –ansiedad y evitación– están asociadas con bajos niveles de empatía altruista por extraños y conocidos, por ejemplo. Aquellos con un estilo de evitación son tan hábiles para mantener el desapego emocional y tan poco dispuestos a involucrarse con los problemas y los sentimientos de otras personas que cuando son testigos del sufrimiento o la necesidad, son incapaces de reunir empatía; se distancian del sufrimiento de los demás y, como resultado, no se sienten inclinados a participar en la ayuda altruista. Por el contrario, las personas que sienten ansiedad por el apego experimentan una angustia personal tan intensa cuando ven el sufrimiento que se sienten emocionalmente abrumadas, y son incapaces de ofrecer ayuda o consuelo.

El budismo distingue entre actuar porque realmente deseas aliviar el sufrimiento de otro ser, por el bien de ese ser, y actuar porque su sufrimiento te causa una angustia que deseas detener. «Hay ayuda porque realmente quieres ayudar y hay ayuda porque te sientes tan angustiado por la visión del sufrimiento que actúas para aliviar tu propio sufrimiento», dijo Matthieu Ricard, el monje nacido en Francia que contribuyó con ideas del budismo en el encuentro de 2004. «Así que cuando hablamos de una angustia insoportable, no es que queramos hacer algo con respecto al nuestro, sino que sentimos que es inaceptable, intolerable permitir que una persona siga sufriendo. No es porque me sienta incómodo personalmente». El dalái lama añadió: «Aquellos que se sienten angustiados y quieren apartarse del objeto de sufrimiento puede que no hagan nada para aliviar la carga de sufrimiento de la otra persona si sencillamente pueden escapar. Pero con verdadera compasión, no quieres escapar. Te dices a ti mismo que no hay forma de que pueda permitir que ese sufrimiento continúe».

Haciendo que una persona sienta más apego, ¿sería posible aumentar la empatía altruista para ayudar a las personas a ver a los demás como lo que los budistas llaman «seres sensibles sufrientes», iguales a uno mismo en valor? ¿Hacer que las personas se sientan emocionalmente seguras puede fomentar la compasión y el comportamiento altruista? Porque si la inseguridad en el apego impide que las personas sientan compasión y competencia para ayudar a un ser sufriente (porque las personas emocionalmente ansiosas tienden a centrarse en su propia angustia y a sentirse abrumadas por ella, mientras que las personas emocionalmente evitativas se sienten tan incómodas con la cercanía que simplemente les importa un carajo), entonces reemplazar esas inseguridades por seguridad podría aliviar las cargas emocionales que interfieren con la compasión y el altruismo.

Apego en el laboratorio

En la década de 1980, Shaver había visto indicios de que la seguridad del apego afecta a la compasión y al cuidado desinteresado. En el cuestionario estándar de apego, era más probable que las personas seguras contestaran que eran sensibles a las necesidades de su pareja sentimental y que le brindaban apoyo emocional; en cambio, las personas que obtenían puntuaciones altas en evitación o ansiedad eran menos compasivas; por ejemplo, en un experimento en el que se les dijo que un amigo del experimentador había sido diagnosticado de cáncer, a las personas evasivas o ansiosas apenas les importó, mientras que aquellas que se sentían seguras en sus propias relaciones expresaron una mayor compasión y simpatía, aunque se tratara de una persona ajena a su círculo de amistades.

En dos estudios llevados a cabo en Israel, los Países Bajos y Estados Unidos, Shaver y su colega Mario Mikulincer, de la Universidad Bar Ilan en Israel, buscaron conexiones entre los estilos de apego de las personas y su probabilidad de participar en actividades voluntarias.[5] Cada estudio comenzó pidiendo a los voluntarios que llenaran cuestionarios que examinaban dos aspectos: su estilo de apego –seguro, evitativo o ansioso– y si estaban muy dispuestos a ayudar a los demás, como por ejemplo donando sangre o entregando comida a los enfermos.

Las personas que obtuvieron una puntuación alta en la evitación del apego participaron en relativamente pocas actividades voluntarias, dedicaron menos tiempo a hacerlo y mostraron pocos indicios de que sus razones para hacerlo tuvieran algo que ver con el altruismo. «Cuanto más evitativos son, menos voluntarios se ofrecen para ayudar a los demás. Si las personas evitativas están involucradas en alguna actividad de ayuda, sus razones tienden a ser menos altruistas y más egoístas, como obtener crédito escolar», dijo Shaver.

Las personas ansiosas no se ofrecen más o menos voluntarias que las personas seguras, pero cuando lo hacen, es por motivos egocéntricos y, a veces, para mejorar su carrera. Cuanto más puntuaron las personas en ansiedad por el apego, más peso le dieron a la automejora o a la socialización como motivo para el voluntariado, es decir, se ofrecieron como voluntarios para sentirse incluidos y menos solos. «Una vez más, "todo sobre mí". Es una especie de "Te ayudaré porque me lo agradecerás"», explicó Shaver.

Si bien estudios como éstos son sugerentes, todo lo que hacen es mostrar una asociación entre la seguridad del apego y la compasión, pero no muestran qué causa qué. De hecho, este problema está presente en casi todos los estudios que vinculaban diferentes estilos de apego a diversos comportamientos y creencias. Las conexiones son lo que los estadísticos llaman correlacionales. Por supuesto, es más probable que un estilo de apego particular se asocie con, digamos, una autoestima bien fundada, pero las correlaciones no nos dicen nada sobre la causalidad. ¿La nieve causa el frío o el frío

---

5. MIKULINCER, M., y SHAVER, R.: «Attachment Theory and Intergroup Bias». Shaver y Mikulincer han descrito su trabajo en numerosas publicaciones. Una excelente revisión es MIKULINCER, M., *et al.*: «Attachment-Related Strategies during Thought Suppression: Ironic Rebounds and Vulnerable Self-Representations», *Journal of Personality and Social Psychology*, vol. 87, pp. 940-956 (diciembre de 2004).

trae nieve? ¿Estar abierto a las ideas desafiantes hace que una persona se sienta apegada de forma segura, o estar apegada de forma segura conduce a esa apertura? Ninguno de los estudios podía decir con certeza si la seguridad del apego era la causa de cómo las personas respondían al sufrimiento de otra persona. Tal vez la flecha de la causalidad apuntaba en otra dirección, y la compasión de las personas por los demás las llevaba a sentirse firmemente apegadas a sus propias relaciones.

Me gusta, no me gusta y me desagrada

Para investigar la causa y el efecto, Shaver se embarcó en lo que sería una colaboración de un año con Mikulincer. Querían averiguar si los estilos de apego particulares *causan* las actitudes y los comportamientos que se les habían asociado repetidamente o si vivir y pensar de cierta manera lleva a las personas a exhibir un estilo emocional particular. Tenían el presentimiento de que lo primero era cierto. Si lo era –si, en realidad, el estilo de apego importa de una manera profunda–, entonces querían responder a la pregunta fundamental: ¿cuán maleable es el sentido de apego? Mikulincer disponía de la población perfecta para el tipo de estudios que él y Shaver tenían en mente: el caluroso guiso étnico que forma la sociedad israelí. Allí, grupos estrechamente definidos albergan prejuicios intensos, e incluso hostilidad, hacia cualquiera que no pertenezca a su propio grupo: judíos israelíes laicos, árabes israelíes, judíos ultraortodoxos, inmigrantes rusos, homosexuales… y la lista continúa.

Sin embargo, los científicos sospechaban que las reacciones negativas hacia los extraños y la intolerancia hacia los miembros de un grupo externo no eran inamovibles. Si la seguridad emocional hace que la gente sea más tolerante con aquellos que son diferentes, ¿qué pasaría si los experimentadores indujeran, aunque fuera temporalmente, un sentimiento de apego seguro? Uno de los elementos del oscuro retrato de la humanidad de la psicología social es que las personas tienden a percibir y recordar que los miembros de su propio grupo social o étnico tienen más cualidades positivas que los miembros de otros grupos. Según el pensamiento convencional, este sesgo cumple una función de autoprotección: la pertenencia a un grupo es una fuente importante de autoestima, y el reflejo de «mi gente es mejor» ayuda a las personas a mantener la autoestima. «Una vez que se forma el concepto de "nosotros", las personas pueden mantener la autoestima buscando diferencias intergrupales que favorezcan a su grupo», dijo Shaver. Pero recuerda que el apego seguro se correlaciona con la tolerancia y la ausencia de tal prejuicio, así como con una capacidad de mantener una alta autoestima sin estar a la defensiva y menospreciar a los demás. Quizás activar un sentido de seguridad del apego suavizaría las actitudes negativas hacia los miembros de los grupos externos, al menos temporalmente.

Para averiguarlo, Shaver y Mikulincer reclutaron a estudiantes universitarios judíos en Israel. Para tales estudiantes, los judíos israelíes son el grupo interno y los árabes israelíes, el grupo externo. Los judíos israelíes tienden a ver a los árabes israelíes con hostilidad y prejuicios. Primero, los participantes completaron el cuestionario de estilo de apego habitual, indicando cuán fuertemente estaban de acuerdo o en desacuerdo con afirmaciones como «A menudo me preocupa que mi pareja no me quiera» o «Me parece que otras personas son reacias a acercarse tanto como yo desearía», indicativo de ansiedad emocional, y «Me siento algo incómodo al estar cerca de los demás» o «Me resulta difícil confiar en los demás en relaciones cercanas», indicativo de evitación del apego.

Los científicos habían demostrado en estudios anteriores que podían inducir la seguridad del apego temporalmente, incluso en personas que, por disposición, eran ansiosas o evitativas. Éstas últimas casi siempre tienen algunos recuerdos de seguridad emocional y de alguien que las había cuidado, asumiendo así que no habían tenido una infancia verdaderamente dickensiana, y estos recuerdos pueden activarse. En concreto, pueden activarse mediante una técnica llamada *priming* (o primado), en la que se induce a la persona consciente o subliminalmente a acceder a los circuitos mentales asociados con la seguridad. En el caso del *priming* subliminal, la persona se expone brevemente a palabras asociadas con la seguridad emocional, como *cercanía*, *amor*, *abrazo* o *apoyo*.

Algunos de los estudiantes judíos recibieron este tipo de preparación de seguridad. Otros, que servían como grupo control, fueron expuestos subliminalmente a palabras neutrales (las palabras hebreas para *oficina*, *mesa*, *barco* o *imagen*, por ejemplo) o a palabras que tampoco estaban relacionadas con el apego pero que tenían una connotación positiva (*felicidad*, *honestidad*, *suerte* o éxito). A los 148 participantes se les proporcionó información sobre otros dos supuestos participantes (sexo, edad, estado civil, religión de los padres de los estudiantes) y se les pidió que los evaluaran. En realidad, los científicos habían preparado la información para que pareciera que uno de los estudiantes era un judío israelí, como los participantes del estudio, y el otro, un árabe israelí. La información también describía las carreras académicas, las expectativas y el estilo de vida de los pseudoparticipantes, que eran prácticamente idénticos para el pseudoárabe y el pseudojudío. Con toda esta información en la mano, los participantes evaluaron a los dos estudiantes en quince rasgos: nueve positivos (honesto, alegre, cumplidor, digno de confianza, inteligente, acogedor, paciente, amable, estable) y seis negativos (discutidor, ruin, cobarde, impulsivo, manipulador, perezoso).

En un resultado que no restaura exactamente la fe en la humanidad, los participantes que pensaron que estaban evaluando a otro judío israelí le atribuyeron rasgos más positivos, en promedio, que cuando pensaron que estaban evaluando a un árabe israelí, pero sólo cuando habían estado subliminalmente expuestos al *priming* neutral o al *priming* positivo no relacionado con el apego. Cuanto mayor es la ansiedad por el apego de la persona, más negativa es la evaluación del árabe israelí, tal como predice la teoría del apego. Los participantes con apego seguro tuvieron reacciones menos negativas hacia el árabe israelí. Y aquí es donde Shaver vio un rayo de esperanza: los participantes que habían recibido el *priming* de seguridad para el apego evaluaron a judíos y árabes por igual, y, más importante aún, dieron una evaluación más positiva del árabe israelí que los estudiantes que recibieron un *priming* positivo o neutral. Quizás podría cambiarse, con resultados beneficiosos, la seguridad del apego de las personas.

El conflicto cultural entre judíos seculares y ultraortodoxos en Israel no ha provocado nada parecido al horrible recuento de muertos del conflicto israelí-palestino, pero es una fuente importante de tensión social, y cada grupo siente hostilidad y prejuicio hacia el otro. En un estudio de seguimiento, Mikulincer y Shaver hicieron que 120 estudiantes voluntarios calificaran su disposición a interactuar con un judío religioso ultraortodoxo o con un judío secular.[6] Esta vez, en lugar de ver una palabra subliminal, a algunos de los voluntarios se les pidió que se visualizaran a sí mismos «en una situación problemática que no puedes resolver por tu

6. Ibíd.

cuenta y rodeado de personas sensibles y receptivas a tu angustia, que sólo quieren ayudarte porque te quieren y dejan de lado otras actividades para poder ayudarte». En otras palabras, en este estudio, la seguridad principal era consciente, no subliminal. Otro grupo imaginó algo más neutral: «Imagínate yendo a un supermercado y comprando los productos que necesitas para tu casa, e imagínate a otras personas que también están comprando productos, hablando entre ellas sobre temas cotidianos, examinando nuevas marcas y comparando diferentes productos». Un tercer grupo imaginó algo feliz, pero sin relación con el apego emocional o la seguridad: «Imagínate recibiendo una llamada que te dice que has ganado una gran cantidad de dinero en la lotería nacional, e imagínate a otros estudiantes de tu clase escuchando esta llamada, acercándose a ti, felicitándote y explicando a los demás la buena suerte que has tenido». Al igual que en el estudio judío-árabe, los participantes completaron el cuestionario que evaluó su estilo de apego.

Luego, todos los participantes recibieron cuestionarios como los del estudio judío-árabe, con información demográfica y de otro tipo. Pero esta vez, supuestamente fue rellenado o bien por un judío secular como ellos o bien por un judío ultraortodoxo. Todo, excepto la información que identificaba a la persona como secular o ultraortodoxo, era idéntico, incluso las respuestas a preguntas políticas. Luego se preguntó a los participantes sobre su disposición a interactuar con la persona, como «¿Te gustaría invitarlo a tu casa?» o «¿Te gustaría que fuera contigo cuando sales con tus amigos?».

Las disposiciones naturales de las personas tuvieron los efectos predichos por la teoría del apego: aquellos que se caracterizaban por tener ansiedad de apego estaban menos dispuestos a interactuar con el judío ultraortodoxo. Esto no cambió cuando los participantes imaginaron el escenario neutral o el escenario de ganar la lotería. Pero entre los participantes que se imaginaron recibiendo consuelo y apoyo emocional, había una disposición igual para interactuar con judíos seculares como ellos y con judíos ultraortodoxos a diferencia de ellos.

Una vez más, la activación de los circuitos mentales para un apego seguro «llevó a una mayor disposición a interactuar con un grupo externo», dijo Shaver. Al dar a las personas un sentimiento de seguridad de apego, los investigadores pudieron reducir las reacciones negativas hacia los miembros de un grupo externo. La activación de circuitos mentales que codifican un sentimiento de seguridad emocional, concluyó Shaver, «atenuó las reacciones de menosprecio hacia los miembros del grupo externo o hacia los objetivos que amenazaban la forma de ver la vida de los participantes [...] Tener una sensación de ser querido y estar apoyado por los demás parece permitir que las personas se abran a formas de ver la vida alternativas y acepten más a las personas que no pertenecen a su propio grupo».

La activación de este sentimiento de seguridad, a través del *priming*, consiguió este resultado benefactor incluso en personas que tienen una disposición ansiosa o evitativa. Eso sugiere que simplemente una activación temporal de la seguridad del apego lleva incluso a las personas con inseguridad crónica a ser más tolerantes. Pensar, por ejemplo, en un momento en el que sentiste que podías contar con alguien para que te brindara consuelo y apoyo puede traerte a la mente recuerdos similares a expensas de recuerdos de momentos en los que fuiste rechazado o ignorado. Como resultado, respondes a los miembros de un grupo externo de manera consecuente con la memoria activada, incluso si esta memoria entra en conflicto con tu estilo de apego innato. Como Shaver le dijo al dalái lama, «tiene algo que ver con el amor. Las palabras de apego desencadenan una especie de consuelo que hace que la tolerancia hacia los demás esté mentalmente más disponible, incluso en personas inseguras, cuya inclinación natural es la intolerancia y la falta de compasión».

La manipulación experimental –presentación subliminal de palabras relacionadas con la seguridad como *amor* o el nombre de una figura de apego, visualizar los rostros de aquellos a quienes recurres en busca de consuelo, recordar momentos en los que alguien se preocupó por ti– aumenta la sensación de apego, aunque sea momentáneamente. Pero en ese momento, las respuestas hostiles a los grupos externos se desvanecen. Mejorar el sentido de seguridad emocional de las personas puede eliminar las diferencias en la forma en que ven a los miembros de los grupos externos, algo que supuestamente es un aspecto central de la psique humana. «Éstos son temas que están tan cerca de los de la psicología budista que creo que sería genial tratar de averiguar cómo funciona», dijo Shaver. Cuanto mayor es la sensación de seguridad emocional de una persona, menor es su hostilidad y prejuicio hacia los miembros de los grupos externos y más dispuesta está la persona a interactuar con los miembros de los grupos externos. ¿Y si este «momentáneamente» pudiera convertirse en un «para siempre»?

El poder del *priming*

Por supuesto, expresar tu voluntad de quedar con un miembro de un grupo externo o de llevarlo a tu casa, aunque definitivamente es un paso en la dirección correcta para la armonía social y la bondad hacia los extraños, aún no llega a lo que enseña el budismo: actuar de manera que disminuya el sufrimiento de los seres sensibles. Así pues, Mikulincer y algunos de sus estudiantes exploraron si la seguridad del apego se correlaciona con la voluntad de tomar medidas para reducir el sufrimiento de otras personas.[7] Los científicos volvieron a utilizar una evaluación estándar para estimar si por lo general los voluntarios se sentían ansiosos, evitativos o seguros en sus relaciones. Luego hicieron que los voluntarios (dependiendo de la versión del experimento que estuvieran llevando a cabo) leyeran una historia sobre un estudiante que tenía problemas, pidió la ayuda de sus padres y recibió apoyo, consuelo y tranquilidad de ellos; y que pensaran en momentos en los que alguien los cuidó o encontraran subliminalmente palabras tales como *amor* y *abrazo*. La historia, el recuerdo y las palabras estaban destinadas a desencadenar una sensación de seguridad de apego. A modo de comparación, los voluntarios también leyeron una historia divertida (para ver si su voluntad de ayudar a un ser que sufre surgió simplemente por estar de buen humor) o una historia neutral. Finalmente, los voluntarios leyeron una historia corta sobre un estudiante cuyos padres habían muerto en un accidente de circulación y puntuaran cuánta compasión o simpatía sentían por el estudiante, así como cuán angustiados se sentían personalmente.

Probablemente puedas deducir el resultado. Los voluntarios que obtuvieron una puntuación alta en ansiedad o evitación del apego, y que no recibieron *priming* con la historia sobre una relación de amor y consuelo, o el recuerdo o las palabras asociadas con el cariño, sintieron una compasión mínima hacia el estudiante cuyos padres murieron en un accidente de circulación. Aquellos que eran ansiosos en sus propias relaciones sintieron angustia, pero eso no se tradujo en compasión: se sentían tan personalmente incómodos que todo su enfoque se dirigía a aliviar su propia angustia, sin dejar nada para quien realmente estaba sufriendo. En cambio,

7. Mikulincer, M., *et al.*: «Attachment Theory and Reactions to Others' Needs: Evidence That Activation of the Sense of Attachment Security Promotes Empathic Responses», *Journal of Personality and Social Psychology*, vol. 81, pp. 1205-1224 (2001).

aquellos que estaban marcados por el apego evitativo tendían a ignorar el sufrimiento del huérfano, a minimizarlo, a alejarse de él o a ser cínicos al respecto: «Este estilo de apego parece fomentar una falta de preocupación por otras personas y sus necesidades y su sufrimiento», comentó Shaver.

Pero una vez más, la psicología no era el destino. Independientemente de si eran seguros, ansiosos o evitativos, los voluntarios que recibieron *priming* con una historia, un recuerdo o unas palabras de apego y seguridad informaron niveles más altos de compasión hacia el estudiante huérfano que los participantes que leyeron la historia divertida o la historia neutral. También sintieron menos angustia, lo que sugiere que su compasión surgió de un plano más elevado, desinteresado y altruista. El budismo tiene prácticas análogas a este *priming*. Los meditadores serios, por ejemplo, guardan fotografías de sus maestros, que les recuerdan que deben adoptar cierto comportamiento a lo largo del día. «En el budismo, es obviamente un *priming* o una preparación voluntaria y autoinducida de la mente para desarrollar cualidades positivas como la bondad amorosa, la benevolencia o la preocupación. Y se combina con el mindfulness en el sentido de que te recuerdas a ti mismo en todo momento que así es como debo tratar a un ser sensible o comenzar un proyecto o comenzar el día. Constantemente, cada vez que vas a hacer algo o tomar una decisión, te recuerdas cuál es tu motivación. Entonces, el mindfulness está ahí para reavivar y revivir en todo momento ese tipo de actitud. Podrías comenzar el día diciendo: "Sea lo que sea que pueda hacer hoy, que sea para el beneficio de todos los seres sensibles"», dijo Matthieu Ricard.

El *priming* subliminal que empleó Shaver fue efectivo para provocar una actitud mental particular en las personas, independientemente de si su apego era ansioso, seguro o evitativo, dijo el dalái Lama a través de Jinpa: «Pero como método de transformación radical del individuo, Su Santidad se pregunta hasta qué punto esto será efectivo».

«Las prácticas budistas son conscientes, deliberadas. Forman parte de un programa, un esfuerzo a largo plazo. Transformar tu mente, estar atento y recordar todos estos objetivos obviamente requiere mucho entrenamiento», respondió Shaver. Como aprendió de uno de los monjes que asistió al encuentro con el dalái lama, pensar vívidamente en cómo te quería tu madre es una técnica de meditación budista tradicional para mejorar la compasión. «Eso parece exactamente los *priming* que utilizamos en nuestros estudios. La oración budista común que comienza "Me refugio en el Buda" también tiene el sabor de la teoría del apego», dijo Shaver. En contraste, el «ambiente de preparación» (*priming*) en Occidente incluye una gran porción de violencia y materialismo en los medios de comunicación. «Es propicio tener imágenes listas para contraatacar. No me sorprendería que el simple hecho de cambiar ese entorno tuviera un efecto sutil, propicio para un estado mental diferente», dijo.

Coge mi tarántula... por favor

Expresar compasión en abstracto está muy bien, pero la prueba de fuego vendría cuando la gente pasara de caracterizar sus sentimientos a actuar de acuerdo con ellos. Una cosa es sentir compasión por un niño atrapado debajo de un automóvil, pero es infinitamente mejor agarrar a otros transeúntes y sacarlo.

En experimentos llevados a cabo en Israel y Estados Unidos, Shaver y Mikulincer examinaron si mejorar la seguridad del apego cambiaría no sólo cómo la gente decía sentirse y pensar –por ejemplo, sobre otras personas–, sino cómo actuaba.[8] Los estudiantes universitarios completaron el cuestionario estándar evaluando su estilo de apego. («Me preocupa que me abandonen» y cosas por el estilo.) Tres o cuatro semanas después, regresaron al laboratorio. A cada voluntario se le dijo que una mujer joven, también voluntaria y estudiante, había sido asignada al azar para realizar algunas tareas desagradables, mientras que el voluntario que recibía las instrucciones había sido elegido al azar para observar y evaluar su desempeño. Aunque ninguna de las tareas era realmente peligrosa, les dijeron, la gente a veces no quería realizarlas todas: mirar fotografías sangrientas de personas que habían resultado gravemente heridas o muertas, acariciar una rata de laboratorio, sumergir una mano en agua helada, acariciar una tarántula viva, tocar el ojo preservado de una oveja, acariciar una serpiente viva, dejar que las cucarachas se paseen por la mano y el brazo... La mujer, les dijeron, estaba en la habitación contigua siendo filmada por una cámara de vídeo conectada a un monitor que el voluntario podía ver. En

8. Mikulincer, M., *et al.*: «Attachment, Caregiving, and Altruism: Boosting Attachment Security Increases Compassion and Helping», *Journal of Personality and Social Psychology*, vol. 89, pp. 817-839 (noviembre de 2005).

realidad, se trataba de una de las investigadoras y la cinta de vídeo había sido grabada previamente.

Los voluntarios fueron expuestos subliminalmente al nombre de alguien a quien consideraban una figura de apego, el nombre de alguien cercano a ellos, pero no una figura de apego ni el nombre de un conocido casual.

Al principio, el voluntario veía a «Liat» en el monitor, escuchaba a un experimentador masculino explicar que le pedirían que realizara varias tareas desagradables e incluso dolorosas, y que podía detenerse cuando quisiera. Ella estuvo de acuerdo. (Nuevamente, todo esto estaba grabado en vídeo, pero los voluntarios pensaban que estaban viendo una transmisión en directo en un circuito cerrado de cámara). Liat comenzó la primera tarea, que consistía en mirar imágenes sangrientas: un hombre quemado, una cara herida. Actuó moderadamente horrorizada. Después de un breve descanso, el experimentador de la cinta puso una gran rata de laboratorio en las manos de Liat. Parecía consternada, pero la sujetó durante unos segundos. Para la tercera tarea, el experimentador cogió un cubo de debajo de la mesa y lo llenó de hielo. Liat metió la mano en él, pero, dolorida, lo sacó de inmediato. Lo intentó de nuevo. Aunque seguía refunfuñando («Oh, es muy doloroso y está frío»), se las apañó, aunque pronto dijo que no estaba segura de poder continuar. El experimentador de la cinta le preguntó a Liat si quería dejarlo, pero ella exclamó: «No, será mejor que termine el experimento».

El experimentador cogió una tarántula grande y peluda de una caja y la dejó encima de la mesa. Le pidió a Liat que la tocara. Hizo un intento valiente, pero se detuvo antes de que sus dedos tocaran la araña, lamentándose de que eso era demasiado para ella. Cuando se le pidió que lo volviera a intentar, lo hizo, pero de nuevo se paró y casi gritó: «No puedo continuar. Quizás otra persona pueda hacerlo». «Está bien. Pararé la cámara y lo intentaremos de nuevo más tarde», respondió el experimentador.

El monitor se apagó. En este momento, el voluntario calificó sus reacciones emocionales al ver a Liat, indicando cuánta compasión, angustia personal, simpatía, ternura e incomodidad sentía. A continuación, el experimentador sentado con el voluntario dijo: «Me acercaré y veré si puede continuar».

Cuando el experimentador regresó a la habitación, le dijo al voluntario: «Tenemos un problema ahora. Liat se siente muy incómoda con estas tareas. Me pregunto si aceptarías ayudarla sustituyéndola en la tarea de la tarántula y las cuatro tareas restantes. El estudio no puede continuar a menos que alguien realmente acaricie a la tarántula mientras otra persona observa, y la siguiente tarea es igual de mala o peor: tener cucarachas corriendo por tu brazo».

«Queríamos que sintieran que si iban a reemplazar a Liat para que ella pudiera dejar de sufrir, les iba a costar algo. Iban a tener que hacer algo que realmente no les gustaba», explicó Shaver.

Los científicos vieron de primera mano el poder de la inseguridad del apego. Los participantes que obtuvieron una puntuación alta en la evitación del apego reportaron niveles más bajos de compasión hacia Liat y estaban menos dispuestos a ayudarla. Aquellos que obtuvieron puntuaciones altas en ansiedad por el apego reportaron angustia personal mientras observaban a la chica sufriendo, pero no estaban más dispuestos a ayudarla. Parecía que sintieran que «es alarmante y angustioso para mí ver que esto está pasando», pero no les importaba cambiar de lugar; presumiblemente, eso los habría angustiado aún más.

«La evitación del apego se asoció consistentemente con menos compasión y menos disposición a ayudar», dijo Shaver. En contraste, «la ansiedad por el apego se asoció consistentemente con niveles más altos de angustia personal que no se tradujeron en un comportamiento solidario [...] En otras palabras, la angustia personal parece ser básicamente una reacción orientada hacia uno mismo, no un instigador del cuidado de otra persona».

Al oír esto, el dalái lama recordó a un tibetano del siglo XI que era un gran maestro de la compasión, pero era conocido como el maestro de la expresión sombría, porque siempre que meditaba sobre la compasión, las lágrimas corrían por su rostro. Cuando tienes un intenso sentimiento de compasión, experimentas una cierta forma de angustia, explicó, pero la angustia experimentada como resultado de cultivar la compasión es muy diferente de la angustia experimentada durante el propio sufrimiento. En este último caso, no hay elección real; el sufrimiento se apodera de ti y te supera. En cambio, cuando experimentas angustia como resultado de cultivar deliberadamente la compasión, hay una fuerza y una resistencia auténticas y, por lo tanto, una menor probabilidad de que el desánimo o la angustia conduzcan al desánimo o la depresión. «Aquí podemos ver el efecto claro de la percepción y la comprensión, que ayudan enormemente a la compasión e, idealmente, hacen que uno intente aliviar el sufrimiento de otro», intervino el dalái lama.

Aunque la angustia personal no los motivó a ayudar a Liat, sí lo hizo otro factor. Cuando los voluntarios recibieron subliminalmente un *priming* con el nombre de alguien en quien habían dicho que podían confiar para conseguir apoyo emocional, o pensaron en cómo esa persona los había ayudado alguna vez, los resultados fueron sorprendentes. No sólo informaron sentir niveles más altos de compasión y más disposición para ayudar a Liat, sino que, en comparación con los participantes que estuvieron subliminalmente expuestos a nombres de apego neutral o se les pidió que pensaran en un escenario neutral, era más probable que estuvieran de acuerdo en aliviar la angustia de la chica ocupando su lugar con la tarántula y las cucarachas.

La sensación de seguridad parece desencadenar la compasión altruista a un nivel subconsciente automático, o al menos permitir que surja sin interferencias. Además, el recordatorio subconsciente de la seguridad del apego indujo mayores niveles de compasión y altruismo independientemente del estilo de apego innato de la persona; es decir, funcionó tanto en el que evitaba las emociones como en el que era emocionalmente ansioso.

«Aquellos que obtuvieron el *priming* de seguridad fueron significativamente más compasivos. Se sintieron más inclinados a ayudar a la chica que estaba sufriendo. Esto hace que parezca que si puedes hacer que una persona se sienta más segura, tendrá una mayor capacidad de sentir lástima por alguien que está sufriendo y se sentirá impulsada a hacer algo al respecto. Exclamará: "Está bien. Iré a la habitación con la tarántula y la reemplazaré". Hacer que una persona se sienta más segura tuvo este efecto beneficioso independientemente de su evitación o ansiedad inherentes. Funcionó con todos», explicó Shaver.

Las personas que son inherentemente más seguras, o que se sienten más seguras a través del *priming* subliminal, expresan constantemente una mayor compasión y disposición para aliviar el sufrimiento de otro ser sensible. Sentirse emocionalmente seguro te permite olvidar tus propias necesidades y actuar como un cuidador desinteresado, mostrando compasión hacia los demás incluso cuando no produce ningún otro beneficio personal y en realidad puede causar angustia personal (asumiendo que no te gusta acariciar tarántulas).

Como la mayoría de la ciencia, el descubrimiento del poder del *priming* tiene potencial tanto para el bien como para el mal. Shaver espera que al comprender el sistema de apego y aprender qué hace que las personas se sientan lo suficientemente seguras desde el punto de vista emocional para ayudar a otros, para participar en el trabajo voluntario, para abstenerse de prejuicios contra personas diferentes a ellos..., el mundo será un lugar mejor. Esto está en línea con lo que el dalái lama denomina «ética secular». Independientemente del budismo y de otras religiones, la ética secular abarca la tolerancia, la compasión y la paz.

Sin embargo, en las manos equivocadas, podría emplearse un *priming* bastante diferente del que Shaver utilizó para inducir la compasión por Liat para hacer que las personas sean menos tolerantes, más beligerantes y más egoístas. Quizás recordar a alguien de su pasado que no pudo consolarlo cuando necesitaba apoyo emocional podría despertar un sentido latente de ansiedad o de evitación del apego. Como han demostrado décadas de estudios, ambos están asociados con algunos de los peores atributos de la humanidad. Pero podría ser el pase para embarcar a la población a la guerra.

Enseña bien a tus hijos

Si queremos que los niños se conviertan en adultos compasivos y altruistas, ayudarlos a sentirse seguros desde el punto de vista emocional sería un gran paso en la dirección correcta. Más de una docena de estudios han confirmado que si evalúas el estilo de apego de un adulto con la Entrevista de Apego para Adultos, «puedes predecir con un 70% de precisión cómo se clasificará al hijo de la persona ante la "situación extraña"», explicó Shaver. Es decir, una madre evitativa suele tener un hijo evitativo; una madre ansiosa, un niño ansioso; y una madre segura, un niño seguro. Pero tal como Michael Meaney descubrió en sus ratas de laboratorio, no hay ninguna evidencia de que la consistencia entre generaciones sea atribuible a los genes. «Parece ser una consecuencia del tratamiento que una generación da a la siguiente», dijo Shaver. De hecho, los estudios de gemelos en los que los genetistas del comportamiento distinguieron cuánto del estilo de apego se debe a los genes y cuánto al medio ambiente no arrojaron evidencia alguna de un componente genético fuerte.

Esto ofrece una esperanza de una manera que no lo haría si hubiera una influencia genética fuerte. Aunque la persistencia del estilo de apego puede llevarte a creer que el estilo de apego es fijo, determinado irrevocablemente por las experiencias vividas cuando eras un niño muy pequeño, en realidad «está muy claro que puede cambiar», dijo Shaver. Ese optimismo se ve confirmado por el creciente número de descubrimientos de que el cerebro puede cambiar. Porque el estilo de apego, como cualquier otro aspecto del comportamiento y la personalidad, tiene sus raíces en el cerebro. Con numerosos estudios que muestran que los circuitos cerebrales pueden verse alterados por la experiencia, hay muchas razones para pensar que los circuitos subyacentes también pueden cambiar. Si puedes enseñar a los padres a darle a su hijo un sentimiento de seguridad emocional, por ejemplo, entonces tienes bastantes posibilidades de esculpir un niño que sea seguro desde el punto de vista emocional, con todas las actitudes y los comportamientos que eso conlleva.

«La intervención funciona», explicó Shaver al dalái lama. «Las intervenciones son bastante simples, como explicar a los padres que cada niño está programado para que, si lo consuelas y le prestas atención con sensibilidad, salga a explorar. Para los padres ansiosos, les explicas que cuando el niño sale, es importante dejarlo ir; no hay que interferir. Luego, una vez que el niño está jugando, es natural que mire hacia atrás de vez en cuando para ver si le importas, e incluso que venga y te muestre un juguete. Es importante dejar que el niño entre para reabastecerse. En las relaciones seguras, los padres explican amablemente: "Me encanta cuando sientes curiosidad por el mundo. Quieres explorar y está bien. Pero tampoco quiero que te hagan daño. Quiero que lo entiendas". Con el tiempo, si se hace con sensibilidad, el niño comprende que los padres apoyan la exploración y también protegen al niño. Un niño de dos o tres años puede sentir eso. Básicamente, los padres están diciendo: "Reconozco tus sentimientos, y esos sentimientos están bien, pero queremos asegurarnos de que tus sentimientos no te hagan caer por un precipicio". De hecho, cuando los niños que han sido tratados así tienen tres o cuatro años, ya son más sofisticados a la hora de hablar de sus sentimientos y de reconocer los sentimientos de otras personas que los niños que no han sido tratados con tanta consideración. Muestran una mayor empatía porque alguien les ha estado diciendo que todos tenemos sentimientos y ha estado modelando un comportamiento compasivo».

«El apego seguro juega un papel importante en la promoción de emociones positivas, en el cultivo de la compasión y en el incremento del comportamiento altruista», añadió Richie Davidson. ¿Cuál es la perspectiva budista, preguntó al dalái lama, sobre cómo mejorar el sentimiento de seguridad de un niño y saber que puede encontrar un refugio seguro?

«Nuestro instinto natural cuando nos enfrentamos a una amenaza es buscar un refugio seguro, buscar protección», dijo el dalái lama a través de Thupten Jinpa. «Al menos entre los tibetanos, una tendencia universal es que, cuando te enfrentas a un peligro real y una situación amenazante, independientemente de que tu madre esté o no allí, o sea capaz de protegerte, gritas: "¡Mamá!". Esto es universal. En la práctica religiosa, cuando buscamos refugio conscientemente, imaginamos que la fuente de refugio es alguien o algo que tiene la capacidad de proteger, sea realista o no».

Jinpa prosiguió: «Una cosa que es muy explícita, si no exclusiva del enfoque budista de buscar refugio, es que no se trata tanto de buscar refugio en una fuerza externa, sino más bien de un estado interno. Cuando enumeramos los tres objetos de refugio –el Buda, el dharma y la sangha–, decimos: "Me refugio en el Buda. Busco refugio en el dharma. Busco refugio en la comunidad espiritual, la sangha". De estos tres, buscar refugio en el dharma se considera el verdadero acto de buscar refugio. El dharma se define como el proceso que conduce a la liberación del miedo particular del que estás tratando de escapar, así como la consecución de ese estado de libertad. De modo que ése es el verdadero refugio, porque –al menos en ese momento– el individuo está libre de esa amenaza o de ese miedo. Es por eso por lo que en los textos budistas se encuentran líneas como "Uno mismo es su propio maestro. Uno mismo es su propio enemigo y salvador". El énfasis está en lograr ese estado de libertad dentro de uno mismo».

Recordando su propia infancia, el dalái lama describió su aldea natal en el Tíbet rural como muy simple, casi sin educación secular y sólo con un poco de educación religiosa. Su madre, dijo, estaba llena de afecto. Había una atmósfera genuina de bondad amorosa y verdadera compasión. A menudo se pregunta, dijo, si en la infancia apreciamos más profundamente esas nobles cualidades, pero las dejamos languidecer en nosotros a medida que nos hacemos mayores.

«En ese momento, la infancia, estos afectos humanos son muy necesarios para sobrevivir Cuando hemos crecido, no es tan obviamente crucial, no hay necesidad inmediata. Así que a veces lo descuidamos», continuó en inglés.

Shaver intervino. «¿Puedo preguntar algo sobre vuestra autobiografía? Decís que vuestra madre os permitió sentaros en la cabecera de la mesa a pesar de que los vecinos no lo aprobaban. Pensaban que estaba siendo demasiado indulgente. Y también recordabais haber ido al gallinero con vuestra madre, quedarse en un nido y cacarear y fingir ser un pollo. ¿Era inusual o esta forma de cuidar a los niños era bastante típica?».

Bastante típica, respondió el dalái lama, excepto que en su aldea había un reconocimiento generalizado de que su madre era una persona especialmente bondadosa. Él cree que en ello influía la forma en que interactuaba con los demás: «En mi libro mencioné que muy a menudo me peleaba con mi hermano mayor. Sin rastros de malestar... Pelear... un momento, separado... llorando a veces... luego unos minutos, olvidado. Jugar juntos».

Aparte de retrasar el calendario y brindar a cada niño el amor, la atención confiable y el consuelo que proporciona la base de la seguridad del apego, el descubrimiento de que exponer a las personas a recordatorios subliminales de esa seguridad conduce a una mayor compasión y disposición para ayudar –independientemente de cuál sea el sentido inherente de apego de alguien– sugiere que se puede mejorar la compasión. «La activación temporal del sentido de seguridad del apego permite que incluso las personas con inseguridad crónica reaccionen a las necesidades de los demás de manera similar a cómo reaccionarían las personas con un estilo de apego más seguro», lo que hace que se vuelvan más compasivas y serviciales, dice Shaver. «Dado que los patrones de apego pueden cambiar, debe haber una plasticidad considerable en los circuitos cerebrales que los subyacen. Se puede aumentar la seguridad del apego, disminuyendo el egoísmo y el etnocentrismo».

Los descubrimientos lo dejaron más convencido que nunca de que la «naturaleza humana» descrita por la psicología social tradicional era poco más que un retrato de Dorian Gray, oscureciendo la realidad de lo que las personas tienen el potencial de llegar a ser.

Capítulo 9

Transformando la mente emocional

Desafiando el punto nodal de la felicidad

En las colinas

Era una gloriosa mañana de finales de septiembre, la época más hermosa del año en Dharamsala, cuando los monzones han pasado y las colinas están alfombradas de verde esmeralda. Los occidentales, tres neurocientíficos y un erudito budista, habían bajado pesadamente de sus habitaciones en Kashmir Cottage, una casa de huéspedes propiedad del hermano menor del dalái lama, con cientos de libras de equipo científico –baterías y ordenadores portátiles, electroencefalogramas y baterías de plomo-ácido, un generador de gas y sesenta metros de alargadores– que planeaban llevar a las colinas donde algunos de los meditadores más expertos del budismo tibetano hacen un retiro durante meses e incluso años. La esperanza de los investigadores era poner en marcha el primer estudio exhaustivo de cómo la práctica intensiva y prolongada de la meditación –considerando «largo plazo» algo más de las 10 000 horas– cambia el cerebro. Y para eso tendrían que persuadir a algunos de los lamas y monjes ermitaños que viven en chozas de piedra para que donen sus mentes a la ciencia.

Lo que nos gustaría hacer, le habían escrito los científicos al dalái lama en la primavera de 1992, es medir si miles de horas de meditación alteran el patrón de actividad en el cerebro y cómo lo hacen. La idea no era documentar los cambios cerebrales que ocurren durante la práctica de la meditación en tiempo real. Dado que la meditación es una actividad de la mente, no hace falta decir que está marcada por patrones particulares de actividad cerebral. Después de todo, haga lo que haga el cerebro –meditar, enviar señales al cuerpo de «¡muévete!» o pensar en elefantes rosados–, produce un patrón de actividad característico y potencialmente discernible. La meditación, por supuesto, tendría un correlato neuronal. No, los científicos estaban interesados en cambio en si la forma de entrenamiento mental que constituye la meditación budista tibetana produce cambios duraderos en el cerebro. Su presa no eran los estados mentales, la actividad cerebral que acompaña a la meditación, sino los rasgos mentales, los hábitos de pensar y sentir que se manifiestan cuando el cerebro no está meditando y que presumiblemente reflejarían un cambio físico o funcional duradero en los circuitos del cerebro en lugar de una explosión fugaz de actividad.

El dalái lama estaba intrigado por la propuesta. No sólo aprovechó su creciente interés por la ciencia, sino que también tenía sentido desde el punto de vista de la filosofía budista, que sostiene que el entrenamiento mental tiene como objetivo cambiar la mente de maneras que se extienden a la vida cotidiana. «Sentí muy intensamente (y todavía lo siento) que la aplicación de la ciencia para comprender la conciencia de los meditadores es lo más importante, e hice un gran esfuerzo para persuadir a los ermitaños para que permitieran que se pudieran llevar a cabo los experimentos», recordó más de una década después. «Argumenté que deberían someterse a los experimentos por altruismo; si los buenos efectos de tranquilizar la mente y cultivar estados mentales saludables se pueden demostrar científicamente, esto puede tener resultados beneficiosos para otros. Sólo espero no haber sido demasiado torpe».

De los 67 ermitaños, yoguis, lamas y monjes que vivían entonces en las colinas sobre Dharamsala, unos cuantos se ofrecieron como voluntarios para colaborar con los hombres extraños y sus máquinas más extrañas aún, a pesar de que se habían dedicado a una vida de soledad y la mayoría de ellos no le veía ningún sentido. Creían que el mejor instrumento para investigar la mente *es* la mente, no esas cajas parpadeantes y otros artilugios que llevaban los científicos. De estos voluntarios, el dalái lama eligió a diez meditadores experimentados. A modo de comparación, los científicos también estudiarían a los tibetanos de a pie de Dharamsala, muchos de los cuales habían huido del Tíbet poco después de la huida del propio dalái lama en 1959.

En Occidente, la meditación se considera típicamente como un medio para reducir el estrés. Algunas formas lo son, pero en el budismo, la meditación es un régimen riguroso de entrenamiento mental en el que la mente se observa a sí misma. A través de la introspección y de otras técnicas, la mente trata de liberarse de tendencias aflictivas como el odio y los celos, y desarrollar tendencias saludables tales como el poder de atención o la capacidad de compasión.

Algunos de los adeptos recomendados por el dalái lama practicaban *shamatha*, una palabra sánscrita que se traduce mejor como «tranquilidad de la mente». Los objetivos de la práctica de la *shamatha* son silenciar el ruido que atormenta a la mente no entrenada, en la que el centro de atención pasa de una imagen, un sonido o un pensamiento a otro como una libélula hiperactiva, y lo reemplaza con estabilidad y claridad atencionales. Según la filosofía budista, esas dos cualidades de la atención permiten al practicante conocer la naturaleza de la mente y la experiencia humana. Para hacer esto, los yoguis cultivan un sentido de relajación mental y física, del cual se deriva la estabilidad atencional. Esto permite que la mente se concentre en un objeto del mundo exterior o en un pensamiento o un sentimiento generado dentro de la mente, algo que en una persona con menos práctica en el entrenamiento atencional tiende a desvanecerse como el surf en la arena. Una mente entrenada en la *shamatha* es más capaz de resistir la distracción y siente una sensación de paz y calma. La *claridad* atencional, que se deriva de la estabilidad atencional, es la capacidad de centrarse en un objeto elegido con viveza y en detalle, ya no embotado por el aburrimiento o las inquietudes mentales típicas de la mente desentrenada.

Los meditadores experimentados afirman que pueden centrarse en un único objeto durante horas y mantener una imagen mental intrincada –de un tapiz muy detallado, por ejemplo– con tanta claridad que pueden ver con el ojo de su mente la floritura en la esquina inferior derecha, o la cría de mono en el centro izquierdo, o cualquier otro elemento. Eso, según la ciencia occidental, es biológicamente imposible. Según los libros de texto, el cerebro humano es incapaz de mantener una atención como ésta durante más de unos segundos antes de disolverse en una bruma de distracción. Y se cree que la claridad mental necesaria para ver cualquiera de los miles de detalles en una imagen intrincada va más allá de la capacidad de la mayoría de cerebros. Las excepciones –como los músicos capaces de concentrarse mentalmente en unos pocos compases en cualquier momento de una sinfonía o los ingenieros eléctricos capaces de mantener una imagen mental de los miles de conexiones y transistores de un microprocesador– reflejan experiencia y, presumiblemente, entrenamiento mental. Era el potencial del entrenamiento mental en forma de meditación lo que interesaba a los científicos occidentales que se diseminaron por las colinas de Dharamsala.

Curiosamente, los efectos del entrenamiento mental son en gran parte desconocidos. Aunque ha habido no menos de 1 200 estudios sobre la meditación, según un par de científicos que examinaron la literatura de investigación desde 1931, no ha surgido un patrón congruente.[1] Sin embargo, la mayoría de esos estudios trataron un caleidoscopio de prácticas de meditación como si fueran tan sólo variaciones de un tema, cuando en realidad son radicalmente distintas. Buscar efectos en el cerebro de una mezcolanza llamada «meditación» tenía aproximadamente la misma probabilidad de dar resultados que buscar los efectos de «pensar». Sin embargo, había motivos para esperar que, al centrarse en las prácticas específicas de meditación del budismo tibetano en los adeptos recomendados por el dalái lama, los científicos pudieran descubrir efectos claros de la meditación (o, más generalmente, del entrenamiento mental) sobre la función cerebral.

Los científicos incluyeron a Cliff Saron, quien ahora es neurocientífico en el Center for Mind and Brain de la Universidad de California-Davis. Francisco Varela, cofundador del Mind and Life Institute, esperaba que los diálogos anuales que el instituto patrocinaba entre los científicos y el dalái lama dieran lugar a una investigación colaborativa real. Richard J. Davidson, quien se uniría a los diálogos de Mind and Life en 1994, estaba a punto de realizar descubrimientos seminales sobre patrones de actividad cerebral que corresponden a la felicidad y a la depresión. Alan Wallace sería el billete de los científicos a las cabañas de los lamas, ya que en 1980 había pasado cinco meses meditando en estas mismas colinas después de haber estudiado budismo tibetano durante diez años en la India y Suiza. Wallace se convirtió en alumno del dalái lama a principios de la década de 1970 y recibió de él la ordenación monástica en 1975. Cuatro años más tarde, el dalái lama le pidió a Wallace que le sirviera de intérprete durante su gira de conferencias por Europa, un papel que Wallace también ha desempeñado la mayoría de los años en los encuentros de Mind and Life.

1. Clifford Saron, comunicación personal.

En esta primera incursión, los científicos no se marcaron grandes metas. Todo lo que pretendían hacer era ponerse en contacto con los yoguis, describir los objetivos de la investigación y familiarizarlos con la metodología y la tecnología de los experimentos. Wallace, a quien muchos de los yoguis recordaban de los meses que había pasado practicando el retiro entre ellos, tradujo el inglés de los científicos al tibetano y las preguntas y respuestas de los yoguis al inglés.

«Hablamos con cada uno de ellos durante dos o tres horas. Nos presentamos, les contamos la historia de nuestro proyecto y les explicamos que en este viaje lo único que queríamos hacer era establecer una relación con ellos, familiarizarnos con sus prácticas y mostrarles el tipo de experimentos que esperábamos hacer», recuerda Cliff Saron. Entre estos experimentos, se incluían clásicos de la psicología como el test de Stroop, en el que la palabra para un color está escrita con tinta de un color diferente: el *rojo* está impreso con tinta verde, por ejemplo, y tienes que leer la palabra sin distraerte con el color de la tinta. Es una prueba de concentración, de la capacidad de eliminar las distracciones. Los experimentos también incluyeron el test de Posner, en el que el voluntario debe mirar una pantalla en la que aparece una flecha que apunta, por ejemplo, hacia la izquierda. Cuando en la pantalla aparece una pequeña caja, el objetivo, el voluntario debe pulsar un botón, algo que se supone que hará más rápido si la flecha apunta hacia donde aparece el objetivo, pero más lento si señala hacia otra parte. El test de Posner también mide la atención, más específicamente, la capacidad de permanecer concentrado en la pequeña y aburrida flecha.

Era bueno que los científicos mantuvieran sus expectativas bajo control. La primera mañana, el cuarteto se presentó en la cabaña del Monje A (los científicos prometieron a los monjes el anonimato). De 60 años y con problemas de salud, este monje era uno de los ermitaños con más experiencia en la lista de diez de los científicos. Pero cuando le preguntaron si podían grabar su conversación, objetó. «Pensó que había alcanzado un logro muy bajo en esta vida, principalmente debido a problemas con su vesícula biliar. No quería que se difundiera ninguna información errónea que pudiera darnos. Pensaba que debíamos meditar si queríamos comprender los efectos de la meditación», explica Saron. Los científicos no habían tenido en cuenta la humildad, que es fundamental para el budismo tibetano: dar un relato sincero de las experiencias e intuiciones meditativas de uno va en contra de 2500 años de tradición budista, lo que desincentiva a los practicantes de hablar de sus logros espirituales o mentales.

Los científicos no tuvieron mucha más suerte con el Monje B, uno de los maestros de *shamatha* de Alan Wallace, que tenía cincuenta y tantos años. Fue con él con quien se toparon por primera vez con el espectro que acecharía su estudio. Cordial pero escéptico, el Monje B explicó cómo, varios años antes, un científico de la Facultad de Medicina de Harvard, pionero en los estudios de la medicina mente-cuerpo, había reclutado a un eminente yogui, Lobzang Tenzin, de estas mismas colinas. Tras asegurar al yogui que no se le aplicaría ninguna técnica invasiva y, en concreto, que ninguna droga ni ninguna otra sustancia entraría en su cuerpo, los investigadores de Harvard consiguieron que el yogui aceptara viajar a Boston para hacerle pruebas. Pero los científicos, entre otras transgresiones, le extrajeron sangre. Tres meses después de su regreso a Dharamsala, Lobzang Tenzin murió. No hace falta decir que la tragedia afectó profundamente a los otros yoguis. Lobzang Tenzin «sufrió mucho por culpa de la experimentación», les dijo el Monje B a estos nuevos científicos.

La visita de los científicos se convirtió en un debate de tres horas sobre la validez de aplicar la ciencia al estudio de la mente. ¿Cómo se puede medir físicamente la mente, que no tiene forma y no es física?, preguntó el Monje B. Así pues, ¿qué importancia tiene cualquier correlato físico de la mente como el medido por las elegantes máquinas de electroencefalogramas y otros artilugios que los científicos habían llevado consigo? Y dado que existen grandes diferencias en los logros de los yoguis individuales, ¿no podrían los resultados poco impresionantes de uno o dos desprestigiar la posición del budismo tibetano en Occidente? Había tenido pesadillas sobre ser un sujeto, continuó el Monje B; ni siquiera quería echar un vistazo a los experimentos, que un científico mostraba en su ordenador portátil. «Nos fuimos desanimados, pensando que si un posible aliado tenía tantos escrúpulos, ¿encontraríamos alguna vez suficientes participantes para el estudio?», recordó Saron.

Y así fue. Un monje de 59 años, aunque encantado de saber que Alan Wallace se había preparado como monje, no quería tener nada que ver con el estudio, y explicó que sólo deseaba que le dejaran practicar su meditación (y animó a los científicos a que ellos también se unieran, aconsejándoles que repitieran un mantra varios cientos de miles de veces –lo que tendría el ventajoso efecto secundario de hacer que les salieran nuevos dientes– y que rezaran al dalái lama para que tuvieran éxito en su investigación). Otro monje de 51 años pensó que sería capaz de alcanzar la *shamatha* –la capacidad de poner la mente, con el mínimo esfuerzo, en un objeto con claridad y estabilidad– en dos años más o menos, y les dijo a los científicos que regresaran entonces.

Con cada rechazo, se fue haciendo evidente que los yoguis tenían profundas preocupaciones. Les preocupaba que someterse a pruebas extrañas pudiera afectar su práctica de meditación. Pero eso era lo de menos. Fueron los supuestos equivocados lo que probablemente condenó el proyecto. Los científicos estaban trabajando sobre la premisa de que lo que hacía el cerebro de los yoguis durante la meditación, y cómo miles de horas de meditación afectaban al cerebro, sería discernible con técnicas científicas estándar, es decir, con mediciones físicas. «Esto era un problema para muchos de ellos, nuestra perspectiva materialista y reduccionista. Les parecíamos neandertales primitivos», explica Alan Wallace.

Cuando los científicos mostraron a algunos yoguis el test de Stroop –en el que una palabra para un color está impresa con tinta de un color diferente– no quedaron particularmente impresionados, como recuerda Wallace. «Les parecía una obviedad. ¿Por qué alguien se sorprendería de que se tarde más en leer la palabra *rojo* escrita con tinta verde que en leer *rojo* con tinta roja? "¿Ésta es tu mejor bala?" querían saber». Un monje que vio el test de Stroop sospechó que sólo medía la inteligencia mental, muy lejos de los augustos objetivos del entrenamiento mental tibetano con su énfasis en cultivar la compasión en beneficio de todos los seres vivos. Los yoguis ya no estaban impresionados con la idea de medir las ondas cerebrales, recordó Wallace: «Ellos pensaban "De todos modos, ¿qué estáis midiendo, ya que no conocéis el correlato del electroencefalograma entre la compasión o la bondad amorosa o cualquier otra cosa?"».

El test de Posner de atención visual no era mejor a ojos de los yoguis. Por lo general, si un objetivo aparece en la pantalla en un lugar al que apunta la flecha, lo ves y reaccionas más rápido que si aparece en otro lugar, pero sólo si el objetivo aparece menos de medio segundo después de la flecha. Si el intervalo es más largo, al parecer, la atención de las personas se difumina y no consiguen ningún beneficio de ver hacia dónde apunta la flecha. Los científicos se preguntaban si el entrenamiento mental de los lamas habría mejorado tanto su atención visual que la flecha les indicaría la ubicación del objetivo incluso si hubiera transcurrido más tiempo. El problema era que, cuando el objetivo aparecía en algún lugar distinto a donde apuntaba la flecha –lo que se supone que hace que alguien con buen poder de atención tarde incluso más en darse cuenta del objetivo que si no hubiera habido una señal, ya que su atención se dirige al lugar donde apunta la flecha– los yoguis se confundían. «¿Por qué nos has mentido? Has dicho que la señal mostraría dónde estaría el objetivo», les preguntaban a los científicos.

No, estudiar los efectos del entrenamiento mental sobre la mente y el cerebro no iba a ser fácil.

Los choques culturales también cobraron importancia. Por ejemplo, los científicos habían elegido un paisaje expansivo de dunas púrpuras y sol para una imagen destinada a evocar alegría, cuyo correlato neuronal medirían. Pero la imagen entristeció, no contentó, al yogui que accedió a realizar esta prueba: imaginaba el sufrimiento de alguien que tuviera que atravesar un lugar así bajo un sol abrasador. La imagen de un lindo conejito también resultó contraproducente: en lugar de llenar al yogui de una sensación de satisfacción, le hizo preguntarse ansiosamente quién protegería a un animal tan débil de los depredadores.

Al final, los científicos no obtuvieron datos utilizables durante su estadía en Dharamsala, pero lograron persuadir a un yogui de que viajara a la Universidad de Wisconsin-Madison para pasar una semana en el laboratorio de Richie Davidson, donde examinaron su atención visual. Una de las pruebas consistía en mirar la imagen de un Buda en el monitor de un ordenador. La imagen parpadeaba muy brevemente a diferentes intervalos durante los 30 a 60 minutos de la prueba. El yogui tenía que pulsar un botón cada vez que detectaba un parpadeo. Los sujetos de control, típicamente muertos de aburrimiento, suelen ser incapaces de mantener la atención y, a medida que pasan los minutos, tardan más y más en registrar un parpadeo. El tiempo de reacción del yogui, sin embargo, apenas disminuyó, tan intensa era su atención visual. Los científicos habían establecido que dedicar años y años a entrenar el poder de atención mejora el poder de atención.

Bueno, era un comienzo.

Avancemos rápidamente hasta la primavera de 2001. De uno en uno, monjes, lamas y maestros con túnicas granates, todos «adeptos» a la meditación, hicieron el viaje al centro médico de la Universidad de Wisconsin-Madison. Una década había marcado una gran diferencia en la disposición de los consumados meditadores tibetanos a participar en estudios sobre cómo el entrenamiento mental afecta al cerebro, gracias en gran parte a un intercambio casual. En Dharamsala, en la reunión de Mind and Life de 2000, donde el tema eran las emociones destructivas, el dalái lama acribilló a Davidson con preguntas sobre cómo lleva a cabo su investigación: cómo funciona la resonancia magnética funcional, qué miden los electroencefalogramas... «¿Por qué no venís a verlo en persona?», preguntó Davidson.

En mayo de 2001, el dalái lama estaba en el laboratorio subterráneo de Davidson. Curioseó dentro del tubo de fMRI del tamaño de un tanque que detecta áreas de mayor actividad cerebral y señala estos puntos calientes con una precisión de un milímetro. Examinó un electroencefalograma que mide las ondas cerebrales, hasta los cambios que ocurren en una milésima de segundo. Después de asimilar en silencio la información técnica, tenía una pregunta para los científicos: ¿pueden las máquinas saber si aparece un pensamiento antes de que surjan cambios en el cerebro? Es decir, ¿puede la mente o la conciencia preceder a la actividad eléctrica y química? Si es así, entonces una conclusión ineludible sería que es la mente la que actúa sobre el cerebro y no sólo que ese cerebro da lugar a la mente.

Era una repetición de la pregunta que el dalái lama le había hecho al neurocirujano después de presenciar la operación del cerebro, como se describe al principio del Capítulo 6. Sin embargo, a diferencia del neurocirujano, los científicos de Madison no hicieron oídos sordos, sino que pensaron seriamente en la posibilidad de una flecha causal bidireccional, siendo la mente tanto la expresión como la causa de los cambios físicos en el cerebro.

Además de inspirar esta línea de investigación, el dalái lama ofreció ayuda práctica. Pidió a consumados practicantes que habían recibido entrenamiento en la tradición tibetana durante entre 15 y 40 años que participaran en los experimentos de Davidson. Se tumbarían en la cacofónica fMRI, se quedarían quietos con los electrodos pegados por todo el cuero cabelludo y encenderían y apagarían su estado meditativo como si de una bombilla se tratara. Davidson también hizo público que estaba buscando contemplativos budistas, las personas a las que llama «los atletas olímpicos» de la práctica de la meditación. Matthieu Ricard, el monje budista francés del monasterio Shechen en Katmandú, Nepal, que tiene un doctorado en genética, fue a la vez investigador y sujeto de estos experimentos, ayudando a planificarlos y a ser examinado él mismo.

Todos los adeptos budistas que finalmente prestarían su cerebro a la neurociencia habían practicado la meditación durante al menos 10 000 horas, y uno de ellos había acumulado 55 000 horas. Todos habían realizado al menos un retiro de tres años, durante el cual vivieron apartados de la sociedad y pasaron casi todas sus horas de vigilia en meditación. En su mayor parte, los adeptos se acercaron a Madison cuando estaban en Estados Unidos, por lo general realizando una gira de conferencias. Eso hizo que la investigación fuera lenta. Pasaban semanas antes de que llegara el siguiente monje. Pero con el tiempo, Davidson construyó metódicamente una base de datos única: grabaciones de las ondas cerebrales y patrones de activación cerebral de practicantes a largo plazo de la meditación budista. «No creo que nada de este trabajo se hubiera iniciado sin su apoyo directo. Por esto, le estamos todos muy, muy agradecidos», le dijo Davidson al dalái lama al comenzar su informe de progreso en el encuentro de 2004 en Dharamsala.

Especialmente por lo que ha demostrado la investigación.

El cerebro emocional

Davidson se había metido en una misión que gran parte de la neurociencia moderna sugería que era, para decirlo cortésmente, quijotesca: descubrir si se pueden entrenar estados como la felicidad, la compasión, el entusiasmo, la alegría y otras emociones positivas. Es decir, ¿existen técnicas de entrenamiento mental que puedan alterar el cerebro de una manera que aumente la intensidad de estas emociones, las haga durar más o haga que se desencadenen con mayor facilidad?

Quédate con estos dos datos. En la investigación que selló su reputación para la neurociencia rigurosa, Davidson y sus colegas descubrieron en la década de 1970 diferencias notables en los patrones de actividad cerebral que caracterizan a las personas en los extremos opuestos de la «escala eudemónica», es decir, a lo largo del espectro de la felicidad basal.[2] Ése es

2. Tomarken, A. J., *et al.*: «Individual Differences in Anterior Brain Asymmetry and Fundamental Dimensions of Emotion», *Journal of Personality and Social Psychology*, vol. 62, pp. 676-687 (abril de 1992).

el primer hecho: hay estados cerebrales específicos que se correlacionan con la felicidad, como explicaré a continuación más detenidamente. En segundo lugar, los patrones de activación cerebral pueden cambiar como resultado de la terapia, específicamente, como resultado de la terapia cognitivo-conductual y de la meditación de mindfulness, en las que las personas aprenden a pensar de manera diferente sobre sus pensamientos. Jeffrey Schwartz demostró que ése es el caso de los pacientes acosados por un trastorno obsesivo compulsivo, y Zindel Segal y Helen Mayberg lo demostraron con pacientes que padecían depresión. Por lo tanto, tenemos el segundo hecho: el entrenamiento mental, la práctica y el esfuerzo pueden producir cambios en la función del cerebro.

A partir de esos hechos, Davidson construyó su hipótesis: que, al explotar la neuroplasticidad del cerebro, la meditación y otras formas de entrenamiento mental pueden producir cambios –muy probablemente en los patrones de activación neuronal, pero quizás incluso en la estructura de los circuitos neuronales en el sentido de qué está conectado con qué y cuán fuertes son estas conexiones– que son la base de la felicidad duradera y de otras emociones positivas. Si es así, entonces, al explotar el potencial del cerebro para cambiar su programación, los terapeutas o incluso otros individuos podrían restaurar la salud emocional del cerebro y, por ende, de la mente.

Para ser claros, el objetivo no es simplemente la ausencia de enfermedad mental, que parece ser todo lo que las terapias psiquiátricas y psicológicas se esfuerzan por conseguir hoy en día, sino la presencia duradera de una sólida salud mental y emocional.

«Ésta es la hipótesis: podemos pensar en emociones, estados de ánimo y estados como la compasión como habilidades mentales entrenables», explicó Davidson al dalái lama. «Para que esto suceda, los circuitos emocionales del cerebro deben ser plásticos. Pero ha habido experimentos notables que lo demuestran: sabemos que la experiencia puede inducir cambios en la estructura y la función de las regiones del cerebro involucradas en la regulación de las emociones. No creo que le hayamos dado un trato justo a la posibilidad de que el entrenamiento mental de las emociones pueda tener efectos saludables».

La psicología occidental nunca ha considerado seriamente esta posibilidad. La única investigación sobre si se pueden cambiar los rasgos perdurables se ha centrado en la psicopatología, como la depresión crónica, la introversión extrema, las fobias y otras enfermedades mentales. En cambio, «no se ha invertido ningún esfuerzo en cultivar atributos mentales positivos en personas que no tienen trastornos mentales», escribieron Alan Wallace, Davidson y sus colegas en 2005.[3] «Los enfoques occidentales para cambiar los estados o los rasgos emocionales duraderos no implican el esfuerzo persistente a largo plazo que está implícito en todo aprendizaje de habilidades complejas, como, por ejemplo, convertirse en un maestro de ajedrez o aprender a tocar un instrumento musical». ¿Y por qué deberían hacerlo? Después de todo, se supone que el nivel basal de felicidad está tan fijado como el grupo sanguíneo.

Los budistas tienen un interés particular en saber si las emociones basales de las personas son maleables. Las personas experimentan una serie de emociones aflictivas, como las llaman los budistas, que incluyen celos, ira, codicia, envidia y odio. Cualquiera que sea la ayuda que puedan ofrecer en términos de supervivencia, estas emociones no conducen exactamente al bienestar colectivo. El budismo enseña que, a través del entrenamiento mental, se pueden silenciar esos sentimientos negativos, incluso destructivos. La pregunta es si existe alguna neurociencia que lo respalde.

Como alguien que se ha ganado la reputación con descubrimientos que respaldan la idea de que todo lo que la mente es, hace y siente se puede rastrear –se puede *reducir*, para utilizar este término capcioso– hasta el cerebro, Davidson no es el primer científico en el que pensarías como pionero en el estudio del poder del entrenamiento mental para cambiar el cerebro. Asistió a una *yeshivá*[4] durante siete años en Brooklyn y se interesó por la filosofía oriental como estudiante en la Universidad de Nueva York a finales de la década de 1960 y principios de la de 1970, una época en la que la psicología aún estaba dominada por el conductismo. Esta escuela de pensamiento sostiene que sólo el comportamiento observable es válido para la ciencia, mientras que la vida interior de la mente es una caja negra cuyo estudio es quijotesco en el mejor de los casos y una locura acientífica en el peor. Pero Davidson estaba fascinado por los procesos mentales internos, con aspectos tales como las imágenes mentales y la preservación de una imagen en la mente.

---

3. Ekman, P., *et al.*: «Buddhist and Psychological Perspectives on Emotions and Well-being», *Current Directions in Psychological Science*, vol. 14, pp. 59-63 (2005).
4. También conocida como escuela talmúdica, una *yeshivá* es un centro de estudios de la Torá y del Talmud que suele estar dirigida a varones ortodoxos. *(N. del T.)*

Cuando llegó a Harvard como estudiante de posgrado en psicología, hizo los primeros intentos de aunar sus intereses académicos y filosóficos. En 1974, viajó por primera vez a la India, donde llevó a cabo su primer retiro de meditación. Las notables habilidades meditativas de los adeptos que encontró le hicieron preguntarse qué distingue a esos contemplativos –hombres que meditan hora tras hora, año tras año, haciendo retiros durante los cuales pueden pasar hasta quince horas al día meditando– de aquellos que luchan y luchan para superar incluso una hora diaria de práctica meditativa. El primer grupo impactó a Davidson como «atletas atencionales», dijo años después. Decidió ver qué revelarían las pruebas psicológicas sobre la diferencia en lo que respecta a los poderes atencionales entre los adeptos a la meditación y los novatos en la meditación. «Harvard te dejaba hacer lo que quisieras», dijo encogiéndose de hombros.

Lo que quería era combinar sus dos intereses: la vida interior de la mente –y, en concreto, la meditación– con la neurociencia. Con Daniel Goleman, un compañero de posgrado que estaba trabajando en una disertación sobre el uso de la meditación para mejorar la capacidad de manejar el estrés, publicó un artículo teórico en el que sostenía que la meditación regular podría dar lugar a lo que llamaron «efectos de rasgos»: cambios duraderos en el cerebro. Ese artículo de 1977, «The Role of Attention in Meditation and Hypnosis: A Psychobiological Perspective on Transformations of Consciousness»,[5] fue el pistoletazo de salida de lo que se convertiría en una campaña de décadas para descubrir si el entrenamiento mental, del cual la meditación budista es una forma, puede provocar cambios fisiológicos duraderos en el cerebro.

Pero incluso entonces, Davidson estaba haciendo algo más que teorizar. Entre sus muchos proyectos de investigación simultáneos en Harvard había uno que investigaba la capacidad de enfocar la atención en un objetivo en particular a pesar de las distracciones. Como él y sus colegas más experimentados informaron en 1976, la capacidad de atención se manifiesta como un patrón eléctrico distintivo en el cerebro, captado por un electroencefalograma.[6] Por supuesto, las personas difieren en su capacidad

5. Davidson, R. J., y Goleman, D. J.: «The Role of Attention in Meditation and Hypnosis: A Psychobiological Perspective on Transformations of Consciousness», *International Journal of Clinical and Experimental Hypnosis*, vol. 4, pp. 291-308 (octubre de 1977).

6. Davidson, R. J., *et al.*: «Attentional Style and the Self-Regulation of Mode-Specific

de atención, y Davidson descubrió que el hecho de poder mantener la atención centrada y resistirse a las distracciones se correlacionaba con el patrón del electroencefalograma.

En cierto sentido, eso no es sorprendente, ya que, como he señalado antes, todo lo que hace la mente –como prestar atención– presumiblemente tiene una contraparte en el cerebro, un correlato físico que en primer lugar originó la actividad mental. Pero descubrir que los patrones de un electroencefalograma detectan la capacidad atencional, hizo que Davidson planteara una idea: que las personas podrían entrenar sus cerebros para prestar atención, del mismo modo que entrenan sus dedos para tocar las teclas de un piano o sus piernas para regatear a un contrario durante un partido de fútbol. Como parte de esa serie de experimentos, Davidson, Dan Goleman y su mentor, el profesor de psicofisiología Gary Schwartz, descubrieron que cuantas más horas pasaba alguien practicando meditación, mayor era su capacidad atencional, si bien no tenían ni la menor idea de cuál podría ser la base de la correlación.[7] De hecho, ni siquiera habían investigado lo suficiente para descartar la conclusión más rutinaria, es decir, no que la meditación entrene al cerebro de una manera que mejore su capacidad de concentración, sino que las personas con una capacidad innata de concentración tienden a perseverar con sus prácticas de meditación, mientras que aquellas que desvían constantemente su atención acaban abandonando su práctica.

A pesar de (o quizás debido a) su productividad, que habría sido notable para un profesor y aún más para un estudiante de posgrado, «recibía críticas por hacer demasiadas cosas y específicamente por hacer esto», recuerda Davidson, siendo «esto» investigar la meditación. Así que lo dejó de hacer. Pero haber encontrado un vínculo entre la meditación y la atención fue lo suficientemente tentador como para no olvidarse de ello, incluso cuando realizó una contribución importante en un campo aparentemente diferente de la ciencia.

Mientras aún estaba en Harvard, Davidson comenzó a estudiar las emociones y sus bases neurológicas. En aquella época, el dogma de la neu-

---

Attention: An Electroencephalographic Study», *Journal of Abnormal Psychology*, vol. 85, pp. 611-621 (diciembre de 1976).

7. Davidson, R. J., *et al.*: «Attentional and Affective Concomitants of Meditation: A Cross-Sectional Study», *Journal of Abnormal Psychology*, vol. 85, pp. 235-238 (abril de 1976).

rociencia sostenía que el sistema límbico era la sede de las emociones. Sin embargo, un curso de neuroanatomía que Davidson tomó por casualidad en el MIT le hizo observar algo diferente: que los lóbulos frontales del cerebro, generalmente considerados como la sede de funciones cognitivas de orden elevado como el razonamiento y la previsión, forjan conexiones con el sistema límbico. Si esta idea todavía incipiente, e incluso herética, fuera cierta, entonces la actividad en los lóbulos frontales podría afectar a la actividad en el sistema límbico. Si lo expones como «Pensar puede afectar a las emociones», suena como una de esas cosas que todo el mundo sabe, pero que la ciencia acepta demasiado tarde. Después de todo, uno puede pensar, recordar o imaginarse a sí mismo en una variedad de estados emocionales. Pero en la década de 1970, la psicología y la neurociencia todavía no consideraban las emociones, y mucho menos su control cognitivo, como particularmente dignas de estudio. Cuando Davidson se trasladó a la Universidad Estatal de Nueva York-Purchase a principios de la década de 1980 como profesor asistente, a menudo se le rechazaron las solicitudes de subvención y los artículos sobre el control cognitivo de las emociones.

Sin embargo, otros aspectos de la emoción ya estaban lo suficientemente maduros como para ser recogidos. A principios de la década de 1970, las observaciones clínicas de pacientes que habían sufrido una lesión en un lado de su córtex frontal, generalmente como consecuencia de un accidente cerebrovascular, mostraban que las consecuencias sobre el estado de ánimo eran muy diferentes dependiendo de si la lesión se había producido en el lado derecho o en el izquierdo. «Estos estudios fueron la primera descripción sistemática de un patrón muy diferente de reacciones del estado de ánimo después de un daño cerebral unilateral», dice Davidson.

El daño en el lado izquierdo del cerebro, especialmente en el córtex prefrontal justo detrás de la frente, dejaba a las personas incapaces de sentir alegría y les hacía experimentar un aumento de la tristeza que a veces provocaba un llanto incontrolable. Por el contrario, las lesiones en el lado derecho del córtex prefrontal dejaban a las personas indiferentes a su lesión neurológica y, a veces, propensas a reír en momentos inapropiados. Prudentes a la hora de interpretar el significado de las diferencias, los científicos concluyeron que estas reacciones emocionales opuestas «atañen únicamente a las lesiones», como se dijo.

Davidson, sin embargo, tenía el presentimiento de que los cerebros dañados estaban diciendo a los científicos algo sobre los cerebros sanos. Se había unido a la facultad de la Universidad de Wisconsin-Madison en 1984 y se propuso investigar cerebros humanos normales y sin daños para ver si asimetrías como las estudiadas en pacientes con daño cerebral podrían tener algo que ver con la felicidad y la tristeza en personas sanas. En 1992, él y sus colegas informaron que la actividad en el córtex prefrontal del cerebro, detectada mediante un electroencefalograma, es un reflejo del estado emocional de una persona.[8] La activación asimétrica en esta región corresponde a diferentes «estilos afectivos», como los denominó Davidson: cuando la actividad en el córtex prefrontal izquierdo es marcada y crónicamente más alta que en el derecho, las personas informan sentirse alerta, enérgicas, entusiastas y alegres, que disfrutan más de la vida y tienen una mayor sensación de bienestar. En pocas palabras, tienden a ser más felices. En cambio, cuando hay mayor actividad en el córtex prefrontal derecho, las personas informan que sienten emociones negativas, como preocupación, ansiedad y tristeza, expresan descontento con la vida y rara vez sienten euforia o alegría. Si la asimetría es tan extrema que la actividad en el córtex prefrontal derecho satura la del izquierdo, la persona corre un elevado peligro de caer en depresión clínica.

En 2006, Davidson y un elenco rotatorio de colegas publicaron más de cincuenta artículos sobre la asimetría en la actividad prefrontal que subyace a las diferencias en el estado de ánimo y el bienestar. Sobre la marcha, se hizo cada vez más evidente que trazar una línea causal directa desde la activación prefrontal izquierda alta hasta la felicidad era demasiado simplista. Sí, una mayor activación en la región prefrontal izquierda se asocia ciertamente con emociones positivas como la felicidad, pero la hebra causal recorre un camino largo y tortuoso. Las personas con este patrón de activación cerebral sienten que tienen su vida bajo control, experimentan un crecimiento personal y sienten que tienen un propósito en la vida y buenas relaciones personales; se aceptan a sí mismas tal y como son. En cambio, las personas con mayor activación en el córtex prefrontal derecho están descontentas, infelices y tristes; a menudo sienten que su vida está fuera de control y están decepcionadas por cómo les va; tienden a estar

8. Tomarken, A. J., *et al.*: «Individual Differences in Anterior Brain Asymmetry and Fundamental Dimensions of Emotion», *Journal of Personality and Social Psychology*, vol. 62, pp. 676-687 (abril de 1992).

insatisfechas con las relaciones personales y con el trabajo, y rara vez sienten altos emocionales.

Entonces, esta cosa llamada «felicidad» podría ser el efecto de estas otras características –satisfacción con la vida, una sensación de control y todo lo demás–, en lugar de un resultado directo de una activación alta de la región prefrontal izquierda. Lo que parece contribuir a mayores niveles de bienestar es el sentido de «propósito, dominio, relaciones sólidas y autoaceptación», como dijo Davidson, además «del sentido subjetivo de que la vida es satisfactoria». Asumir un papel activo en la vida, agarrar la vida por los cuernos y lanzarse a actividades y relaciones que puedan aportar satisfacción y felicidad es lo que caracteriza a las personas con una activación prefrontal izquierda relativamente alta.

¿Un punto nodal de felicidad?

El estilo afectivo –básicamente, tu disposición emocional; de manera simplista, ya sea que tengas una perspectiva alegre de la vida o una más sombría– es notablemente estable. El grado en el que la felicidad es omnipresente a lo largo de todos los días y en cada momento, no en el sentido de alegrías continuas sino de una amplia gama de emociones positivas, tiende a volver al nivel característico de esa persona como una goma elástica vuelve a su posición original. Esto ha dado lugar a la noción de un «punto nodal» de felicidad, un imán emocional que, ya sea que ganes la lotería o te declares en bancarrota, te deje en el altar tu único amor verdadero o disfrutes de una relación satisfactoria de décadas, te devuelve a tu nivel basal de felicidad. Se han talado bosques enteros para publicar estudios que apoyen la noción de un punto nodal de felicidad. Por ejemplo, los científicos han rastreado el nivel de felicidad y de satisfacción general con la vida de alrededor de cien mil personas en varias democracias industrializadas occidentales, fijándose en el matrimonio y la paternidad, la soledad y el amor, la viudedad y el triunfo ocasional en la lotería. Los estudios demuestran que, independientemente de qué alegría o decepción experimenten, tras un breve aumento o disminución en su nivel de satisfacción, las personas tienden a volver a su nivel basal de felicidad.

«La idea de un punto nodal es que existen diferencias estables entre las personas, y que si hay alguna perturbación –ganar la lotería, perder a tu pareja–, tendemos a volver a nuestro nivel basal de felicidad», explicó Davidson al dalái lama. «Después de llegar a un punto muerto, el nivel de felicidad de una viuda comienza a subir de nuevo y, después de varios años, llega hasta casi el punto en el que estaba antes de la muerte de su esposo. El nivel de felicidad de un ganador de lotería alcanza un punto máximo, pero luego cae aproximadamente hasta el nivel que tenía antes de su ganancia inesperada. En los adultos, el estilo afectivo es muy estable».

Davidson tuvo cuidado de comenzar la última frase con «en los adultos». Esto es porque los niveles de satisfacción y el patrón asimétrico de activación en el córtex prefrontal que los acompaña no son estables desde la niñez hasta la edad adulta. Una infancia miserable puede ir seguida de una edad adulta feliz, del mismo modo que un niño feliz puede caer a una edad adulta de miseria emocional. Si encuentras una activación prefrontal derecha alta –el correlato neural de la depresión– en un niño de tres años, no te dice nada sobre el patrón de activación cerebral y la disposición que tendrá ese niño a los once años, y mucho menos a los treinta años, afirma Davidson. Eso podría reflejar las muchas circunstancias cambiantes de la vida de una persona. Es probable que el niño que fue acosado sin piedad por ser un empollón en secundaria se sienta mucho mejor consigo mismo cuando su destreza matemática le permita conseguir un trabajo negociando derivados financieros por un salario de siete cifras y le traiga novias espectaculares, varias casas y vehículos de lujo. Pero sean cuales sean las fuerzas externas, el hecho de que la actividad prefrontal no sea constante desde la niñez hasta la edad adulta «fue nuestro primer gran indicio de que hay plasticidad en este circuito [de la felicidad]», explica Davidson. Es cierto que parecía que esta plasticidad desaparecía una vez que el cerebro llegaba a la edad adulta, ya que el estilo afectivo es muy estable a lo largo de la edad adulta, pero también se creía que, con los estímulos adecuados, otras formas de plasticidad que terminaban con la niñez persistían hasta bien entrada la edad adulta.

Hay varias buenas razones para cuestionar si la estabilidad del estilo afectivo en la edad adulta refleja algo fundamental, ya que la constancia del nivel basal de felicidad de una persona en la edad adulta podría reflejar una serie de fuerzas. Aquellos con un gusto por las explicaciones genéticas invocan la noción de un «gen de la felicidad». Eso es una simplificación excesiva, por supuesto, ya que lo único que hacen los genes es producir proteínas, y nadie tiene una buena idea de cómo una proteína (presumiblemente en el cerebro) elevaría su punto nodal de la felicidad. (Aunque, ahora que lo pienso, el ADN cuya proteína actuó –sólo para especular por un momento– para detener el desarrollo de los huesos faciales en el momento perfecto para producir un rostro digno de *Vogue* podría servir como «gen de la felicidad», ya que, si te hizo guapo a ojos de la sociedad en la que vives, probablemente tengas más posibilidades de tener una vida feliz que alguien cuyo ADN produce proteínas que la hacen parecer una hermana gemela de la Cruel Bruja del Oeste.[9] Diversos estudios han demostrado que incluso en la escuela primaria, los maestros tratan mejor a los niños atractivos, les prestan más atención y esperan más de ellos que de los niños feúchos. Un gen que ha actuado de una manera que te ha traído experiencias que conducen a la felicidad se mostraría como un «gen de la felicidad» incluso si no tuviera nada que ver directamente con los circuitos emocionales de tu cerebro). Una explicación alternativa para un punto nodal de la felicidad es que lo que sea que haya moldeado tu disposición al final de la adolescencia –resiliencia, inteligencia, bondad, curiosidad y otros atributos de las personas satisfechas– continúa haciéndolo en la edad adulta.

Pero hay una tercera posibilidad. Davidson sacó a la luz un hecho que había escondido años antes, cuando estaba descubriendo que las diferencias en la actividad entre el córtex prefrontal izquierdo y el derecho subyacen a las diferencias en el nivel de satisfacción basal de las personas. Los experimentos con animales llevados a cabo en la década de 1960 habían insinuado que el córtex prefrontal es particularmente susceptible a las influencias del mundo exterior. Estas influencias afectan a su función y posiblemente a su estructura. Dependiendo de si los macacos crecen en condiciones estimulantes o de abuso, por ejemplo, la actividad en su córtex prefrontal es diferente. Ciertos entornos pueden alterar, en apariencia de forma permanente, la actividad prefrontal. Si a esto se le suma el hecho que Davidson había encontrado mucho tiempo atrás en ese curso de neuroanatomía en el MIT –es decir, que existen fuertes conexiones entre el pensamiento, la parte prefrontal del cerebro y la parte de los sentimientos–, surge una posibilidad inquietante: que voluntariamente puedes alterar el nivel de activación de derecha a izquierda en tu región prefrontal, alterando no sólo la felicidad, sino todo un conjunto de emociones.

---

9. Villana del libro *El maravilloso mago de Oz*, del escritor estadounidense Lyman Frank Baum (1856-1919). *(N. del T.)*

Y eso llevó a la pregunta que se formuló viendo a los monjes y lamas deambulando por el laboratorio de Davidson: ¿podría haber formas de entrenamiento mental que, tal vez al alterar el tipo o la cantidad de señales que la parte cognitiva del cerebro transmite a la parte emocional, cambie el patrón basal de activación prefrontal de una manera que provoque emociones más frecuentes y positivas? Los descubrimientos de que la meditación de mindfulness puede alterar los patrones fundamentales de la actividad cerebral en personas con depresión o trastorno obsesivo compulsivo sugieren que incluso las formas rudimentarias de entrenamiento mental, que están muy por debajo de la práctica a largo plazo de meditadores budistas altamente capacitados, «pueden inducir cambios plásticos en el cerebro», dijo Davidson. Él denomina «transformar la mente emocional» a la posibilidad de que un entrenamiento mental más sostenido pueda cambiar el punto nodal de la felicidad. Y un desfile de monjes y lamas le ayudaría a descubrir si esto era posible.

Los pequeños cambios son poderosos

Gracias al apoyo del dalái lama, los monjes budistas tibetanos que viajaban a Estados Unidos incluían en su itinerario el laboratorio de Davidson. En mayo de 2001, llegó el «*geshe*[10] feliz», como se le conocía por el aura de alegría que irradiaba (y parecía contagiar a todos los que se encontraba). Abad de un monasterio budista en la India, había practicado la meditación, particularmente la meditación de la compasión, durante treinta años. Después de que le colocaran los 256 electrodos del electroencefalograma, siguió las órdenes de Davidson de alternar la actividad mental neutral con seis estados mentales, incluida la meditación de la compasión. Durante el estado neutral, su córtex prefrontal mostró una ligera inclinación hacia la izquierda, pero durante la meditación de la compasión, la asimetría izquierda estaba fuera de lo normal: más alta que el 99,7 % de todos los medidos alguna vez.

10. Grado académico otorgado a algunos monjes budistas tibetanos que tradicionalmente se recibe después de unos veinticinco años de estudio intensivo a tiempo completo en uno de los grandes monasterios budistas. Podría considerarse el equivalente a un «doctorado». Desde 2016 se otorga el título de *geshema* a algunas monjas budistas. *(N. del T.)*

El dalái lama ha notado que las influencias más poderosas sobre la mente provienen de nuestra propia mente. Los hallazgos de que en meditadores altamente experimentados hay una mayor actividad en el córtex frontal izquierdo implican que «la felicidad es algo que podemos cultivar deliberadamente a través del entrenamiento mental que afecta al cerebro».[11]

«Sin embargo, en Occidente la felicidad no se considera típicamente como algo entrenable», respondió Davidson. «Lo que estamos viendo, sin embargo, es que la felicidad puede conceptualizarse no simplemente como un estado o como un rasgo, sino como el producto de habilidades entrenables, habilidades que pueden mejorarse mediante el entrenamiento mental».

Por supuesto, es posible que el monje tuviera una asimetría izquierda intrínseca –quizás nació feliz– y que su actividad mental no tuviera nada que ver con potenciarla. Pero el hecho de que la actividad en el córtex prefrontal izquierdo aumentara tan drásticamente durante la meditación de la compasión ciertamente sugiere que el entrenamiento mental puede alterar los circuitos emocionales del cerebro. A medida que Davidson ensamblaba las piezas, iba tomando forma una posibilidad intrigante. Si bien quedan por resolver los detalles de cómo meditar sobre la compasión puede desencadenar emociones positivas, el hallazgo básico de que la actividad cognitiva puede alterar la actividad en una de las regiones de las emociones del cerebro respalda la esperanza de que el entrenamiento mental pueda cambiar el punto nodal de la felicidad. Si es así, entonces el punto nodal de la felicidad no es para tanto.

Considera una analogía. Estás estudiando si se pueden mejorar las medidas de salud cardiovascular (frecuencia cardíaca en reposo y tensión arterial, por ejemplo). Estás llevando a cabo el experimento en una sociedad que aún no es consciente de que existe el ejercicio aeróbico. Debes medir la frecuencia cardíaca en reposo y la tensión arterial de tus teleadictos todos los años durante varias décadas. Encuentras que, excepto por algunos cambios debidos al envejecimiento, su frecuencia cardíaca y su tensión arterial son notablemente estables. Ganas fama y fortuna y artículos de portada en *Time* por descubrir el «punto nodal cardiovascular».

---

11. Su santidad el dalái lama: *The Universe in a Single Atom.* Morgan Road Books, Nueva York, 2005, p. 174. (Trad. español: *El universo en un solo átomo.* Grijalbo, Barcelona, 2006.)

Sólo hay un problema. Has olvidado comprobar si la frecuencia cardíaca en reposo y la tensión arterial se pueden reducir mediante un régimen de ejercicio cardíaco regular y riguroso.

Davidson sospechaba que podía pasar lo mismo con el punto nodal de la felicidad. ¿Y si los circuitos cerebrales que subyacen y regulan la emoción son tan plásticos como los circuitos cerebrales en los monos que golpeaban las bolitas de Mike Merzenich, en los pacientes con un accidente cerebrovascular en recuperación de Ed Taub, en las personas ciegas y sordas de Helen Neville o en los pacientes deprimidos de Zindel Segal? ¿Y si simplemente no hemos logrado identificar el régimen de entrenamiento mental que tiene el poder de alterarlo?

«La pregunta que nos hacemos cuando nos desafía la visión budista es: ¿estamos todos estancados en nuestro punto nodal de la felicidad o es posible el cambio?», dice Davidson. «Los budistas dicen que el cambio radical es posible aunque en nuestra cultura occidental no le hemos dado una oportunidad. Pero, así como las personas ahora ven el valor de ejercitar el cuerpo de manera constante y por el resto de su vida, lo mismo sucede con las habilidades emocionales».

Eso es algo que la gente reconoce en muchas áreas de aprendizaje y habilidades. Si no practicas tu francés de la academia de idiomas, pronto no tendrás idea de la diferencia entre *lever* y *laver*, y si no practicas tu swing de golf durante años, tendrás una tarjeta llena de triple bogeys. «Pero no lo reconocemos para nuestras vidas emocionales. Existe una enorme laguna en nuestra cosmovisión, donde el entrenamiento se considera importante para la fuerza, la agilidad física, la capacidad atlética, la capacidad musical... para todo menos las emociones. Los budistas dicen que éstas también son habilidades y que se pueden entrenar como cualquier otra», explica Davidson. Si los científicos descubren una y otra vez que las personas retornan a su nivel basal de felicidad, tal vez sea porque están estudiando a personas que, como prácticamente todos los occidentales, no tienen ni idea de que se pueden esculpir los circuitos emocionales del cerebro con tanta fuerza como se pueden esculpir los músculos pectorales. «Quizás nadie haya probado la intervención que cambiaría el estilo afectivo de manera duradera. Sospecho que el punto nodal de la felicidad es móvil y plástico. La pregunta es, ¿qué lo mueve?», se cuestiona Davidson.

Y eso es lo que Davidson se propuso explorar: ¿cuál es el efecto del entrenamiento mental sobre las emociones y qué componentes de las emociones y sus circuitos cerebrales asociados pueden transformarse? En particular, ¿podría la meditación fortalecer los circuitos corticales que modulan la actividad del sistema límbico, como un termostato que regula esta caldera de emociones? ¿Podría el entrenamiento mental reprogramar los circuitos emocionales del cerebro y alterar para siempre la sensación de bienestar y satisfacción? Con tal entrenamiento, dice Davidson, es muy posible que seamos capaces de alterar nuestro punto nodal de la felicidad. Habían pasado más de veinte años desde que se aventuró por primera vez en el estudio científico de la meditación. Como él mismo dijo, finalmente «había salido del armario».

Era un lugar solitario en el que estar y cuando se trataba de buscar el efecto del entrenamiento mental sobre el cerebro, Davidson no encontraba mucha competencia. Como le dijo al dalái lama en 2004, «para preparar este encuentro, Su Santidad, he revisado la literatura científica occidental. Hay muy pocos estudios experimentales que investiguen el papel del entrenamiento mental puro sobre el comportamiento o el cerebro, y, en general, el papel del entrenamiento mental ha sido ignorado en las ciencias bioconductuales occidentales. Hay unos pocos estudios en los que los deportistas se imaginan realizando una actividad en particular y el investigador evalúa el impacto sobre su rendimiento. Hay algunos estudios que utilizan imágenes mentales en terapia, pero en Occidente, las estrategias que los científicos y los médicos han desarrollado para promover el cambio se han basado más en factores externos que en el entrenamiento mental. Así pues, hay una gran diferencia en el énfasis».

«Esto es hasta cierto punto comprensible», dijo Thupten Jinpa. «Quizás en algún nivel subconsciente, [los científicos] consideran el aspecto del entrenamiento mental como perteneciente a la espiritualidad o la religión» y desconfían de ello.

Pero la ciencia se estaba poniendo del lado de Davidson. Aunque es común referirse al «centro de las emociones del cerebro» o a «una región del cerebro que procesa las emociones», a finales de la década de 1990 las cosas parecían mucho menos claras y sencillas. Cada área del cerebro que había estado implicada en algún aspecto de la emoción también se había relacionado con algún aspecto del pensamiento: circuitos que se activan con actividad eléctrica cuando la mente siente una emoción y circuitos que cobran vida cuando la mente se somete a un procesamiento cognitivo, ya sea recordando, pensando, planeando o calculando, están tan entrelazados como el hilo en un telar. Las neuronas asociadas principalmente con el pensamiento se conectan con las asociadas principalmente con las emociones, y viceversa.

Esta neuroanatomía es coherente con 2 500 años de pensamiento budista, que sostiene que la emoción y la cognición no pueden separarse. En aquel entonces, cuando los pensadores hubieran indagado las conexiones entre la sabiduría de Oriente y la ciencia de Occidente, habrían provocado uno de esos ¡ajá!, a menudo acompañados de una sonrisa de satisfacción de que el budismo había llegado primero. Sin embargo, la colaboración actual entre budistas y neurocientíficos occidentales ha dejado atrás esas tonterías. La comprensión de que la neuroanatomía confirma lo que el budismo ha aseverado ha dado lugar a algo más sofisticado: la idea de que el entrenamiento mental, que implica muchos de los circuitos cognitivos del cerebro, puede modular los circuitos emocionales.

Para investigar esta posibilidad, Davidson evaluó a voluntarios sin experiencia previa en meditación sobre su capacidad para reducir las emociones negativas y aflictivas, y cultivar las positivas. Para ello les mostró fotografías como la de un bebé con un tumor horrible que le salía del ojo y les pidió que tuvieran el deseo de que el bebé se recuperara, fuera feliz y no sufriera.

«Me gustaría mostraros lo que sucede en el cerebro cuando la gente hace esto. Cuando la mayoría de las personas en Occidente ven esta imagen, la respuesta emocional más común es el disgusto. Pero lo que estamos haciendo es entrenarlos mentalmente para cambiar su respuesta emocional», le explicó Davidson al dalái lama.

Utilizando la fMRI una vez más, midió la actividad en la amígdala del cerebro, un área que está activa durante emociones tan aflictivas como la angustia, el miedo, la ira o la ansiedad. «Tan sólo entrenando mentalmente el deseo de que una persona de una foto esté libre de sufrimiento, la gente puede cambiar la fuerza de la señal en la amígdala. En este experimento descubrimos que algunas personas son muy buenas para hacer esto mientras que otras personas no lo son tanto, por razones que no comprendemos del todo. Nos preguntamos qué áreas del cerebro pueden estar asociadas con el éxito o la falta de éxito en esta tarea», comentó Davidson. Tenía sentido centrarse en el córtex prefrontal, que tiene conexiones neuronales con la amígdala. Cuando lo hicieron, los científicos encontraron que «los individuos con mayor activación en esta área son más capaces, cuando tienen el deseo de aliviar el sufrimiento, de cambiar su cerebro y reducir la activación en la amígdala. La señal en la amígdala que genera miedo se puede modular con entrenamiento mental», explicó Davidson.

«Lo que parece estar muy claro es que un proceso puramente mental –por ejemplo, cultivar deliberadamente esta aspiración– puede tener un efecto que es observable a nivel cerebral», respondió el dalái lama.

Monjes conectados

Más que cualquier otro adepto, Matthieu Ricard era un habitual en el electroencefalograma y en el túnel de fMRI de Davidson… y también en su despacho, puesto que, a diferencia de la práctica habitual –que las personas que se ofrecen como voluntarias para los experimentos se las considera poco más que conejillos de indias bien cuidados–, Ricard participaba activamente en el diseño de la investigación.

Para este estudio, le conectaron a Ricard 256 electrodos que iban desde su cuero cabelludo hasta el electroencefalograma en la mesa del laboratorio. Ricard, al igual que otros siete adeptos budistas y ocho no meditadores que servían de control, se dedicaría a la forma de meditación llamada compasión pura, en la que el meditador se centra en la compasión ilimitada y la bondad amorosa hacia todos los seres vivos. La meditación de la compasión, explicó Ricard, provoca «un estado en el que el amor y la compasión impregnan toda la mente, sin otra consideración, razonamiento o pensamiento discursivo. A esto a veces también se le llama compasión no referencial, en el sentido de que no se centra en objetos particulares, o compasión omnipresente».

Comenzaron las instrucciones. «De acuerdo, Matthieu, por favor, pon tu mente en un estado de no meditación... Y ahora comienza a meditar… Y ahora detente, en el estado de no meditación…». Y así sucesivamente, con los electrodos recogiendo las ondas cerebrales de diferentes frecuencias que generaba el cerebro de Ricard durante el estado de reposo y durante la meditación. Mientras tanto, el electroencefalograma crecía, garabato tras garabato. Fueron estos datos los que Davidson llevó al dalái lama esa mañana de octubre. Destacaba una onda cerebral: las ondas gamma.

Los científicos creen que las ondas cerebrales de esta frecuencia reflejan la activación y el reclutamiento de recursos neuronales y, en general, el esfuerzo mental. También son una firma de la actividad neuronal que entrelaza circuitos cerebrales remotos: la conciencia, en cierto sentido. Aparecen cuando el cerebro reúne diferentes características sensoriales de un objeto, como la apariencia, la sensación, el sonido y otros atributos que llevan al cerebro a su momento ¡ajá! de, sí, eso es un arbusto de lilas o eso es una banda de macacos rhesus. Las ondas gamma también fluyen a través del cerebro cuando escudriñas un cubo de Necker, ese dibujo lineal de un cubo que si lo observas atentamente, cambia de tal modo que una de las líneas frontales se convierte en la parte posterior… y lo hace girar desde una percepción (la línea «de delante» al frente) a otra (la línea «de delante» en la parte posterior).

En el momento en el que Ricard inició la meditación de compasión, la señal gamma comenzó a aumentar y siguió aumentando a lo largo de la meditación. Por sí solo, eso es interesante pero no asombroso: la intensa actividad de ondas gamma puede ser simplemente la marca de la meditación de compasión. Excepto por dos cosas: a medida que Ricard pasó del estado neutral al estado meditativo por orden de los científicos, el aumento de la actividad gamma fue mayor de lo que se había informado jamás en neurociencia, y, en segundo lugar, en los períodos de descanso entre meditaciones, la señal gamma nunca se apagaba.

Un mes después del encuentro de Mind and Life de 2004, la prestigiosa revista científica *Proceedings of the National Academy of Sciences* publicó el informe de este estudio sobre los efectos del entrenamiento mental en los cerebros de ocho consumados meditadores budistas tibetanos, incluido Ricard.[12] Éste fue el primer estudio científico del estado meditativo de la compasión pura. «Creo que es seguro decir que nunca antes se había publicado un estudio de este tipo en esta revista», dijo Davidson. Como controles, habían utilizado a diez estudiantes universitarios de Wisconsin que no meditaban y que recibieron un curso intensivo y una semana de práctica en meditación de la compasión. «Lo que se puede ver es que algunos de los controles, después de muy poco entrenamiento de meditación, mostraban un aumento leve pero significativo en la señal gamma», explicó al dalái lama. «Pero aquí están los monjes».

---

12. Lutz, A., *et al.*: «Long-Term Meditators Self-Induce High-Amplitude Gamma Synchrony during Mental Practice», *Proceedings of the National Academy of Sciences*, vol. 101, pp. 16369-16373 (16 noviembre de 2004).

En el momento en el que los adeptos comenzaron su meditación, resultó evidente para todos en la diapositiva de PowerPoint que Davidson mostró en las pantallas situadas en ambos extremos de la sala, que se produjo un aumento en la señal gamma que se fue incrementando gradualmente mientras duró la meditación para todos los monjes, tal como había sucedido en el cerebro de Ricard. Por lo general, la señal gamma dura unos doscientos milisegundos, pero en los adeptos duró cinco minutos. «La mayoría de ellos mostraron aumentos muy grandes y algunos mostraron aumentos extremadamente grandes, de una magnitud que nunca antes se había informado en la literatura neurocientífica. Es como un momento ¡ajá! continuo», explicó Davidson.

El hecho de que las ondas gamma de los meditadores estuvieran fuera de lo común ya era de por sí lo suficientemente impresionante, ya que sugería el poder del entrenamiento mental para producir un estado cerebral elevado asociado con la percepción, la resolución de problemas y la conciencia, pero podría decirse que aún más intrigantes fueron las señales gamma de los cerebros de los monjes y del grupo de control cuando no estaban meditando, durante el estado basal. «En el período basal inicial, antes de la meditación, hay una pequeña diferencia entre los practicantes y los sujetos de control, y los adeptos muestran una señal gamma un poco más alta. Pero durante el estado neutral entre las meditaciones de compasión, los practicantes muestran un gran aumento en esta señal gamma», explicó Davidson. Es decir, incluso cuando los meditadores no están meditando, sus cerebros son diferentes de los de los no meditadores. Era un indicio de algo que Davidson y otros habían estado buscando desde sus viajes a las cabañas de los yoguis en las colinas sobre Dharamsala: una evidencia del efecto del entrenamiento mental no en un estado cerebral momentáneo, sino en un rasgo cerebral duradero.

«Es como la huella del estado meditativo», intervino Thupten Jinpa.

«Exactamente, exactamente», dijo Davidson.

Ricard no se sorprendió de que, incluso durante los períodos de descanso, su cerebro mostrara una huella de un estado compasivo. «Una analogía es el amor puro que tiene una madre por un niño inocente. Dejas que eso crezca en la mente, por lo que hay una compasión que todo lo impregna. En algún momento, la compasión no referencial se convierte en un estado que puedes generar en tu mente, que puede invadir tu mente sin que te distraigan otros pensamientos. Te enfocas en comprender que el sufrimiento puede ocurrir en cualquier momento, que la impermanencia siempre está ahí. Entonces, el sentimiento de altruismo y compasión permanece incluso aunque no veas el sufrimiento en ese momento. Y piensas que, mientras los seres estén esclavizados y enredados en emociones destructivas, deben ser objeto de tu compasión», explicó.

Aunque es posible que la diferencia entre los monjes y los novicios reflejara algo innato –tal vez los monjes sencillamente nacieron con estos patrones cerebrales característicos en lugar de desarrollarlos a través del entrenamiento mental–, los datos de Davidson sugerían todo lo contrario. Cuando examinó si el número de años que los monjes tibetanos habían practicado la meditación predecía la magnitud de su señal gamma de referencia, encontró una relación lineal: cuantas más horas de entrenamiento de meditación haya tenido un monje, más fuerte y duradera será la señal gamma. «No podemos descartar la posibilidad de que hubiera una diferencia preexistente en la función cerebral entre monjes y novatos, pero el hecho de que los monjes con la mayor cantidad de horas de meditación hayan mostrado los mayores cambios cerebrales –cuanta más práctica, mayor es el aumento de esta señal gamma– nos da la confianza de que los cambios son realmente producidos por el entrenamiento mental», dijo.

Una vez registradas sus ondas cerebrales, Ricard se deslizó dentro del tubo de fMRI para una serie diferente de mediciones. El electroencefalograma es un sistema excelente para registrar señales cerebrales particulares, pero sólo aporta una aproximación tosca de dónde surge la señal en el cerebro. En cambio, la fMRI señala exactamente ese punto de génesis. Antoine Lutz, un colega de Davidson, le puso una manta a Ricard para evitar que cogiera frío en la habitación. Regresó a la sala de control y revisó el sistema de comunicaciones, asegurándose de que sus palabras llegaran a los auriculares de Ricard y la voz de Ricard llegara a la sala de control. Después de revisar una lista de control, le dijo a Ricard cuándo iniciar la meditación de compasión y cuándo volver al estado neutral. Cada uno de estos estados (neutral y meditativo) era interrumpido ocasionalmente por el sonido de un grito, que Ricard oía a través de los auriculares. Mientras tanto, la máquina de la fMRI detectaba signos reveladores de actividad en su cerebro. Al igual que en el estudio del electroencefalograma, finalmente se escanearon los cerebros de ocho adeptos budistas tibetanos con decenas de miles de horas de meditación a sus espaldas y los de ocho estudiantes universitarios a los que se les había enseñado meditación de compasión durante una semana antes del experimento y que habían practicado diariamente.

Davidson también presentó estos datos al dalái lama. Todo el mundo miró fijamente las imágenes de la fMRI proyectadas en las pantallas gigantes. Durante la generación de la compasión pura, los cerebros de todos los sujetos, tanto de los meditadores expertos como de los novatos, mostraron actividad en las regiones responsables de monitorear las propias emociones, de planificar movimientos y de emociones positivas como la felicidad. Las regiones que mantienen un registro del «yo» y de lo «otro» redujeron su actividad, como si durante la meditación de la compasión, los sujetos –tanto los adeptos como los novatos– abrieran sus mentes y sus corazones a los demás. Las áreas que se activan durante las emociones negativas como la infelicidad y la ansiedad también mostraron menos actividad durante la meditación de compasión en todos los voluntarios, pero al oír el grito, los cerebros mostraron una mayor actividad si se encontraban meditando que si estaban en su estado neutral, lo que sugiere que un cerebro lleno de pensamientos de compasión y bondad amorosa está más en sintonía con el sufrimiento de los demás. Hasta ahora, estos resultados confirman que generar un sentimiento de bondad amorosa y compasión tiene correlatos neuronales en el cerebro de todos los meditadores, expertos y principiantes por igual.

Más interesantes fueron las diferencias entre los adeptos y los novicios. En los primeros, hubo una activación significativamente mayor en las regiones del cerebro llamadas ínsula derecha y caudado; ésta es una red que otros estudios han relacionado con la empatía y el amor maternal. Esta red no sólo mostró una mayor activación en los monjes que en los meditadores novatos, sino que la actividad también fue más pronunciada en los monjes con el mayor número de horas de práctica de meditación, aquellos que rondaban las 55 000 mil horas. Las conexiones de las regiones frontales, tan activas durante la meditación de compasión, a las regiones emocionales del cerebro parecían fortalecerse con más años de práctica de meditación, un indicio de lo que Davidson empezó a sospechar por primera vez más de una década antes: ese entrenamiento mental que involucra la concentración y el pensamiento puede alterar las conexiones entre el cerebro que piensa y el cerebro emocional.

Los cerebros de los monjes meditadores también mostraron mayor actividad que los cerebros de los meditadores novatos en una red cortical extensa que involucra el córtex cingulado anterior, la ínsula, el córtex somatosensorial y el cerebelo. Estas regiones no parecen tener mucho en común; el córtex somatosensorial, por supuesto, registra sensaciones táctiles, por ejemplo, mientras que el cingulado anterior se ha relacionado con funciones cognitivas como la toma de decisiones, así como con la empatía y la emoción. Sin embargo, toda la red se activa durante una circunstancia especial: «Por lo general, se activa cuando tienes dolor o cuando ves a otra persona con dolor, y durante experiencias emocionales. La activación de esta red fue más fuerte en los adeptos que en los no meditadores, lo que apoya la idea de que nuestra experiencia del sufrimiento de otra persona está mediada por las regiones del cerebro que están involucradas en nuestra propia experiencia del dolor. Neurológicamente, la idea de "sufrir con" alguien tiene sentido», explicó Davidson.

En un hallazgo sorprendente, cuando los monjes se dedicaban a la meditación de la compasión, sus cerebros mostraron una mayor actividad en las regiones responsables del movimiento planificado, como si los cerebros de los monjes estuvieran ansiosos por acudir en ayuda de los angustiados. «Éste fue un hallazgo novedoso e inesperado. No hay actividad física; están sentados quietos. Una interpretación de esto es que puede reflejar la generación de una disposición a actuar frente al sufrimiento. Le da un significado real a la expresión "movido por la compasión"», le dijo Davidson al dalái lama.

«Se siente como una disposición total para actuar, para ayudar», coincidió Ricard. «Es un estado de completa benevolencia, de completa disposición, sin limitación. No piensas "Está bien, estoy listo para ayudar a una o dos personas, pero hay un límite en lo que puedo hacer". Por el contrario, lo que cultivas es un estado de compasión incondicional, no importa qué: "Ahora o en el futuro, en todas mis vidas, estaré totalmente preparado"».

Se observó un último punto de actividad en el cerebro de los monjes que meditaban: una zona en el córtex prefrontal izquierdo, el sitio de actividad asociado con la felicidad.[13] Durante la generación de compasión

13. Brefczynski-Lewis, J., *et al.*: «A Neural Correlate of Attentional Expertise in Long-time Buddhist Practitioners», presentación con diapositivas en la Society for Neuroscience, 2004; Lutz, A., *et al.*: «Loving-kindness and Compassion Meditation Results in Unique Patterns of fMRI Activation and Enhances the Reactivity of the Insula/Cingulate Neural Circuitry to Negative Stimuli in Meditators», presentación con diapositivas en la Society for Neuroscience, 2004.

por parte de los monjes, la actividad en el prefrontal izquierdo saturó la actividad en el prefrontal derecho –éste último asociado con estados de ánimo negativos como la infelicidad, así como con una vigilancia extrema– en un grado nunca antes visto desde la actividad puramente mental. Por el contrario, los controles principiantes, menos preparados y que únicamente habían recibido una breve instrucción en la meditación de la compasión, no mostraron tales diferencias entre el córtex prefrontal izquierdo y el derecho.

Este estudio pionero mostró que la compasión está mediada por regiones del cerebro que generan amor maternal, empatía y el deseo de ayudar a los demás. El hallazgo de que la actividad en estas áreas fue notablemente mayor en los adeptos sugiere que, en palabras de Davidson, «este estado positivo es una habilidad que se puede entrenar. Dado que un mayor entrenamiento en la meditación de la compasión da como resultado una mayor activación de áreas relacionadas con el amor y la empatía, sugiere que las emociones podrían ser transformadas por el entrenamiento mental. La ciencia ha sostenido durante mucho tiempo que la regulación emocional y la respuesta emocional son habilidades estáticas que no cambian mucho una vez que se llega a la edad adulta. Pero nuestros hallazgos indican claramente que la meditación puede cambiar la función del cerebro de manera duradera».

Libertad de sufrimiento

Para el sentido de compasión que sentía Ricard durante su meditación, parecía fundamental la disposición para responder y actuar sobre el sufrimiento de otro, como lo demuestra la activación de áreas del cerebro que inician la acción. Davidson tenía curiosidad por saber si el budismo ve la disposición a actuar como un aspecto crucial de la compasión.

«Desde el punto de vista budista, la compasión se suele conceptualizar como un estado mental que desea ver el objeto inmediato de esa compasión libre de sufrimiento. Hay diferentes grados de compasión. En un nivel, la compasión se mantiene principalmente en el nivel del deseo. Pero puede haber niveles de compasión más contundentes, donde ya no es sólo un deseo, sino también la voluntad de acercarse y hacer algo por el sufrimiento. La literatura budista hace una distinción entre ambos. Uno se denomina el deseo de ver al sintiente libre de sufrimiento, mientras que el otro se denomina deseo de aliviar el sufrimiento del ser. También se hacen distinciones entre los diferentes tipos de compasión dependiendo de cuáles sean los estados mentales que la acompañan. Aquí entra en juego el papel de la inteligencia, o lo que los budistas llaman conocimiento o sabiduría. Puedes tener un tipo de compasión donde el enfoque principal es el sufrimiento de otro ser sensible y el deseo de verlo libre de sufrimiento. O un practicante puede utilizar un conocimiento más profundo de la naturaleza de la existencia del ser sensible, como el reconocimiento de la naturaleza transitoria de la existencia o el reconocimiento de la no sustancialidad[14] del ser sensible, y sentir compasión por esta razón, aunque no haya ningún sufrimiento manifiesto. Y en el contexto budista, también hablamos de Gran Compasión, donde la compasión se extiende hacia todos los seres», respondió el dalái lama a través de su intérprete.

Alan Wallace tomó la palabra: «La Gran Compasión es, de hecho, un tipo de compasión aún más profundo, una compasión indiferenciada hacia todos los seres. Pero no es sólo que sea indiferenciada, sino que también hay un fuerte sentimiento de que "deseo proteger". Se compromete, asume la responsabilidad, se hace cargo de la carga. No es sólo el deseo general de que "todos los seres sensibles estén libres de sufrimiento", sino que se lo toma mucho más personalmente como "deseo ayudar"».

El entrenamiento budista para cultivar la Gran Compasión comienza con el reconocimiento de que primero necesitas cultivar un sentido de empatía con otros seres sensibles. «Cuanto más puedas extender esa empatía a un grupo más grande, mayor será tu capacidad para cultivar la compasión hacia esos seres», explicó Jinpa. Una vez que has cultivados la empatía, la Gran Compasión requiere la capacidad de reconocer el sufrimiento, de modo que puedas reconocer cuándo se requiere la empatía y la compasión. Luego, cultivas «una visión más profunda de la naturaleza del sufrimiento y también algún reconocimiento de la posibilidad de liberarse de ese sufrimiento. Porque si sabes que existe la posibilidad de liberarte de ese sufrimiento, entonces tu compasión por el ser que sufre será aún mayor; sabes que ésta es una situación de la que el ser sensible puede ser liberado.

---

14. La no sustancialidad *(shunyata)* o vacuidad es un concepto budista fundamental según el cual las cosas y los fenómenos no tienen una naturaleza fija o independiente. No se refiere a la mera ausencia de materia, sino a que los objetos y los fenómenos existen sólo en función de la mente que los designa. *(N. del T.)*

Sin la capacidad de sentir empatía y sin algún reconocimiento de la naturaleza del sufrimiento, tu compasión simplemente puede permanecer en un nivel de deseo, lo que no tendría mucho efecto», continuó.

El dalái lama habló de un pensador budista del siglo VII que argumentaba que independientemente de cuánto entrenamiento pueda realizar un atleta y de cuán bueno sea, habrá un potencial finito más allá del cual esa persona no podrá saltar más lejos o correr más rápido. «En cambio, cualidades como la compasión y la bondad amorosa tienen, en principio, un potencial de mejora ilimitada», explicó.

«Esto puede indicar que, en ciertos dominios, existe una neuroplasticidad ilimitada», dijo Davidson.

«Sí», dijo enfáticamente el dalái lama.

«No hay nada en la psicología occidental sobre cómo cultivar la compasión», dice Davidson. «No es más que una declaración de objetivos fundamentales: que la compasión es un valor humano admirable. Pero en realidad esta cosa amorfa llamada cultivo de la compasión conduce a cambios mensurables en el cerebro».

El poder de la neuroplasticidad para transformar el cerebro emocional abre nuevos mundos de posibilidades. No nos quedamos con el cerebro con el que nacimos, sino que tenemos la capacidad de dirigir voluntariamente qué funciones florecerán y cuáles se marchitarán, qué capacidades morales emergen y cuáles no, qué emociones se expanden y cuáles se marchitan. La investigación de Davidson respalda una idea que los adeptos de la meditación budista han mantenido durante mucho tiempo: que el entrenamiento mental que se encuentra en el centro de la práctica meditativa puede alterar el cerebro y, por lo tanto, la mente de una manera duradera, fortaleciendo las conexiones desde los lóbulos prefrontales reflexivos hasta la amígdala generadora de miedo y ansiedad, cambiando la actividad en el córtex prefrontal del lado derecho descontento al lado izquierdo eudemónico. Las conexiones entre las neuronas pueden modificarse físicamente a través del entrenamiento mental, al igual que un bíceps puede modificarse mediante el entrenamiento físico. Del mismo modo que la atención sostenida puede generar actividad en las regiones del córtex motor que controlan los movimientos de los dedos en los pianistas virtuales, también podría amortiguar la actividad en las regiones de las que emanan las emociones negativas y, al mismo tiempo, aumentar la actividad en las regiones dedicadas a las emociones positivas. Aunque la investigación sobre el poder del entrenamiento mental para cambiar el cerebro apenas acaba de empezar, los resultados hasta ahora apoyan la idea de que la meditación produce cambios duraderos. «La mente o el cerebro entrenados son físicamente diferentes de los que no están entrenados», dice Davidson.

El poder del entrenamiento mental resonó entre los eruditos budistas que escuchaban a Davidson describir sus descubrimientos. «Creo que la razón por la que enfatizamos el entrenamiento mental es la comprensión de que las condiciones externas son factores importantes que contribuyen a nuestro bienestar o a nuestro sufrimiento. Pero al final, la mente puede anular eso. Puedes conservar la fuerza interior y el bienestar en situaciones muy difíciles, y puedes ser un desastre total donde aparentemente todo parece perfecto. Sabiendo esto, ¿cuáles son las condiciones internas para el bienestar y el sufrimiento? De eso va el entrenamiento mental, de tratar de encontrar antídotos para el sufrimiento y los estados mentales aflictivos, antídotos que te permitan lidiar con el surgimiento del odio, por ejemplo, para disolverlo antes de que produzca una reacción en cadena. El entrenamiento mental cambiará gradualmente el nivel basal. Es el esfuerzo más fascinante que podemos concebir. El entrenamiento mental es el proceso de convertirse en un mejor ser humano para su propio bien y para el bien de los demás», dijo Matthieu Ricard.

La filosofía budista enseña que la distribución de felicidad de una persona no es fija y que, mediante la meditación, se puede aumentar la capacidad de compasión y felicidad, incluso desterrando emociones negativas como los celos, el odio, la ira, la codicia o la envidia. Como ha escrito el dalái lama, hay un «arte» de la felicidad. Les dice a sus amigos que, cuando era niño, se enfadaba tan a menudo como cualquier otro niño, y a veces incluso actuaba como un bravucón, pero después de sesenta años de entrenamiento de la meditación, afirma que estas emociones han desaparecido. Ahora bien, no es que tenga que reprimir el odio, por ejemplo; es que ni siquiera lo experimenta. La ciencia de la neuroplasticidad refuta la noción de que las tendencias mentales que conducen a tanto sufrimiento humano están programadas en nuestro cerebro. También promete una explicación fisiológica coherente de cómo puede ocurrir algo como la experiencia personal del dalái lama, compartida por otros expertos meditadores: las conexiones cerebrales responsables de las emociones negativas se marchitan y las responsables de la compasión y la felicidad se vuelven más fuertes. La plasticidad de los circuitos emocionales del cerebro es el medio por el cual el entrenamiento mental puede producir cambios físicos duraderos en el cerebro y, por lo tanto, en el estado mental y emocional.

«Creo que el budismo tiene algo que enseñarnos a los científicos sobre las posibilidades de la transformación humana y puede proporcionarnos un conjunto de métodos y una hoja de ruta sobre cómo lograrlo. No podremos tener una idea de cuánta plasticidad tiene realmente el cerebro humano hasta que veamos lo que puede lograr un entrenamiento mental intenso, no una sesión de meditación ocasional. En la cultura occidental, consideramos que podemos cambiar nuestro estado mental con una intervención de 45 minutos una vez a la semana, lo cual es una idea completamente descabellada. Los atletas y músicos entrenan muchas horas todos los días de la semana. Como neurocientífico, tengo que creer que participar en la meditación de la compasión todos los días durante una hora cada día cambiaría vuestro cerebro de manera importante. Negar eso sin probarlo, aceptar la hipótesis nula, es simplemente mala ciencia», dijo Davidson.

«Creo que la neuroplasticidad remodelará la psicología en los próximos años», continuó. «Gran parte de la psicología había aceptado la idea de un programa fijo que se desarrolla en el cerebro, uno que da forma marcadamente al comportamiento, la personalidad y los estados emocionales. Ese punto de vista ha sido derribado por los descubrimientos de la neuroplasticidad. La neuroplasticidad será el contrapeso de la visión determinista [de que los genes controlan el comportamiento]. El mensaje que recibo de mi propio trabajo es que puedo elegir cómo reacciono, que quién soy depende de las decisiones que tome y que, por lo tanto, tengo la responsabilidad de quién soy».

Capítulo 10

¿Y ahora qué?

Ya en el Capítulo 1, prometí demostrar que los científicos habían superado el desafío que les había planteado el gran neuroanatomista español Santiago Ramón y Cajal, quien había descrito el cerebro adulto como «fijo» e «inmutable», pero también escribió que «le corresponde a la ciencia del futuro cambiar, si es posible, este duro decreto. Inspirado en grandes ideales, debe trabajar para impedir o moderar el deterioro gradual de las neuronas, para vencer la casi inevitable rigidez de sus conexiones».

Ese futuro ha llegado. Somos los beneficiarios de una revolución en la comprensión del cerebro y del potencial humano.

Al analizar las muchas circunstancias bajo las cuales el cerebro adulto muestra neuroplasticidad, espero no haber dado la impresión de que la neuroplasticidad es una propiedad ocasional del cerebro, que surgió como respuesta a un trauma como un accidente cerebrovascular, la ceguera o una amputación, o a las extraordinarias demandas que se le imponen, como dominar un instrumento musical o participar en un entrenamiento mental intenso. De hecho, ésas son circunstancias en las que la neuroplasticidad se intensifica y muestra qué puede hacer, pero son las únicas que han examinado los neurocientíficos, ya que la búsqueda de otras exigencias que requieran el poder de neuroplasticidad apenas acaba de comenzar. Por lo que han visto hasta ahora, los investigadores están convencidos de que la neuroplasticidad es el estado normal y predeterminado del cerebro desde la niñez hasta la vejez. En respuesta a las señales que los sentidos transportan desde el mundo exterior, y a los pensamientos o movimientos que envía de vuelta, el cerebro «experimenta cambios continuos», concluyeron Álvaro Pascual-Leone de Harvard y sus colegas en 2005.[1] «El comportamiento conducirá a cambios en los circuitos cerebrales, al igual que los cambios en los circuitos cerebrales conducirán a modificaciones de comportamiento». O como dijo su antiguo mentor Mark Hallett: «Hemos aprendido que la neuroplasticidad no sólo es posible, sino que está constantemente en acción. Ésa es la forma en que nos adaptamos a las condiciones cambiantes, la forma en que aprendemos nuevas realidades y la forma en que desarrollamos nuevas habilidades [...] Por lo tanto, tenemos que comprender la neuroplasticidad y aprender a controlarla».[2]

Eso es cierto por muchas razones, pero una de las más importantes es que existe un lado oscuro de la neuroplasticidad.

La neuroplasticidad ha ido mal

El hecho de que el cerebro sea tan maleable para la información que recibe y las experiencias que tiene su propietario significa que los inputs incorrectos y las experiencias dañinas pueden remodelarlo de maneras indeseables. Las más simples son el resultado de un input sensorial incorrecto. Ya he mencionado un ejemplo: en algunos casos de deterioro específico del lenguaje, o dislexia, los problemas auditivos provocan la degradación de los sonidos que llegan al cerebro, y, como consecuencia, el cerebro no puede distinguir entre fonemas explosivos como *d* y *b*. Cuando Mike Merzenich y Paula Tallal descubrieron que un cerebro así no puede procesar y distinguir estos fonemas entre sí, desarrollaron el kit de reparación auditiva ahora conocido como Fast ForWord, que aprovecha el poder de la neuroplasticidad para alterar estos circuitos auditivos y mejorar las habilidades de lectura. Pero no hay duda de que si el cerebro estuviera programado para los sonidos del lenguaje, en lugar de ser moldeado por los sonidos que llegan (clara o débilmente) de los oídos, no desarrollaría este problema para empezar.

1. Pascual-Leone, A., *et al.*: «The Plastic Human Brain Cortex», *Annual Reviews of Neuroscience*, vol. 28, p. 379 (2005).
2. Hallett, M.: «Guest Editorial: Neuroplasticity and Rehabilitation», *Journal of Rehabilitation Research and Development*, vol. 42, pp. xvii–xxii (julio-agosto 2005).

Otro problema que aparece cuando el cerebro recibe información sensorial degradada es la distonía focal.[3] Esta afección, generalmente indolora, afecta a unos 300 000 estadounidenses. Tiende a golpear a pianistas, flautistas e intérpretes de cuerdas, y está marcada por la incapacidad de controlar de manera individual los dedos, generalmente el dedo corazón, el anular y el meñique. Cuando alguien con distonía focal de la mano intenta mover, por ejemplo, su dedo corazón derecho para tocar una nota en el piano, el dedo anular derecho lo acompaña. (La distonía focal de la mano ha arruinado las carreras de varios pianistas famosos, incluidos Gary Graffman, Leon Fleisher y, posiblemente, Glenn Gould). La culpa parece ser de las muchas horas de práctica diaria que dedican los músicos comprometidos, que a menudo comienzan de muy jóvenes. Cuando el cerebro es bombardeado una y otra vez con señales casi simultáneas de dos dedos diferentes, y cuando esas señales son rápidas y repetidas y ocurren en un contexto de aprendizaje –es decir, cuando la persona se concentra mucho en los movimientos, como un músico lo hace al practicar–, el cerebro tiene la idea de que en realidad las señales provienen del mismo dedo. Por lo tanto, decide que sólo necesita un grupo de neuronas para ambos en lugar de dividir grupos separados para cada dedo. El córtex somatosensorial pierde su capacidad para diferenciar los estímulos recibidos de diferentes dedos.

El equipo de Merzenich demostró que esta fusión de las «zonas de representación» de los dedos adyacentes puede ocurrir cuando se estimulan simultáneamente tres de las yemas de los dedos de un mono.[4] Después de cientos de repeticiones de este intenso input sincrónico todos los días durante un mes, el cerebro del mono había captado el mensaje. *Bien, vale; este tap-tap-tap debe estar sucediendo con la yema de un único dedo.* Como resultado, el cerebro del mono ya no dedicaba una región discreta del córtex somatosensorial a los dedos individuales, sino que se fusionaron las representaciones de los dedos en el cerebro, con una sola región respondiendo al toque de varios dedos. Ahora el cerebro trataba varias yemas de

3. «Dystonia», American Association of Neuromuscular and Electrodiagnostic Medicine, www.aanem.org/education/patientinfo/dystonia.cfm; «Researcher Takes on Pianists' Injuries with Disklavier», 16 de mayo de 2003, www.giles.com/yamaha1/pr/mus/piano/2003/miller_0503.htm

4. Wang, X., *et al.*: «Remodeling of Hand Representation in Adult Cortex Determined by Timing of Tactile Stimulation», *Nature*, vol. 378, pp. 71-75 (1995).

los dedos como una sola unidad y ya no podía controlarlas de forma independiente. Como en el caso de la entrada auditiva degradada, la neuroplasticidad dejó al cerebro vulnerable a las discapacidades.

Dado que el input sensorial repetitivo y simultáneo a varios dedos le enseña al cerebro que los dedos separados son una sola unidad, lo que provoca distonía focal de la mano, el tratamiento de la afección requiere enseñarle al cerebro que los dedos son actores individuales. Los primeros hallazgos sugieren que si los pacientes realizan ejercicios que estimulan cada dedo afectado por separado y (frenando el dedo que insiste en moverse cuando el otro se mueve) los mueven individualmente, pueden volver a dibujar el mapa de su propio córtex somatosensorial, consiguiendo que se dediquen grupos separados de neuronas a cada dedo.[5] De hecho, en una variación de la terapia de movimiento inducido por restricción que Ed Taub desarrolló para el accidente cerebrovascular, la terapia de distonía de manos restringe el movimiento de uno o más dedos sanos menos distónicos.[6] El sujeto hace ejercicios de piano con dos o tres dedos durante unas dos horas al día durante ocho días, seguidos por más ejercicios en casa. El cerebro se vuelve a entrenar, aprendiendo que el dedo anular, por ejemplo, es en realidad una entidad separada que merece su propio espacio cortical.

El *tinnitus*, o zumbidos en los oídos, también puede reflejar que la neuroplasticidad ha ido mal.[7] Aunque no todos los casos de *tinnitus* tienen la misma causa, en algunas personas el problema surge cuando la representación del cerebro de un tono particular se ha apoderado del espacio cortical circundante, de la misma manera que la representación de los dedos de las manos de un violinista ocupa el espacio una vez asignado a la mano. El *tinnitus* es notoriamente difícil de tratar, pero si una reorganización cortical como la mencionada se encuentra en la raíz de al menos algunos casos, entonces puede ser posible crear inputs auditivos particulares que reduzcan la cantidad de espacio que el córtex da a la «frecuencia del *tinnitus*», reduciendo también los síntomas.

---

5. Byl, N. N., *et al.*: «Effect of Sensorimotor Training on Structure and Function in Three Patients with Focal Hand Dystonia», abstracts de la Society for Neuroscience (2000).
6. Candia, V., *et al.*: «Constraint-Induced Movement Therapy for Focal Hand Dystonia in Musicians», *Lancet*, vol. 353, p. 42 (1999).
7. Møller, A. R.: «Symptoms and Signs Caused by Neural Plasticity», *Neurological Research*, vol. 23, pp. 562-572 (2001).

Así como la neuroplasticidad tiene una desventaja, con casi total seguridad los investigadores también descubrirán que la neuroplasticidad tiene límites, que hay condiciones cerebrales que no se modifican ante ninguna intervención, pues no se ven afectadas ni siquiera por el entrenamiento mental más intenso, que permanecen tan insensibles a los nuevos estímulos que llegan al cerebro como una losa de hormigón a una mariposa que se posa sobre ella.

Pero la investigación ya ha superado la limitación más obvia: el mito de que el cerebro adulto es incapaz de producir nuevas neuronas e incorporarlas a los circuitos existentes. Y hay indicios de que la neuroplasticidad puede ser la clave para frenar incluso algo tan fundamental como el deterioro cognitivo que acompaña a la vejez.

Retrasar el reloj

A lo largo de este libro, me he apoyado en resultados científicos que no sólo están bien respaldados por estudios en animales, el estándar de referencia para dar plausibilidad a un descubrimiento biológico, sino que también están de acuerdo con los conocimientos básicos sobre la estructura y el funcionamiento del cerebro. Pero la imagen de la neuroplasticidad estaría incompleta sin una idea de hacia dónde podría dirigirse el campo y cuál podría ser su potencial. Porque incluso aunque no seas músico, no hayas sufrido un accidente cerebrovascular, no seas disléxico, ciego o sordo, o no sufras un trastorno obsesivo compulsivo o depresión, el poder de la neuroplasticidad puede marcar una gran diferencia en tu cerebro y en tu vida.

Nadie ha llevado los límites de la neuroplasticidad más lejos que Mike Merzenich. Cree que los problemas neurológicos que van desde la esquizofrenia y la esclerosis múltiple hasta el deterioro cognitivo leve y los deterioros «normales» relacionados con la edad sobre la memoria y otras funciones cognitivas no sólo reflejan cambios en el cerebro a consecuencia de su neuroplasticidad. Cree que también pueden ser tratados con el mismo principio que utilizó para comprender las causas de la dislexia y tratarla: averiguar qué input deletéreo provocó que el cerebro cambiara, determinar cuáles son esos cambios y encontrar un input correctivo que vuelva a conectar el cerebro de una manera que trate el problema. Está convencido de que si la neuroplasticidad hace que el cerebro sea vulnerable a las discapacidades, también se puede aprovechar para curarlas.

En la primera década del nuevo milenio, comenzó a desarrollar una intervención basada en la neuroplasticidad para el deterioro cognitivo normal relacionado con la edad. Las raíces fisiológicas de ese declive se han comprendido mejor en los últimos años. Incluyen información sensorial más débil y menos precisa; los adultos mayores no ven, oyen, sienten, saborean ni huelen con tanta precisión como los adolescentes. Además, el cerebro no se utiliza ni se pone a prueba tanto como antes; las personas se jubilan o sólo llevan a cabo actividades que ya dominan (y disfrutan), con el resultado de que el cerebro participa en menos actividades que impulsan el aprendizaje nuevo. Finalmente, tanto el metabolismo neuronal como el metabolismo de los sistemas de control neuromodulador se enlentecen. En el primer caso, el resultado es la producción y función deficientes de los neurotransmisores y receptores mediante los cuales una neurona se comunica con otra, la base física del pensamiento y el recuerdo. En el segundo, se debilitan los sistemas en los que están implicadas sustancias bioquímicas cruciales para la atención, para detectar cuándo has encontrado algo nuevo (la detección de novedades es la base del aprendizaje) y para sentir una sensación de recompensa (sin la cual, las personas pierden la voluntad de hacer la mayoría de cosas, ya que nada les da placer).

Merzenich cree que es posible abordar estos cambios relacionados con la edad con un entrenamiento específico. La mejora de la fidelidad de las señales sensoriales, en particular la audición, es la más avanzada. Con la edad, las células ciliadas internas de la cóclea se deterioran y se pierde la capacidad de oír sonidos agudos. El problema no es que no oigas silbidos, sino que el habla humana normal suena amortiguada y confusa. La gente parece murmurar o hablar demasiado rápido, y no puedes entender lo que dicen si el ambiente es ruidoso. En audiología, la relación señal/ruido disminuye con la edad. «La representación cerebral del habla se vuelve más ruidosa y degradada, por lo que algunos adultos de edad avanzada tienen problemas para entender el habla amortiguada o el habla de los niños pequeños. Si tienes problemas para procesar el habla, la información que alimenta la memoria es inútil», explica Merzenich. De hecho, cuando los adultos jóvenes escuchaban cintas de audio en las que un orador entonaba una lista de palabras, pero con la pista de audio modificada para que sonara como las palabras para una persona mayor, su memoria verbal declinó al nivel de personas décadas mayores. Como dice Merzenich, «déficits de procesamiento sensorial como éstos pueden provocar profundos déficits en la memoria y la función cognitiva».

Pero el habla que ha sido modificada puede hacer retrasar las manecillas del reloj en el cerebro de los adultos mayores. En un estudio que Merzenich presentó a finales de 2005, hizo que voluntarios de edad avanzada, de entre 61 y 94 años, se sometieran a ocho semanas de entrenamiento por ordenador para mejorar la capacidad del cerebro para discernir los sonidos del habla.[8] Al igual que con Fast ForWord para la dislexia, los participantes escuchan con atención cuándo cambia un sonido (entonado por una vaca animada), escuchan y recuerdan secuencias de fonemas, disciernen si dos fonemas hablados son idénticos y cosas por el estilo. Se ha demostrado que un reentrenamiento auditivo similar reconfigura el córtex auditivo en niños disléxicos. Los cerebros más viejos también procesaron mejor el habla y recordaron mejor las cosas. «La mayoría mejoró diez o más años en el estado neurocognitivo. Las personas de ochenta años tenían la memoria de las de setenta. Con más entrenamiento, espero que podamos reducir la edad neurocognitiva en veinticinco años», explica Merzenich, quien prevé un día en el que los descubrimientos de la neuroplasticidad marcarán el comienzo de «una nueva cultura de aptitud cerebral», lo que reflejará «la comprensión de que necesitas ejercitar tu cerebro del mismo modo que ejercitas tu cuerpo».

También cree que es posible estimular la producción de importantes sustancias químicas cerebrales, como la acetilcolina, la dopamina y la norepinefrina. Fíjate en la dopamina, por ejemplo. Esta sustancia química del cerebro está estrecha y curiosamente asociada con la sensación de placer. Cuando los circuitos de dopamina fallan, puede producirse adicción: básicamente, los circuitos de dopamina de un adicto se acostumbran tanto a los placeres del alcohol, las compras o los opiáceos que requiere cada vez más de la sustancia o de la actividad para conseguir el mismo efecto. Es una observación común que algunos, quizás muchos, adultos mayores no obtienen el mismo placer de la vida que antes. Sin duda, muchos tienen buenas razones para su triste perspectiva, desde el deterioro de la salud

8. Hardy, J. L., *et al.*: «A Brain Plasticity–Based Training Program to Improve Memory in Older Adults: Pilot Results», presentación con diapositivas en el encuentro anual de la Society for Neuroscience, 2005.

y la soledad hasta la muerte de un cónyuge e insinuaciones de mortalidad, pero también puede contribuir un sistema de dopamina indolente.

Por este motivo, Merzenich y sus colegas han incorporado pequeñas recompensas y entretenimientos en los programas de entrenamiento mental que han desarrollado para el deterioro cognitivo relacionado con la edad. Los usuarios obtienen pequeñas «descargas» de felicidad, que considera que estimulan su sistema de dopamina. Obtener placer de lo que uno hace es esencial para seguir haciéndolo, ya sea que se trate de hacer ejercicio físico, de practicar bailes de salón, de aprender un segundo idioma o de cualquier otra actividad intensa en la atención que preserve la función mental.

La acetilcolina es un neurotransmisor encargado de captar la atención del cerebro y controla los circuitos involucrados en el enfoque y la atención. Al igual que sucede con el sistema de la dopamina, se vuelve flácido cuando se ejercita poco. A menudo asumimos que el motivo por el cual las personas mayores tienen problemas para prestar atención o para mantener la concentración es su interés cada vez menor hacia el mundo que las rodea y la sensación de que ya lo han «visto todo». Sin embargo, es posible que su cerebro sencillamente no esté recibiendo el entrenamiento atencional que necesita. A los adultos mayores se les dice con frecuencia que, para mantener su mente en forma, deben estimularla con actividades como crucigramas y leer. No obstante, las actividades que se realizan repetidamente se convierten en un acto reflejo y exigen una menor atención que las nuevas, y el resultado es un cerebro que recibe cada vez menos trabajo atencional y tiene cada vez menos oportunidades de mantener afinado el sistema de la acetilcolina. El resultado de la incapacidad para prestar atención, que no es infrecuente en muchos adultos mayores, es la dificultad para recordar información y experiencias nuevas. Y debido a la importancia que tiene la atención en la neuroplasticidad, un cerebro que no puede prestar atención es un cerebro que no puede sacar provecho de los beneficios de la neuroplasticidad.

Debido a esto, desde el punto de vista científico tiene mucho más sentido, si queremos mantener el cerebro en forma, asumir nuevos desafíos –como por ejemplo aprender a bailar o viajar a lugares desconocidos– que realizar actividades que ya dominamos, ya que estas nuevas actividades ejercitarán las redes de atención cruciales del cerebro. Como señalan Merzenich y sus colegas, los estudios en animales han demostrado que «en condiciones ambientales óptimas, casi todos los aspectos físicos del cerebro pueden recuperarse de las pérdidas relacionadas con la edad». Pueden nacer nuevas neuronas y la materia gris puede volverse más espesa, puesto que la neuroplasticidad lo hace posible.

Ciencia mediática

La cuestión de si el cerebro puede cambiar, y si la mente tiene el poder de cambiarlo se está convirtiendo en una de las más interesantes de nuestro tiempo. Este poder se relaciona con un cambio radical en biomedicina, neurociencia y psicología.

Si puntuamos la salud mental en una escala que va desde valores muy negativos (enfermedad mental) hasta valores muy positivos, la ausencia de enfermedad mental es similar al punto cero. La ciencia siempre se ha centrado en el nivel cero y por debajo, en personas y condiciones que son patológicas, perturbadas o, en el mejor de los casos, «normales». Como consecuencia de ello, los investigadores han conseguido un gran récord cuando se trata de estudiar todas las formas en que la mente y el cerebro se pueden alterar. En sus 947 densas páginas, la última edición de la considerada biblia de las enfermedades mentales, el *Manual diagnóstico y estadístico de los trastornos mentales,*[9] cubre todas las patologías, desde el autismo y el síndrome de Tourette hasta la esquizofrenia, la depresión, el masoquismo y el «trastorno de la ingestión alimentaria de la infancia o la niñez». Y no es de extrañar que esté tan lleno. En los últimos treinta años, ha habido alrededor de 46 000 artículos científicos sólo sobre la depresión y únicamente unos decepcionantes 400 sobre la alegría.[10] Cuando el investigador y psicólogo Martin Seligman se convirtió en presidente de la American Psychological Association, advirtió sobre la visión unilateral del campo de la mente humana e instó a los investigadores a llevar a cabo estudios sobre estados psicológicos positivos, como la felicidad y la satisfacción, la curiosidad y el deseo, el compromiso y la compasión. «Las ciencias sociales se encuentran en una oscuridad casi total con respecto a las cualidades que hacen que la vida valga más la pena», se lamentó.

9. *Diagnostic and Statistical Manual of Mental Disorders DSM-IV.* American Psychiatric Association, Washington, D.C., 1994. (Trad. español: *DSM-IV: Manual diagnóstico y estadístico de los trastornos mentales.* Elsevier Masson, Barcelona, 1996.)
10. Brown, C.: «The (Scientific) Pursuit of Happiness», *Smithsonian* (mayo de 2004).

También hay un efecto más práctico: casi todas las ciencias biomédicas se centran sólo en que las personas lleguen al nivel cero, y consideran que es suficiente con que no presenten enfermedades. Como dice el erudito budista Alan Wallace, «los científicos occidentales suponen que lo normal es a lo máximo que podemos llegar y que lo excepcional es sólo para los santos, que es algo que no podemos cultivar. En el Occidente moderno nos hemos acostumbrado a la suposición de que la mente "normal", en el sentido de estar libre de una enfermedad mental clínica, es una mente sana. Pero una "mente normal" todavía está sujeta a muchos tipos de angustia mental, entre los que se incluyen ansiedad, frustración, inquietud, aburrimiento y resentimiento». Todo esto se considera normal, parte de las vicisitudes de la vida. Decimos que la infelicidad es un aspecto habitual de la vida y que «es normal» sentir frustración cuando las cosas salen mal; que «es normal» sentirnos aburridos cuando la mente se siente vacía y nada en nuestro entorno nos llama la atención. Mientras la angustia no sea crónica ni incapacitante, se considera que la mente goza de buena salud. «Hay tanta gente que está enferma de la misma manera que lo aceptamos como algo normal. En este caso, "estar enfermo" significa tener una mezcla de emociones positivas y destructivas. Y como es algo tan común, consideramos que esto es algo natural, normal. Lo aceptamos y decimos: "¡Oh!, así es la vida, así son las cosas", tenemos esta mezcla de luces y sombras, de cualidades y defectos. Ésta es la normalidad», añadió Matthieu Ricard.

Aprovechar los poderes de neuroplasticidad del cerebro ofrece la esperanza de cambiar la comprensión de la salud mental. La creciente evidencia de la capacidad del cerebro para cambiar su estructura y función en respuesta a determinados inputs, junto con descubrimientos como el de Davidson sobre el poder del entrenamiento mental para aprovechar esa neuroplasticidad para cambiar el cerebro, sugiere que la humanidad no tiene que contentarse con esta extraña noción de normalidad, con el nivel cero de salud mental y emocional. «La terapia cognitivo-conductual tiene como objetivo principal conseguir que las personas alcancen la normalidad, no que generen estados excepcionales de compasión, de virtud. El budismo está diseñado para curar las aflicciones de la mente. La práctica meditativa –el entrenamiento mental– tiene como fin generar estados excepcionales de atención enfocada, compasión, empatía y paciencia», continuó Wallace.

Mientras los investigadores estudian el poder de la meditación y de otras técnicas para alterar el cerebro y permitir que funcione lo mejor posible, nos conformamos con la ciencia «por encima de la línea», la cual estudia a unos individuos cuyos poderes de atención se encuentran muy por encima de la media y cuyos niveles de compasión eclipsan a los de la mayoría de las personas. Estos individuos han establecido sus niveles basales de felicidad en un punto que la mayoría de los mortales sólo consiguen de manera transitoria antes de caer a un nivel que está por encima de la depresión, pero muy lejos de lo que puede ser posible. Lo que aprendamos de ellos puede proporcionarnos la clave para que todo el mundo –o al menos a todo aquel que elija participar en el entrenamiento mental necesario– alcance ese nivel. La neuroplasticidad proporcionará la clave para realizar un funcionamiento mental y emocional positivos. Los efectos del entrenamiento mental, como se observa en los cerebros de los meditadores budistas consumados, sugieren lo que los humanos pueden lograr.

Ética secular

En sus conferencias por todo el mundo, el dalái lama ha argumentado que la humanidad necesita unos nuevos fundamentos para una ética moderna, una que atraiga a los miles de millones de personas que se adhieren a diferentes religiones o que no profesan ninguna religión, que apoye valores básicos como la responsabilidad personal, el altruismo y la compasión. Sin embargo, una persona con conocimientos científicos –de hecho, cualquiera que eche una mirada superficial a las historias científicas de los periódicos– puede reaccionar a ese mensaje con cierto escepticismo, porque la ciencia moderna parece ofrecer una visión radicalmente diferente de la responsabilidad humana.

Los críticos llaman a este punto de vista determinismo neurogenético.[11] Es la creencia, en auge desde principios de la década de 1990 e impulsada por la mística de la genética moderna, que atribuye un poder causal ineludible a los genes que uno hereda de sus padres. Apenas pasó un mes en esa década sin el anuncio de otro descubrimiento de un gen «para»

11. Rose, S.: «The Rise of Neurogenetic Determinism», *Nature*, vol. 373, pp. 380-382 (2 de febrero de 1995).

tal o cual comportamiento o «para» tal o cual enfermedad mental, desde la toma de riesgos hasta la pérdida del control del apetito, desde la violencia hasta el neuroticismo, así como descubrimientos que vinculan un déficit de un neurotransmisor con la depresión y desequilibrios en otro con la adicción. Cada conexión que los neurocientíficos forjaban entre un neuroquímico y un comportamiento, y que los genetistas establecían entre un gen y un comportamiento, asestaba otro golpe a la noción de una voluntad eficaz. Los descubrimientos dibujan una imagen de los individuos como autómatas, esclavos de sus genes o de sus neurotransmisores, y sin más libre albedrío que el coche con radiocontrol de un niño. «Mis genes (o mis neurotransmisores) me obligaron a hacerlo» bien podría ser el mantra actual. Invocar «una falta de fuerza de voluntad» para explicar el comer sin control, la adicción o la ira empezó a parecer tan anticuado y desacreditado como aplicar sanguijuelas a los enfermos.

«El determinismo neurogenético sostiene que existe una relación causal directa entre el gen y el comportamiento. Una mujer está deprimida porque tiene genes "para" la depresión. Hay violencia en las calles porque la gente tiene genes "violentos" o "criminales"; la gente se emborracha porque tiene genes para el alcoholismo», explica el neurobiólogo Steven Rose, de la Open University.[12]

La validez de este punto de vista es más que un argumento esotérico que se propaga por las universidades. Si la fuente de nuestra felicidad y nuestra desesperación, de nuestra compasión y nuestra crueldad, radica en las hebras retorcidas de nuestro ADN, entonces es «a la farmacología y la ingeniería molecular a las que debemos acudir en busca de soluciones», concluye Rose. Y si la voluntad es una ilusión, ¿cuál es la base de la responsabilidad personal? Si somos verdaderamente esclavos de nuestros neurotransmisores y de los circuitos neuronales establecidos en la infancia por nuestros genes, entonces el concepto de responsabilidad personal se vuelve engañoso.

Espero que este libro haya demostrado que ese *si* carece de fundamentos, ya que cada paso en esa cadena causal está lejos de ser determinista. Gracias a la neuroplasticidad y al poder de la mente y del entrenamiento mental para provocar cambios en la estructura y la función de nuestro cerebro, el libre albedrío y la responsabilidad moral cobran importancia de una manera que no lo había tenido desde hace mucho tiempo en la

12. Ibíd.

ciencia occidental. Los genes de las crías de rata de Michael Meaney fueron alterados por el comportamiento de la rata madre que las crio, con el resultado de que las crías desarrollaron una serie de comportamientos y «personalidades» sorprendentemente diferentes. Hasta aquí los genes que determinan rasgos supuestamente innatos como la timidez y el retraimiento. El córtex visual de los niños ciegos estudiados por Helen Neville no ve, pero en cambio oye; con esto se demostró que los genes no son la base de la estructura y del funcionamiento del cerebro en desarrollo. Algo tan nimio como un recordatorio de alguien que alguna vez nos amó y nos cuidó basta para desencadenar un circuito que supuestamente es responsable tanto de la memoria como de la emoción, de tal modo que las personas que Phil Shaver estudió no sólo sentían compasión, sino que actuaban en consecuencia para ayudar a una persona que sufría. La neuroplasticidad y la capacidad del cerebro para cambiar como consecuencia del paso de entrenamiento mental se interponen entre los genes y el comportamiento como un héroe delante de una locomotora a toda velocidad. Si el cerebro puede cambiar, entonces los genes «para» tal o cual comportamiento son mucho menos deterministas. La capacidad del pensamiento y la atención para alterar físicamente el cerebro se hace eco de una de las hipótesis más notables del budismo: que la voluntad es una fuerza física real que puede cambiar el cerebro. Quizás una de las implicaciones más provocativas de la neuroplasticidad y el poder del entrenamiento mental para alterar los circuitos del cerebro es que socava el determinismo neurogenético.

La comprensión budista de la volición es bastante diferente de la noción de que los seres humanos están atados a sus genes o a sus circuitos neuronales programados. En la filosofía budista, la elección no está determinada por nada del mundo físico o material, incluidos el estado de los neurotransmisores o los genes (no es que el budismo tradicional tuviera la menor idea de que existieran sustancias químicas cerebrales o el ADN). Por el contrario, la volición surge de cualidades tan inefables como el estado mental y la calidad atencional. La última de las cuatro nobles verdades[13] del budismo también invoca el poder de la mente, argumentando que aunque la vida es sufrimiento y el sufrimiento surge de los antojos y

13. Consideradas el fundamento central de las enseñanzas de Buda, las cuatro nobles verdades son: a) la vida es sufrimiento; b) la causa del sufrimiento es el deseo; c) el fin del sufrimiento llega con el fin del deseo, y d) hay un camino que nos aleja del deseo y el sufrimiento. *(N. del T.)*

deseos, hay una salida al sufrimiento: a través del entrenamiento mental y, específicamente, de la práctica sostenida de la meditación.

El acto consciente de pensar en los propios pensamientos de una manera diferente cambia los mismos circuitos cerebrales que hacen ese pensamiento, como demuestran los estudios sobre cómo la psicoterapia cambia el cerebro de las personas con depresión. Tales cambios cerebrales inducidos intencionalmente requieren concentración, entrenamiento y esfuerzo, pero un creciente número de estudios que utilizan neuroimágenes muestran cuán reales son esos cambios. Vienen de dentro. A medida que los descubrimientos de la neuroplasticidad, y esta neuroplasticidad autodirigida, lleguen a las clínicas, las facultades y las salas de estar de todos nosotros, la capacidad de cambiar voluntariamente el cerebro se convertirá en una parte central de nuestras vidas... y de nuestra comprensión de lo que significa ser humano.

APÉNDICE

Sobre el Mind and Life Institute

R. Adam Engle

Los diálogos de Mind and Life entre su santidad el dalái lama y científicos occidentales cobraron vida a través de una colaboración entre R. Adam Engle, un empresario estadounidense, y Francisco J. Varela, un neurocientífico nacido en Chile que vive y trabaja en París. En 1984, Engle y Varela, que por aquel entonces no se conocían, tuvieron de forma independiente la iniciativa de crear una serie de encuentros interculturales en los que Su Santidad y científicos occidentales entablarían prolongados debates durante varios días.

En 1983, Engle, budista practicante desde 1974, se dio cuenta del largo y profundo interés del dalái lama por la ciencia y del deseo de Su Santidad de profundizar su conocimiento sobre la ciencia occidental y de compartir su conocimiento de la ciencia contemplativa oriental con científicos occidentales. Varela, también budista practicante desde 1974, se había reunido con Su Santidad en un encuentro internacional en 1983 como orador en los Alpbach Symposia on Consciousness, donde su comunicación fue inmediata. Su Santidad estaba muy interesado en la ciencia y agradeció la oportunidad de conversar con un científico del cerebro que tenía ciertos conocimientos del budismo tibetano.

En el otoño de 1984, Engle, a quien se había unido Michael Sautman en esta aventura, se reunió con el hermano menor de Su Santidad, Tendzin Choegyal (Ngari Rinpoche) en Los Ángeles y presentó su plan para crear un encuentro científico intercultural de una semana de duración. Su Santidad participaría plenamente en el encuentro. Rinpoche se ofreció gentilmente a abordar el asunto con Su Santidad. En cuestión de días, Rinpoche informó que a Su Santidad le gustaría mucho entablar debates con científicos y autorizó a Engle y Sautman a organizar un encuentro.

Mientras tanto, Varela había estado pensando en diferentes posibilidades para continuar su diálogo científico con Su Santidad. En la primavera de 1985, una amiga cercana, Joan Halifax, entonces directora de la Ojai Foundation, que había oído hablar de los esfuerzos de Engle y Sautman para crear un encuentro sobre budismo y ciencia, les sugirió que tal vez Engle, Sautman y Varela podrían poner en común sus habilidades complementarias y trabajar juntos. Los cuatro se reunieron en la Ojai Foundation en octubre de 1985 y acordaron avanzar juntos. Decidieron centrarse en las disciplinas científicas que se ocupan de la mente y la vida como la interfaz más fructífera entre la ciencia y la tradición budista. Se convirtió en el nombre del primer encuentro y, finalmente, del Mind and Life Institute.

Fueron necesarios dos años más de trabajo entre Engle, Sautman, Varela y la Oficina Privada de Su Santidad antes de que se celebrara el primer encuentro en octubre de 1987 en Dharamsala. Durante este tiempo, Engle y Varela colaboraron estrechamente para encontrar una estructura útil para el encuentro. Adam asumió el cargo de coordinador general, con las responsabilidades principales de recaudar fondos, llevar las relaciones con Su Santidad y su oficina, y todos los demás aspectos generales del proyecto, mientras que Francisco, actuando como coordinador científico, asumió la responsabilidad principal del contenido científico, las invitaciones a científicos y la edición de un volumen que resumiera la reunión.

Esta división de responsabilidades entre coordinador general y coordinador científico funcionó tan bien que se ha mantenido a lo largo de todos los encuentros posteriores. Cuando se organizó formalmente el Mind and Life Institute en 1990, Adam se convirtió en su presidente y ha sido el coordinador general de todos los encuentros de Mind and Life, y aunque Francisco no fue el coordinador científico de todos ellos hasta su muerte en 2001, siguió siendo una fuerza orientadora y el socio más cercano de Engle en los encuentros y en el Mind and Life Institute.

Llegados a este punto, conviene decir unas palabras sobre la singularidad de esta serie de conferencias. Los puentes que pueden enriquecer mutuamente la ciencia moderna y, en particular, la neurociencia son muy difíciles de establecer. Francisco lo comprobó por primera vez cuando ayudó a establecer un programa científico en el Naropa Institute (ahora Universidad de Naropa), una institución de artes liberales creada por el maestro de meditación tibetano Chögyam Trungpa Rinpoche. En 1979, Naropa recibió una subvención de la Sloan Foundation para organizar la que probablemente fue la primera conferencia sobre Estrategias Comparativas para la Cognición: la occidental y la budista. Se reunieron unos veinticinco académicos de prestigiosas instituciones estadounidenses pertenecientes a diversas disciplinas, como la filosofía convencional, las ciencias cognitivas (neurociencias, psicología experimental, lingüística, inteligencia artificial) y, por supuesto, los estudios budistas. El encuentro le brindó a Francisco una dura lección sobre el cuidado y la delicadeza que requiere la organización de un diálogo intercultural.

Así pues, en 1987, aprovechando la experiencia de Naropa y deseando evitar algunos de los obstáculos encontrados en el pasado, Francisco propuso adoptar varios principios operativos que han funcionado muy bien y han permitido que la serie de encuentros Mind and Life haya tenido un éxito extraordinario. Quizás lo más importante fue decidir que los científicos no serían elegidos únicamente por su reputación, sino por sus conocimientos en su campo, así como por su amplitud de miras. Es útil, pero no esencial, cierta familiaridad con el budismo siempre que exista un sano respeto por la ciencia contemplativa oriental.

A continuación, el plan de estudios se ajustaba a medida que las conversaciones posteriores con el dalái lama aclaraban cuánta base científica se debía presentar para que Su Santidad pudiera participar plenamente en los diálogos. Para garantizar que los encuentros fueran plenamente participativos, se estructuraron con presentaciones por parte de los científicos occidentales en la sesión matinal; de esta manera, se podría informar a Su Santidad sobre los aspectos básicos de un campo de conocimiento. Esta presentación matinal se basaba en un punto de vista científico amplio y generalizado. La sesión de la tarde se dedicaba únicamente al debate, que surgía de manera natural a partir de la presentación de la mañana. Durante esta sesión de debate, el presentador de la mañana podría expresar sus preferencias y juicios personales si éstos diferían de los puntos de vista aceptados por la mayoría.

El tema de la traducción del tibetano al inglés y a la inversa en un encuentro científico suponía todo un reto, ya que era literalmente imposible encontrar un nativo tibetano que hablara inglés con fluidez y dominara las ciencias. Este reto se superó eligiendo dos maravillosos intérpretes, uno tibetano y otro occidental con formación científica, y sentándolos uno al lado del otro durante el encuentro. Esto permitía una aclaración de conceptos rápida e *in situ*, que es absolutamente esencial para superar el malentendido inicial de dos tradiciones muy diferentes.

Thupten Jinpa, un monje tibetano que entonces estudiaba para obtener el grado de *geshe* en el monasterio de Ganden Shartse y hoy en día es doctor en filosofía por la Universidad de Cambridge, y Alan Wallace, un antiguo monje en la tradición tibetana licenciado en física por la Universidad de Amherst y doctor en estudios religiosos por la Universidad de Stanford, hicieron de intérpretes en el primer encuentro de Mind and Life y han continuado haciéndolo en los encuentros posteriores. En el quinto encuentro de Mind and Life, al que el Dr. Wallace no pudo asistir, el intérprete occidental fue el Dr. José Cabezón.

Un último principio que ha ayudado al éxito de los encuentros de Mind and Life ha sido que, hasta 2003, las reuniones fueron totalmente privadas: sin prensa y con pocos invitados. El Mind and Life Institute graba las reuniones en vídeo y audio con finalidad archivística y de traducción, pero los encuentros se han convertido en un entorno muy protegido para dirigir esta investigación.

El programa para el primer diálogo de Mind and Life introdujo varios temas generales de la ciencia cognitiva, que tocaba por encima el método científico, la neurobiología, la psicología cognitiva, la inteligencia artificial, el desarrollo del cerebro y la evolución.

Estuvieron presentes Jeremy Hayward (física y filosofía de la ciencia), Robert Livingston (neurociencia y medicina), Eleanor Rosch (ciencia cognitiva), Newcomb Greenleaf (informática) y Francisco Varela (neurociencia y biología). El evento fue un éxito muy gratificante en el sentido de que tanto Su Santidad como los participantes sintieron que había un verdadero encuentro de mentes con algunos avances sustanciales para acercar posiciones.

Al concluir el encuentro, el dalái lama nos animó a continuar con más diálogos cada dos años, una petición que nos encantó llevar a cabo. El primer encuentro de Mind and Life fue transcrito, editado y publicado como *Gentle Bridges: Conversations with the Dalai Lama on the Sciences of Mind*, editado por J. Hayward y F. J. Varela (Boston: Shambhala Publications, 1992). Este libro ha sido traducido al francés, español,[1] alemán, japonés y chino.

El segundo encuentro de Mind and Life tuvo lugar en octubre de 1989 en Newport, California, con Robert Livingston como coordinador científico y con el énfasis sobre las ciencias del cerebro. Fue un evento de dos días y la intención de la reunión era centrarse más específicamente en la neurociencia. Los invitados fueron Patricia S. Churchland (filosofía de la ciencia), J. Allan Hobson (dormir y sueños), Larry Squire (memoria), Antonio Damasio (neurociencia) y Lewis Judd (salud mental). El evento fue especialmente memorable, ya que Su Santidad recibió el Premio Nobel de la Paz la primera mañana del encuentro.

El tercer encuentro de Mind and Life se celebró en Dharamsala en 1990. Tras haber organizado los dos primeros encuentros de Mind and Life, Adam Engle y Tenzin Geyche Tethong estuvieron de acuerdo en que celebrar los encuentros en la India daba mejores resultados que celebrarlos en Occidente. Dan Goleman (psicología) hizo las funciones de coordinador científico de este tercer encuentro de Mind and Life, que se centró en el tema de la relación entre las emociones y la salud. Entre los participantes cabe mencionar a Daniel Brown (psicología experimental), Jon Kabat-Zinn (medicina), Clifford Saron (neurociencia), Lee Yearly (filosofía) y Francisco Varela (inmunología y neurociencia). El volumen que cubre este tercer encuentro se titula *Healing Emotions: Conversations with the Dalai Lama on Mindfulness, Emotions, and Health*, editado por Daniel Goleman (Boston: Shambhala Publications, 1997).[2]

Durante el tercer encuentro de Mind and Life, surgió un nuevo campo de exploración, que fue un complemento natural de los diálogos, aunque iba más allá del formato de las conferencias. Clifford Saron, Richard Davidson, Francisco Varela y Gregory Simpson iniciaron un proyecto de investigación para estudiar los efectos de la meditación en personas que llevaban mucho tiempo meditando. La idea era aprovechar la buena voluntad y la confianza que se había ido construyendo con la comunidad tibetana de Dharamsala y la disposición de Su Santidad para este tipo de investiga-

1. Hayward, J., y Varela, F. J.: *Un puente para dos miradas: conversaciones con el dalái lama sobre las ciencias de la mente*. Dolmen Ediciones, Santiago de Chile, 2000. *(N. del T.)*

2. Goleman, D.: *La salud emocional: conversaciones con el dalái lama sobre las ciencias de la mente*. Kairós, Barcelona, 2018. *(N. del T.)*

ción. Con un capital inicial de la Hershey Family Foundation, se creó el Mind and Life Institute, instituto presidido por Engle desde sus inicios. El Fetzer Institute financió las etapas iniciales del proyecto de investigación y en 1994 se presentó un informe de progreso a dicho instituto.

El cuarto encuentro de Mind and Life tuvo lugar en octubre de 1992, con Francisco Varela nuevamente como coordinador científico. El título del diálogo fue *Sleeping, Dreaming, and Dying* (Dormir, soñar y morir). Los participantes invitados fueron Charles Taylor (filosofía), Jerome Engel (medicina), Joan Halifax (antropología; muerte y agonía), Jayne Gackenbach (psicología del sueño lúcido) y Joyce McDougal (psicoanálisis). El relato de esta conferencia está ahora disponible como *Sleeping, Dreaming, and Dying: An Exploration of Consciousness with the Dalai Lama*, editado por Fancisco J. Varela (Boston: Wisdom Publications, 1997).[3]

El quinto encuentro de Mind and Life se llevó a cabo nuevamente en Dharamsala en abril de 1995. El tema y el título fue *Altruism, Ethics, and Compassion* (Altruismo, ética y compasión), y el coordinador científico fue Richard Davidson. Además del Dr. Davidson, otros participantes destacados fueron Nancy Eisenberg (desarrollo infantil), Robert Frank (altruismo en economía), Anne Harrington (historia de la ciencia), Elliott Sober (filosofía) y Ervin Staub (psicología y comportamiento grupal). El volumen que cubre este encuentro se titula *Visions of Compassion: Western Scientists and Tibetan Buddhists Examine Human Nature*, editado por Richard J. Davidson y Anne Harrington (Nueva York: Oxford University Press, 2002).

El sexto encuentro de Mind and Life abrió una nueva área de exploración más allá del enfoque anterior en las ciencias de la vida. Este encuentro tuvo lugar en octubre de 1997 con Arthur Zajonc (física) como coordinador científico. Los participantes, aparte del Dr. Zajonc y Su Santidad, fueron David Finkelstein (física), George Greenstein (astronomía), Piet Hut (astrofísica), Tu Weiming (filosofía) y Anton Zeilinger (física cuántica). El volumen que cubre esta reunión se titula *The New Physics and Cosmology: Dialogues with the Dalai Lama*, editado por Arthur Zajonc (Nueva York: Oxford University Press, 2003).

---

3. Varela, F. J.: *Dormir, soñar y morir: una exploración de la consciencia con el Dalái Lama*. Gaia Ediciones, Móstoles, 2019. *(N. del T.)*

El diálogo sobre física cuántica continuó en el séptimo encuentro de Mind and Life, celebrado en el laboratorio de Anton Zeilinger en el Institut fur Experimentalphysik, en Innsbruck, Austria, en junio de 1998. Estuvieron presentes Su Santidad, los Dres. Zeilinger y Zajonc, y los intérpretes Dres. Jinpa y Wallace. De esta reunión se escribió un artículo de portada en el número de enero de 1999 de la revista alemana *Geo*.

El octavo encuentro de Mind and Life se llevó a cabo en marzo de 2000 en Dharamsala, con Daniel Goleman actuando nuevamente como coordinador científico. El tema y el título de este encuentro fue *Destructive Emotions* (Emociones destructivas) y los participantes fueron el venerable Matthieu Ricard (budismo), Richard Davidson (neurociencia y psicología), Francisco Varela (neurociencia), Paul Ekman (psicología), Mark Greenberg (psicología), Jeanne Tsai (psicología), Bhikku Kusalacitto (budismo) y Owen Flanagan (filosofía).

El octavo encuentro de Mind and Life tuvo lugar en la Universidad de Wisconsin-Madison en mayo de 2001, en cooperación con el Health-Emotions Research Institute y el Center for Research on Mind-Body Interactions. Los participantes fueron Su Santidad, Richard Davidson, Antoine Lutz en sustitución de un enfermo Francisco Varela, Matthieu Ricard, Paul Ekman y Michael Merzenich (neurociencia). Este encuentro de dos días inauguró la investigación colaborativa entre neurocientíficos y adeptos budistas, y se centró en cómo utilizar de forma más eficaz las tecnologías de la fMRI, el electroencefalograma y el magnetoencefalograma en la investigación sobre la meditación, la percepción, la emoción y las relaciones entre la plasticidad neuronal humana y las prácticas de meditación.

El décimo encuentro de Mind and Life se llevó a cabo en Dharamsala en octubre de 2002. El tema y el título fue *What Is Matter? What Is Life?* (¿Qué es la materia? ¿Qué es la vida?). El coordinador científico y moderador fue Arthur Zajonc, y los participantes fueron Su Santidad, Steven Chu (física), Arthur Zajonc (complejidad), Luigi Luisi (biología celular y química), Ursula Goodenough (biología evolutiva), Eric Lander (investigación genómica), Michel Bitbol (filosofía) y Matthieu Ricard (filosofía budista).

En septiembre de 2003, el Mind and Life Institute lanzó una nueva serie de encuentros. El undécimo encuentro de Mind and Life, copatrocinado por el McGovern Institute del MIT, fue el primero con carácter público y se llevó a cabo en el Kresge Auditorium del campus del MIT. Mil doscientas personas asistieron a este encuentro, titulado *Investigating the Mind: Exchanges between Buddhism and the Biobehavioral Sciences on How the Mind Works* (Investigando la mente: intercambios entre el budismo y las ciencias bioconductuales sobre cómo funciona la mente). En dicho encuentro, veintidós científicos de renombre mundial se unieron a Su Santidad en una investigación de dos días sobre la mejor manera de establecer una investigación colaborativa entre el budismo y la ciencia moderna en las áreas de atención y control cognitivo, emoción e imágenes mentales. Para obtener más información sobre esta reunión, puedes visitar su sitio web: www.InvestigatingTheMind.org

En junio de 2004, el Mind and Life Institute creó el Mind and Life Summer Research Institute. Este instituto, que se ha convertido en un evento anual muy popular, reúne a licenciados, estudiantes de postdoctorado e investigadores senior en los campos de la neurociencia, la psicología y la medicina; eruditos y practicantes contemplativos, y filósofos de la mente, durante un retiro científico de una semana que consta de presentaciones, debates, grupos pequeños, prácticas de meditación y horas de facultad, todo ello enfocado en la investigación científica de los efectos de la meditación y el entrenamiento mental sobre el cerebro y el comportamiento.

El duodécimo encuentro de Mind and Life se celebró en Dharamsala en octubre de 2004 sobre el tema de la neuroplasticidad. El coordinador científico y moderador fue Richard Davidson, y los participantes fueron Su Santidad, Fred H. Gage, Michael Meaney, Helen Neville, Phillip Shaver, Matthieu Ricard y Evan Thompson.

El decimotercer encuentro Mind and Life fue otro encuentro público celebrado en el DAR Constitution Hall en Washington, DC, en noviembre de 2005. Este encuentro fue copatrocinado por el Georgetown Medical Center y la Facultad de Medicina de la Universidad Johns Hopkins, y se tituló *The Science and Clinical Applications of Meditation* (La ciencia y las aplicaciones clínicas de la meditación). Durante dos días y medio, el dalái lama y otros contemplativos se reunieron con científicos y clínicos ante una audiencia de 2 500 personas, explorando los mecanismos neuronales de la meditación y cómo se ha utilizado la meditación en la prevención y el tratamiento de enfermedades.

Para más información sobre el Mind and Life Institute, por favor contacta con:

Mind and Life Institute
589 West Street
Louisville, CO 80027
www.mindandlife.org
www.InvestigatingTheMind.org
info@mindandlife.org

ÍNDICE ANALÍTICO

A

B

C

F

G

H

I

J

K

L

M

N

O

P

Q

R

S

T

V

W

Y

Z

ÍNDICE

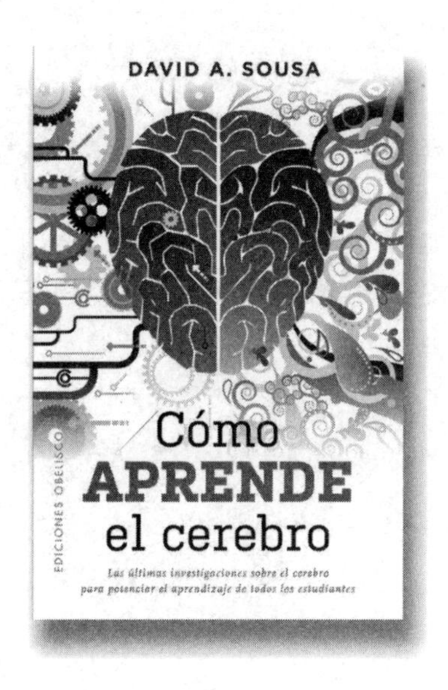

Los descubrimientos recientes sobre el cerebro humano tienen la capacidad de transformar la forma en la que enseñamos y aprendemos. David A. Sousa, asesor en el campo de la neurociencia educativa de fama mundial, ha ayudado a decenas de miles de educadores a comprender cómo las investigaciones sobre el cerebro pueden mejorar la enseñanza y el aprendizaje. Esta edición incorpora avances recientes en los campos de la neurociencia, la educación y la psicología, e incluye:

- Nueva información sobre sistemas de memoria, especialmente sobre las capacidades de la memoria funcional.
- Investigaciones actualizadas sobre cómo el gran desarrollo de la tecnología está afectando al cerebro.
- Hallazgos actuales sobre la organización del cerebro y el aprendizaje, y secciones dedicadas a la especialización de los hemisferios cerebrales.
- Nuevos descubrimientos que evidencian que el hecho de aprender las diferentes artes potencia el procesamiento cognitivo y la creatividad.
- Una sección de recursos ampliada.
- Más de ciento cincuenta referencias bibliográficas nuevas o actualizadas.

Escrito para quien quiera comprender mejor la forma en la que las personas aprendemos, *Cómo aprende el cerebro* desvela los misterios de la mente humana y permite que los educadores experimenten la satisfacción de ver cómo sus alumnos alcanzan todo su potencial.